科学出版社"十三五"普通高等教育本科规划教材

高等院校医学实验教学系列教材

编审委员会主任委员　文格波

编写委员会总主编　姜志胜

临床基本技能学

（诊断技能分册）

第2版

主　　编　桂庆军　尹　凯

主　　审　何庆南

副 主 编　柳　俊　游　咏　李　熠

编　　者　（按姓氏笔画排序）

尹　凯（南华大学）	欧希龙（东南大学）
冯聚玲（南华大学）	周　娟（南华大学）
向明亮（上海交通大学）	单　岩（郑州大学）
许丽芳（南华大学）	孟　军（南华大学）
李　东（南京医科大学）	柳　俊（中山大学）
李　熠（南华大学）	钟　慧（南华大学）
杨　科（南华大学）	钟敬祥（暨南大学）
杨爱华（南华大学）	桂庆军（南华大学）
沈元琼（南华大学）	徐　刚（南华大学）
张秀峰（南华大学）	徐　俐（南华大学）
张泽福（中山大学）	童　强（华中科技大学）
张春芳（中南大学）	游　咏（南华大学）
陈　雯（南华大学）	谢　娟（南华大学）
陈代娣（南华大学）	谭来勋（武汉大学）

编写秘书　冯聚玲（南华大学）

科 学 出 版 社

北 京

内 容 简 介

　　临床基本技能是高等医学院校临床教学的重要内容，是医学生必须掌握的临床基本功。本书以临床基本技能训练为核心，坚持"以人为本、德术并重"的教育理念，系统地介绍了临床各种基本技能的基础理论、基本知识及基本操作。《临床基本技能学》分为诊断技能分册和外科基本技能分册两本教材，诊断技能分册包括问诊及病史采集、体格检查、实验室检测、临床辅助检查、临床常用诊疗技术、医疗文书书写、临床技能拓展训练，共7章36节，插图和图表300余幅。

　　本教材主要适用于高等学校医学本科生临床技能的教学，亦可为年轻住院医师、进修医师的临床基本技能训练提供指导，也可作为临床执业医师、执业助理医师实践操作考试的参考用书。

图书在版编目 (CIP) 数据

临床基本技能学（诊断技能分册）/桂庆军，尹凯主编 . —2 版 . —北京：科学出版社，2017.1
　ISBN 978-7-03-050982-6

　Ⅰ.①临… Ⅱ.①桂…②尹… Ⅲ.①临床医学－高等学校－教材②诊断学－高等学校－教材 Ⅳ.① R4

　中国版本图书馆 CIP 数据核字（2016）第 296315 号

责任编辑：李国红　周　园 / 责任校对：赵桂芬
责任印制：赵　博 / 封面设计：陈　敬

科学出版社 出版
北京东黄城根北街 16 号
邮政编码：100717
http://www.sciencep.com
涿州市殷润文化传播有限公司印刷
科学出版社发行　各地新华书店经销
*
2010 年 12 月第　一　版　　开本：787×1092　1/16
2017 年 1 月第　二　版　　印张：15 1/2
2025 年 1 月第十三次印刷　　字数：374 000
定价：88. 00 元
（如有印装质量问题，我社负责调换）

高等院校医学实验教学系列教材
编审委员会

序 一

　　近年来，教育部、卫生计生委等多部委紧密部署实施本科教学工程、专业综合改革试点、实践育人和卓越医生教育培养计划，把强化实践教学环节作为重要内容和重点要求，进一步凸显了医学实践性很强的属性，对切实加强医学实验教学提出了更高要求，指引着我国医学实验教学进入全面深化改革阶段。

　　高校牢固树立以学生为本、目标导向和持续改进的教育理念，积极创新和完善更加有利于培养学生实践能力和创新能力的实验教学体系，建设高素质实验教学队伍和高水平实验教学平台，以促进和保证实验教学水平全面提高。为此，南华大学医学院协同国内多所高校对第一版"高等院校医学实验教学系列教材"进行了修订和拓展。第二版教材涵盖了解剖学、显微形态学、医学免疫学、病原生物学、机能学、临床基本技能学、生物化学、分子生物学、医学细胞生物学、医学遗传学的实验教学内容，全书贯彻了先进的教育理念和教学指导思想，把握了各学科的总体框架和发展趋势，坚持了理论与实验结合、基础与临床结合、经典与现代结合、教学与科研结合，注重对学生探索精神、科学思维、实践能力、创新能力的全面培养，不失为一套高质量的精品教材。

　　愿"高等院校医学实验教学系列教材"的出版为推动我国医学实验教学的深化改革和持续发展发挥重要作用。

教育部高等学校基础医学类专业教学指导委员会主任委员
中国高等教育学会基础医学教育分会理事长
2015 年 12 月

序　二

随着本科教学工程、专业综合改革试点、实践育人和卓越医生教育培养计划的实施，高等医学院校迎来了进一步加强医学实验教学、提高医学实验教学质量的大好时机，必须积极更新医学实验教学理念，创新实验教学体系、教学模式和教学方法，整合实验教学内容，应用实验教学新技术新手段，促进医学人才知识、技能和素质全面协调发展。

"高等院校医学实验教学系列教材"编审委员会和编写委员会与时俱进，积极推进实验教学改革的深化，组织相关学科专业的专家教授，在第一版的基础上，吸收了南华大学等多个高校近年来在医学实验教学方面的改革新成果，强调对学生基本理论、基础知识、基本技能以及创新能力的培养，打破现行课程框架，构建以综合能力培养为目标的新型医学实验教学体系，修订并拓展了这套实验教学系列教材。第二版教材共十四本，包括：《系统解剖学实验》《局部解剖学实验》《显微形态学实验（组织与胚胎学分册）》《显微形态学实验（病理学分册）》《病原生物学实验（医学微生物学分册）》《病原生物学实验（人体寄生虫学分册）》《医学免疫学实验》《机能实验学》《临床基本技能学（诊断技能分册）》《临床基本技能学（外科基本技能分册）》《生物化学实验与技术》《分子生物学实验》《医学细胞生物学实验》《医学遗传学实验》。

本套教材的编写，借鉴国内外同类实验教材的编写模式，内容上依据医学实验体系进行重组和有机融合，按照医学实验教学的逻辑和规律进行编写，并注重知识的更新，反映学科的前沿动态，体现教材的思想性、科学性、启发性、先进性和实用性。

本套教材适用对象以本科临床医学专业为主，兼顾麻醉学、口腔医学、医学影像、护理学、预防医学、医学检验、卫生检验、药学、药物制剂、生物科学、生物技术等专业实验教学需求，各层次各专业学生可按照其专业培养特点和要求，选用相应的实验项目进行教学与学习。

本套教材的编写出版，得到了科学出版社和南华大学以及有关兄弟院校的大力支持，凝聚了各位主编和全体编写、编审人员的心血和智慧，在此，一并表示衷心感谢。

由于医学实验教学模式尚存差异，加上我们的水平有限，本套教材难免存在缺点和不当之处，敬请读者批评指正。

总主编
2015 年 12 月

前　言

　　临床技能学是在基础医学和临床医学的理论基础上产生的一门实践性学科。它传授疾病的诊断、治疗和预防各种技术和方法，它是医生内在专业知识的外化表现，是医生综合素质的重要组成部分。临床技能学包含的内容极为广泛，一般分为临床基本技能、临床专科技能和临床综合技能。临床基本技能是医生的临床基本功，也是临床各科共同的基本功。

　　迄今为止，任何一个医学高度发达的国家都无法用现代高、精、尖、新的诊疗技术取代临床基本诊疗技能操作。对医学生进行规范化、科学化、制度化的临床基本技能实践教学，已成为全球医学教育改革的热门研究课题之一。国家正式颁发的《本科医学教育标准——临床医学专业（试行）》第一部分"本科临床医学专业毕业生应达到的基本要求"就明确提出了"技能目标"应达到的 12 项要求，这对规范临床技能教学过程和提高医学临床技能教学质量具有重要的指导意义。

　　随着经济社会的发展和医疗卫生事业的进步、住院医师规范化培训制度的建立和执业医师资格考试面临的改革，社会对医师提出了更高的期望和能力要求，国家相关医改政策不断出台，医学教育也在不断反思和总结，包括教材建设。由南华大学主编的《临床基本技能学》自 2010 年出版以来，得到广大师生和读者的肯定和好评，也提出来许多建设性的意见。为适应医教协同深化临床医学专业人才培养改革的要求和医学教育事业的发展，决定在第一版的基础上进行修订，本次修订以《本科医学教育标准——临床医学专业（试行）》和《临床执业医师实践技能考试大纲》为依据，以卫生和计划生育委员会规划教材为参考，以临床基本技能训练为核心，坚持"以人为本、德术并重"的教育理念，注重知识传授、能力培养、素质提高，系统地介绍了临床各种基本技能的基础理论、基本知识及基本操作。修订的主要改变是将《临床基本技能学》分为诊断技能和外科基本技能两本分册，其中《临床基本技能学》（诊断技能分册）修改的主要内容包括：①体格检查增加直肠、肛门、生殖器检查；②实验室检查增加粪便检测、肾功能检测、痰液检测、临床常用生物化学检测；③临床辅助检查增加了内镜检查；④临床常用诊疗技术进行了较大篇幅修订；⑤更正一些图片和文字表述不一致的情况。

　　本教材内容翔实、科学，结构严谨，尤其注重理论与实践相结合，图文并茂，主要适用于高等学校医学本科生临床技能的教学，亦可供临床医师参加执业医师、执业助理医师等资格考试复习参考。

本次修订凝集了全体编审人员及有关兄弟院校同道们的辛勤劳动和无限智慧，得到了中华医学会医学教育分会和中国高等教育学会医学教育专业委员会医学教育研究立项课题（2016A-RC017）、湖南省教育科学规划省级重点资助课题（XJK016AGD007）及湖南省普通高等学校教育改革研究项目（湘教通[2015]291 号 -231）的大力支持，在此一并表示衷心的感谢。

由于编写水平和经验有限，本教材的缺点和不足在所难免，敬请广大师生和读者批评指正。

编　者

2016 年 10 月

目　　录

第一章 问诊与病史采集

本章学习目标

（1）学习怎样与患者交流，在问诊过程中需注意哪些医德与涵养。

（2）掌握主诉、现病史的定义。

（3）掌握病史询问的内容，重点掌握现病史的询问。

（4）熟悉问诊的方法及技巧。

（5）了解问诊的重要性。

第一节 问诊的重要性

问诊是医师通过对患者或知情人员（如家属、同事等）的系统询问获取病史资料，经过综合分析而提出临床判断的一种诊法。问诊是病史采集的主要手段，是诊断疾病的重要环节。通过问诊所获取的病史资料对了解疾病的发生、发展、诊治经过、既往健康状况和曾患疾病的情况，对诊断具有极其重要的意义。病史资料的完整性和准确性对疾病的诊断和处理有很大的影响，一方面可提示医师进行体格检查的重点、进行实验室检查和辅助检查的方向；另一方面，在临床工作中有些疾病常常通过问诊即可基本确立诊断。问诊也是进行医患沟通、建立良好医患关系的重要时机，正确的问诊方法和良好的问诊技巧，常使患者感到医师的亲切和可信，有信心与医生合作，这对诊治疾病也十分重要。如果不注意问诊的技巧和方法，很可能得不到临床诊断和处理所必需的详细而可靠的病史资料，这是临床工作中误诊和漏诊的常见原因。

根据问诊时的临床情景和目的的不同，大致可将问诊分为全面系统的问诊和重点问诊。前者即对住院患者所要求的全面系统的问诊。重点问诊则主要应用于急诊和门诊。前者是后者的基础，初学者应从学习全面系统的问诊开始。

第二节 问诊的内容

1. 一般项目

一般项目（general data）包括姓名、性别、年龄、婚姻、职业、籍贯、民族、住址、工作单位、入院日期、记录日期、病史陈述者及可靠程度等。若病史陈述者不是本人，则应注明与患者的关系。这些项目看似简单平常，但缺一不可，记录时应逐项仔细填写。为避免问诊初始过于生硬，可将某些一般项目的内容如职业、婚姻等放在个人史中穿插询问。

2. 主诉

主诉（chief complaint）为患者感受最主要的痛苦或最明显的症状和（或）体征，也就是本次就诊最主要的原因及其持续时间。主诉可初步反映病情轻重与缓急，并提供疾病的诊断线索。主诉一般是促使患者看病的情况，如"发热、咳痰6天，加重伴胸痛2天"；有时却完全是一种客观事实，如"B超发现左肾结石"、"胸片发现右肺肿块"等；更多的情况是医生根据问诊获得的资料综合概括出来的，如"转移性右下腹痛8小时"、"腹痛、腹胀并肛门停止排气排便2天"、"渐进性吞咽困难1个月"等。主诉应突出特点，一两句话加以概括，并同时注明主诉自发生到就诊的时间，让医学专业人士一看就能够做出第一诊断，如"腹痛、腹胀并肛门停止排气排便2天"，让人看后很容易想到"机械性肠梗阻"的诊断。

书写主诉时应该注意的事项：①主诉应简明扼要，能正确反映疾病的主要问题。②尽量不用诊断或检验结果作为主诉，如"患糖尿病6年"或"患高血压病1年"。但有时对当前无症状，诊断资料和入院目的又十分明确的患者，也可以用如"患白血病3年，经检验复发7天"、"1周前超声检查发现胆囊结石"的方式记录。③主诉多于一项时，应按发生时间先后顺序连续书写，如"活动后心悸气短3年，加重伴双下肢水肿2周"。④要体现症状或体征、部位、时间三要素。⑤主诉一般不超过20字。

3. 现病史

现病史（history of present illness）是病史中的主体部分，是围绕主诉记述患者患病后的全过程，即发生、发展、演变和诊治经过。可按以下的内容和程序询问。

（1）起病情况与患病时间：每种疾病的起病或发作都有各自的特点。有的疾病起病急骤，如脑出血、心绞痛发作、急性胃肠穿孔等；有的疾病则起病缓慢，如肺结核、风湿性心瓣膜病、慢性肾炎等。疾病的起病常与某些因素有关，如脑血栓形成常发生于睡眠时；脑出血、高血压危象常发生于激动或紧张状态时。患病时间是指从起病到就诊或入院的时间。时间长短可按数年、数月、数日计算，发病急骤者可按小时、分钟为计时单位。

（2）主要症状的特点：包括主要症状出现的部位、性质、持续时间和程度，缓解或加剧的因素等。如消化性溃疡的主要症状特点为上腹部疼痛，具有节律性，可持续数日或数周，在几年之中可以表现为时而发作时而缓解，呈周期性发作或有一定季节性发病等特点。了解主要症状的特点对判断疾病所在的器官及病变的部位和性质很有帮助。如上腹部痛多为胃、十二指肠或胰腺的疾病；右下腹急性腹痛则多为阑尾炎症，若为妇女还应考虑到卵巢或输卵管疾病；全腹痛则提示病变广泛或腹膜受累。

（3）病因与诱因：了解与本次发病有关的病因（如外伤、中毒等）和诱因（如气候变化、情绪改变、起居饮食失调等），有助于明确诊断与拟定治疗措施。患者对直接或近期的病因容易提出，当病因比较复杂或病程较长时，要患者说出病因往往有一定的困难，这时医师应进行科学的归纳和分析。

（4）病情的发展与演变：包括患病过程中主要症状的变化或新症状的出现。如肺气肿的患者，在乏力、轻度呼吸困难的基础上，突然感到剧烈的胸痛和严重的呼吸困难，应考虑自发性气胸的可能。如有心绞痛病史的患者本次发作疼痛加重而且持续时间较长时，则应考虑急性心肌梗死的可能。

（5）伴随病状：在主要症状的基础上又同时出现一系列的其他症状。伴随症状常常是鉴别诊断的依据或提示出现了并发症。如腹泻伴呕吐，则可能为饮食不洁或误食毒物引起的急性胃肠炎；腹泻伴里急后重，结合季节和进餐情况更容易考虑到痢疾。按一般规律在某一疾病应该出现的伴随症状而实际上没有出现时，也应将其记述于现病史中以备进一步观察，或作为诊断和鉴别诊断的重要参考资料，这种阴性表现有时称为阴性症状。一份完整的病史不应放过任何一个主要症状之外的细微伴随迹象。

（6）诊治经过：询问患者本次就诊前是否接受过其他医疗单位诊治，接受过什么诊断措施及其结果，若已进行治疗则应问明使用过的药物名称、剂量、时间和疗效，为本次诊治疾病提供参考，但不可以代替自己的分析和判断。

（7）病程中的一般情况：包括患病后的精神、体力、饮食、睡眠与大小便情况等。这部分内容对全面评估患者病情的轻重和预后及采取什么辅助治疗措施十分有用，有时对鉴别诊断也能够提供重要的参考资料。

4. 既往史

既往史（past history）是指患者既往的健康状况和过去曾经患过的疾病（包括各种传染病）、外伤手术、预防注射、过敏，特别是与目前所患疾病有密切关系的情况。例如，风湿性心瓣膜病患者过去是否反复发生过咽痛、游走性关节痛等；慢性冠状动脉粥样硬化性心脏病和脑血管意外的患者过去是否有过高血压。此外，对主要传染病和地方病史，外伤、手术史，预防接种史，以及对药物、食物和其他接触物的过敏史等，也应仔细询问。

5. 系统回顾

系统回顾（review of systems）由一系列直接提问组成，用来作为最后一遍搜集病史资料，避免问诊过程中患者或医生所忽略或遗漏的内容。它可以帮助医师在短时间内扼要了解患者除现在所患疾病以外的其他各系统是否发生目前尚存在或已痊愈的疾病，以及这些疾病与本次疾病之间是否存在着因果关系。主要情况应分别记录在现病史或既往史中。实际应用时，可在每个系统询问2～4个症状，如有阳性结果，再全面深入地询问该系统的症状；如为阴性，一般说来，可以过渡到下一个系统，也可以根据情况变通调整一些内容。系统回顾常包括对呼吸系统、循环系统、消化系统、泌尿系统、造血系统、内分泌系统及代谢、神经精神系统、肌肉骨骼系统的症状及特点的查询。

6. 个人史

个人史包括以下几点。

（1）社会经历：包括出生地、居住地区和居留时间（尤其是疫源地和地方病流行区）、受教育程度、经济生活和业余爱好等。过去某段时间是否去过疫源地。

（2）职业及工作条件：包括工种、劳动环境，对毒物、放射性的接触情况及时间。

（3）习惯与嗜好：起居与卫生习惯，饮食的规律。烟酒嗜好时间与摄入量，以及其他异嗜物和麻醉药品、毒品等。

（4）冶游性病史：是否患过淋病性尿道炎、尖锐湿疣、下疳等。

7. 婚姻史

婚姻史（marital history）记述未婚或已婚，结婚年龄，配偶健康状况、夫妻关系等。

8. 月经史与生育史

月经史（menstrual history）记录月经初潮的年龄、月经周期和经期天数，经血的量和颜色，有无痛经与白带，末次月经日期，闭经日期，绝经年龄。记录格式如下。

$$初潮年龄 \frac{月经期（天）}{月经周期（天）} 末次月经时间（LMP）或绝经年龄$$

例如：$14 \frac{3\sim5天}{28\sim30天} 2015年10月8日（或49岁）$

生育史（childbearing history）记录妊娠与生育次数，人工或自然流产的次数，有无死产、手术产、围生期感染、计划生育、避孕措施等。对男性患者应询问是否患过影响生育的疾病。

9. 家族史

家族史（family history）应询问双亲与兄弟、姐妹及子女的健康与疾病情况，特别应询问是否有与患者同样的疾病，有无与遗传有关的疾病。对已死亡的直系亲属要问明死因与年龄。某些遗传性疾病还涉及父母双方亲属，也应了解。若在几个成员或几代人中皆有同样疾病发生，可绘出家系图显示详细情况。

第三节 问诊技巧

问诊的技巧需要反复的实践才能得到灵活运用和逐步提高，问诊时需要掌握下列基本的技巧与方法。

1. 注意问诊的态度和举止

问诊时医师对患者要有高度的责任感和同情心，态度要和蔼可亲，耐心体贴，举止要友善端庄，适度得体，不可审问式地、急不可耐地询问病史，也不可责难性地提问，以免患者产生防御或恐惧心理。医师应创造一种宽松和谐的氛围，使患者感到医师的亲切与可信，愿意忍着痛苦来回答医师的提问，甚至能使患者讲出原想隐瞒的敏感事情，交谈时采取前倾姿势（posture）以表示正注意倾听，适当的时候应微笑或赞许地点头示意，可予恰当的鼓励提高患者的自信，从而顺利完成病史采集。

2. 问诊语言要通俗易懂

问诊时语言一定要通俗化、平民化，避免使用医学术语。例如，问患者是否有鼻子出血，不应这样问"您有没有鼻衄？"问患者是否有急于想解大便和有拉不完的感觉，不要使用医学术语"里急后重"；还有诸如"端坐呼吸"、"夜间阵发性呼吸困难"、"牵涉痛"等应予以避免。这些医学术语，对于医务人员来说耳熟能详，但对于患者来讲可能是闻所未闻，这就难免发生理解错误或难于理解的情况，结果可能会是一个尴尬的场景或是无端地浪费时间。

3. 要紧密围绕病情进行询问

临床上有时能遇见这样的情况，那就是有些患者滔滔不绝地讲述一大堆，与病情似乎有关，其实离题太远。这就需要医师来掌控问诊过程，及时根据陈述的主要线索灵活地把话题转回，务必使患者所诉内容紧密联系病情，既不离题太远，又包含了该病比较详细的诊疗经过，例如，是否到医院看过？到哪家医院做过哪些检查和治疗？疗效如何？还包括与该病相关的其他病史，如既往史、个人史、月经史、婚姻生育史和家族史。

4. 问诊过程中始终要抓住重点

问诊时以主诉为重点，由简易问题询问开始，逐步深入地进行有目的、有层次、有顺序的询问。把主诉相关情况尽可能问仔细、问清楚，并且要针对与鉴别诊断相关的阳性或阴性症状进行询问。例如，对一个主诉腹痛多次加重1小时的患者，问诊过程中应以腹痛为重点，询问患者腹痛的部位、性质、程度、发生的时间、有无放射痛；什么情况下腹痛会加重，什么情况下腹痛能得以缓解；再询问腹痛的伴随症状，有无发热、腹泻等，便于鉴别诊断。如果腹痛伴发热、黄疸，应考虑可能是胆囊炎或病毒性肝炎；腹痛伴休克临床表现，应考虑可能是胃肠等脏器穿孔引起的外科急腹症；腹痛伴恶心、呕吐和腹泻，多为急性胃肠炎；腹痛伴尿频、血尿，大多数系尿路结石或感染。

5. 应避免暗示性问诊和逼问

为了保证病史资料的可靠性，一定要避免暗示性问诊，绝对不能生硬地逼问。暗示性问诊是一种带特定倾向性答案的问诊方式，如"你应该有肚子痛吧？"、"你的肚子痛在吃油腻饮食后会加重吧？"等。如果患者默认或随声附和，就可能得到错误的诊断依据。正确的问诊应该是"你有没有肚子痛？""你的肚子痛在什么情况下能减轻，在什么情况下会加重呢？"另外要注意的是，当患者的回答与医师的想法有差距时，不能进行逼问，例如，"你应该有这种情况！"，"不可能没有这种情况啊！"如果逼迫患者同意医师的想法，势必严重影响病史资料的可靠性。正确的方法应该是耐心地启发引导患者，使其冷静思考、回忆，实事求是地陈述和回答问题。

第二章 体格检查

体格检查（physical examination）是指医师运用自己的感官和借助于简便的检查工具，客观地了解和评估患者身体状况最基本的检查方法。体格检查是临床医师必须掌握的基本功，许多疾病通过体格检查再结合病史就可以做出临床诊断。医师进行全面体格检查后对患者健康状况和疾病状态提出的临床判断称为检体诊断（physical diagnosis）。

体格检查的注意事项包括以下几点。

（1）要有高度的责任感和良好的医德医风，应以患者为中心，关心、同情和体贴患者，态度要和蔼，仪表要端庄，举止要得体。

（2）室内环境应温暖，光线要适宜，避免嘈杂的声音干扰。

（3）根据病情和检查目的不同，患者常取卧位或坐位，也可取其他体位，医师一般站在患者右侧。检查患者前，应做自我介绍，并说明检查的目的和要求，以取得患者密切配合。检查结束应表示感谢。

（4）检查要按一定顺序进行，避免重复和遗漏，避免反复翻动患者，力求建立规范的检查顺序。通常按生命征、一般检查、头、颈、胸、腹、脊柱、四肢和神经系统的顺序进行检查，必要时进行生殖器、肛门和直肠检查。根据病情轻重、各种检查的相互影响等因素，可调整检查顺序，利于及时抢救和处理患者。

（5）在检查过程中，应注意左、右及相邻部位的对照检查。

（6）应根据病情变化及时进行复查，有助于补充和修正诊断。

第一节 基本检查法

本节学习目标

（1）掌握视诊、触诊、叩诊、听诊的方法，重点是触诊、间接叩诊的操作手法。

（2）熟悉五种叩诊音的声学特点与鉴别。

（3）了解嗅诊对疾病诊断的意义。

（4）了解听诊器的结构和使用方法。

一、视 诊

视诊（inspection）是医师用眼睛来观察被检查者全身或局部表现的诊断方法。视诊可用于全身一般状态和许多体征的检查，如年龄、发育、营养、意识状态、面容、表情、体位、步态、姿势等。局部视诊可了解身体各部分的改变，如皮肤、黏膜、舌苔、头颈、胸廓、腹形、四肢、肌肉、骨骼、关节外形等。但对特殊部位（如鼓膜、眼底等）则需用某些仪器（如耳镜、检眼镜等）帮助检查。视诊最好在自然光线下进行，也可借助灯光，但灯光下不易辨认黄疸和发绀。视诊适用范围很广，能提供重要的诊断资料，有时仅用视诊就可明确一些疾病的诊断，但视诊必须要有丰富的医学知识和临床经验作基础，否则会出现视而不见的情况。疾病的临床征象繁多，只有通过深入、敏锐的观察才能发现对确定诊断具有重要意义的临床征象。

二、触　　诊

触诊（palpation）是医师通过手接触被检查部位的感觉进行判断的诊断方法。触诊的适用范围很广，可遍及身体各部，尤以腹部更为重要。触诊还可以进一步明确视诊所不能明确的体征，如皮温、震颤、摩擦感、包块的硬度、压痛等。检查前医师要向患者说明触诊的目的，消除患者的紧张和顾虑，取得患者的密切配合，医师手应温暖，手法应轻柔，以免引起肌肉紧张，影响检查效果。患者应采取适当体位，才能获得满意检查效果。如腹部触诊通常取仰卧位，双手置于体侧，双腿稍曲，腹肌尽可能放松。检查肝、脾、肾时也可嘱患者取侧卧位。触诊下腹部时，应嘱患者排尿，以免将充盈的膀胱误认为腹腔包块。触诊时医师应手脑并用，边检查边思索。注意病变的部位、特点、毗邻关系，以明确病变的性质和来源。根据目的和手法的不同，触诊分浅部触诊法和深部触诊法。

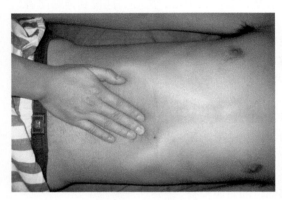

图 2-1-1　浅部触诊法

（一）浅部触诊法

浅部触诊（light palpation）时医师用一手轻轻放在被检查的部位，利用掌指关节和腕关节的协同动作，轻柔地进行滑动触摸（图 2-1-1）。腹部浅部触诊使腹壁压陷约 1cm。浅部触诊适用于体表浅在病变、关节、软组织、浅部的动脉、静脉、神经、阴囊和精索等检查。浅部触诊一般不引起被检查者痛苦或痛苦较轻，也多不引起肌肉紧张，因此更有利于检查腹部有无压痛、抵抗感、搏动、包块和某些肿大脏器等。

（二）深部触诊法

深部触诊（deep palpation）主要用于检查腹内脏器和腹腔病变情况。检查时以一手或两手重叠，由浅入深，逐渐加压以达到深部，使腹壁压陷至少 2cm 以上，有时可达 4 ～ 5cm。

1. 深部滑行触诊法（deep slipping palpation）

医师以并拢的示指、中指、环指指端逐渐压向腹腔的脏器或包块，并在其上做上下左右的滑动触摸（图 2-1-2a）。如为肠管或索条状包块，应向与包块长轴相垂直的方向进行滑动触诊。该触诊方法常用于腹腔深部包块和胃肠病变的检查。

2. 双手触诊法（bimanual palpation）

将左手置于被检查脏器或包块的背后部，将被检查部位或脏器推向右手方向，右手进行滑动触摸（图 2-1-2b）。此法除可发挥固定作用外，又可使被检查脏器或包块更接近体表，主要用于肝、脾、肾和腹腔肿物的检查。

3. 深压触诊法（deep press palpation）

以拇指或并拢的示指、中指逐渐深压，用以探测腹腔深在病变或确定腹腔压痛点（图 2-1-2c），再检查反跳痛，即在深压的基础上迅速将手抬起，并询问被检查者是否瞬间感觉疼痛加剧或观察有无痛苦表情。

4. 冲击触诊法（ballottement）

右手以并拢的中间 3 个手指取 70° ～ 90° 角，置于腹壁上相应部位，做数次急速而较有力的冲击动作（图 2-1-2d），在冲击时会出现腹腔内脏器官在指端浮沉的感觉，检查时应避免用力过猛。此法一般仅用于大量腹水时肝脾的触诊。

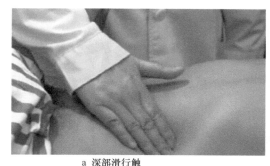

a 深部滑行触   b 双手触诊法

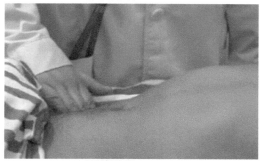

c 深压触诊法

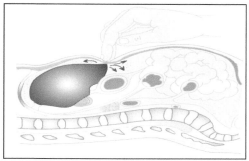

d 冲击触诊法

图 2-1-2 深部触诊法

三、叩 诊

叩诊（percussion）是用手指叩击身体某部表面，使之震动而产生音响，根据震动和声响的特点来判断被检查的脏器有无异常的一种诊断方法。叩诊在胸、腹部检查中尤为重要。因叩诊的部位不同，被检查者须采取适宜的体位。如叩诊胸部时取坐位或卧位；叩诊腹部时常取仰卧位。

（一）叩诊方法

1. 间接叩诊法（indirect percussion）

叩诊时左手中指第二指节紧贴于叩诊部位，其他手指稍微抬起，勿与体表接触。右手指自然弯曲，以中指指端叩击左手中指第二指骨的前端，叩击方向应与叩诊部位的体表垂直（图 2-1-3，图 2-1-4）。叩诊时应以腕关节与掌指关节的活动为主，避免肘关节及肩关节参加运动。叩击动作要灵活、短促、富有弹性。叩击后右手应立即抬起，以免影响音响的振幅与频率。在一个部位叩诊时，每次只需连续叩击 2～3 下，如未能获得明确印象，可再连续叩击 2～3

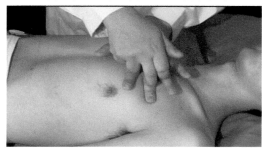

a 卧位叩诊

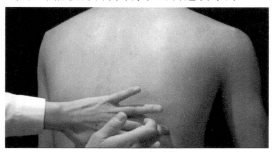

b 坐位叩诊

图 2-1-3 间接叩诊法

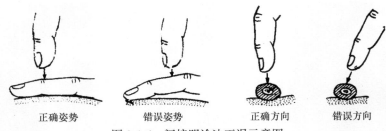

正确姿势　　　　错误姿势　　　　正确方向　　　　错误方向

图 2-1-4　间接叩诊法正误示意图

下，不间断地连续叩击反而不利于对叩诊音的分辨。叩击力量要均匀适中，使产生的声响一致，才能正确判断叩诊音的变化。

2. 直接叩诊法（direct percussion）

用右手中间 3 指的掌面或指端直接拍击或叩击被检查的部位，借拍击或叩击所产生的反响和手指震动感来判断病变情况。适用于胸部和腹部范围较广泛的病变，如大量胸腔积液或腹水、气胸等。

初学者可通过下面两种方法训练叩诊技巧。

（1）右手和右上肢平放桌面或墙壁上，自腕关节处向后屈起右手，中指指尖快速叩击桌面或墙壁，然后迅速抬起至屈腕位，接着再次叩击。

（2）左手握住右上肢前臂远端以限制其运动，右手屈腕，中指指尖快速叩击桌面或墙壁，而后回复屈腕，再次叩击。

（二）叩诊音

被叩诊的组织或脏器因密度、弹性、含气量及至体表距离的不同，叩击时所产生的反响，即叩诊音亦不同。根据音响的频率、振幅的不同，临床上将叩诊音分为清音、浊音、鼓音、实音、过清音五种。

1. 清音（resonance）

是一种频率为 100～128 次/秒，振动持续时间较长的音响，是正常肺部的叩诊音。

2. 浊音（dullness）

是一种音调较高、音响较弱、振动持续时间较短的叩诊音。正常情况下见于心肺、肝肺重叠处。病理情况下见于肺炎等。

3. 鼓音（tympany）

是一种和谐的乐音，如同击鼓声，与清音相比音响更强，振动持续时间也较长，在叩击含有大量气体的空腔器官时出现。正常见于左前下胸的胃泡区及腹部。病理情况下见于肺内大空洞、气胸、气腹等。

4. 实音（flatness）

音调较浊音更高、音响更弱、振动持续时间更短的叩诊音。正常见于心、肝分布处。病理情况下见于大量胸腔积液、肺实变等。

5. 过清音（hyperresonance）

介于鼓音与清音之间的音响，音调较清音低，音响较清音强，见于肺气肿等。

四、听　诊

听诊（auscultation）是以听觉听取体内或有关部位所发出的声音，并判断其正常与否的一种诊断方法。它是临床诊断疾病的一项基本技能和重要手段，在诊断心、肺疾病中尤为重要。听诊是体格检查中的重点和难点，必须勤学苦练、仔细体会、反复实践、善于比较，才能达到切实掌握和熟练应用的程度。听诊环境要安静，避免干扰；要温暖、避风以免患者由于肌束颤动而出现附加音；不可隔着衣服听诊，应注意避免体件与皮肤摩擦而产生附加音。听诊时注意力要集中，听肺部时要摒除心音的干扰，听心音时要摒除呼吸音的干扰，必要时嘱患者控制呼吸配合听诊。

1. 间接听诊法

间接听诊法即为应用听诊器听诊的方法，可在任何体位时使用，对器官运动所发出的声音，还能起到放大作用。此法应用范围广，除心、肺、腹外，还可听到血管音、皮下气肿音等。

听诊器由耳件、体件及软管三部分组成（图 2-1-5）。体件有两种类型：一种是钟型，适于听取低调声音，钟型体件置于皮肤上不应太紧，以免滤掉低音调的声音；另一种是膜型，适于听取高调声音，使用时应紧触体表被检查部位。

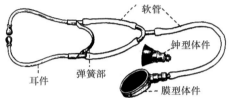

图 2-1-5 听诊器模式图

2. 直接听诊法

应用耳廓贴附于被检查的体表进行听诊。此法已少用。

五、嗅　　诊

嗅诊（olfactory examination）是以嗅觉判断发自被检查者的异常气味与疾病之间关系的方法。这些异常气味多来自皮肤、黏膜、呼吸道、胃肠道的呕吐物、排泄物、分泌物、脓液与血液等。嗅诊时医师可用手将被检查者散发的气味扇向自己的鼻部，然后仔细判断气味的特点和性质。

第二节　一般检查

本节学习目标

（1）掌握全身状态检查的内容。
（2）掌握生命征（T、P、R、BP）的正确测量方法。
（3）熟悉发育、营养状态判断的指标和标准。
（4）熟悉意识障碍、病态面容、异常步态的表现特征。
（5）掌握皮肤检查的内容和检查方法。
（6）熟悉皮肤异常体征的临床意义。
（7）掌握浅表淋巴结检查顺序及方法。
（8）熟悉浅表淋巴结检查内容（记录内容）及淋巴结肿大的临床意义。

一、全身状态

全身状态的内容包括性别、年龄、生命征（体温、脉搏、呼吸、血压）、发育与体型、营养、意识状态、语调与语态、面容与表情、体位、姿势及步态等。

（一）生命征

生命征是评价生命活动存在与否及其质量的指标，为体格检查必需检查的项目。

1. 体温（temperature，T）

（1）体温测量方法：常用口温、肛温和腋温方法测定。口温度计水银端细长，肛温度计则较圆钝。取体温计，先检查体温计的汞柱是否甩到35℃以下，然后进行测量。

1）口测法：常用于神志清楚的成年人，儿童及神志不清者不宜测口温。

被检查者测量前10分钟避免饮开水或冰水，将消毒的体温计置于舌下，然后紧闭口唇，不用口呼吸（图2-2-1a），测量5分钟后用干净棉球拭干口腔分泌物后读表并记录读数。正常值为36.3～37.2℃。

2）腋测法：神志清楚，能配合的成年人或高龄儿童可测腋温。

擦干腋下汗液，将体温计置于腋窝深部，上臂将体温计夹紧（图2-2-1b）。测量10分钟后取出读数并记录。正常值为36～37℃。

3）肛测法：常用于婴幼儿及神志不清患者体温的测量。

被检查者取侧卧位，婴幼儿取俯卧位，将肛门体温计头端涂以润滑剂，徐徐插入肛门，深达体温计长度的一半为止（图2-2-1c）。测量5分钟后取出，用酒精棉球消毒后读数并记录。正常值为36.5～37.7℃。

（2）体温测量误差的常见原因：①测量前未将体温计的汞柱甩到35℃以下；②采用腋测法时，未能将体温计夹紧；③检测局部存在冷热物品刺激。

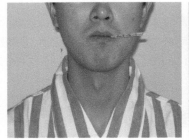 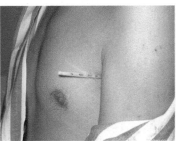 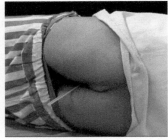

| a 口测法 | b 腋测法 | c 肛测法 |

图 2-2-1　体温测量

2. 脉搏（pulse，P）

脉搏测量应选择浅表动脉，一般触桡动脉搏动（图2-2-2）。

（1）被检查者取坐、卧位均可，伸出前臂，取自然或舒适位置。

（2）医师以示指、中指、环指指腹平放在被检查者手腕桡动脉搏动处。

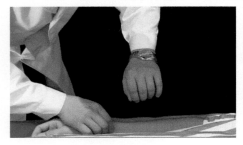

（3）医师边看时间边计数脉搏次数，至少计数30秒。两侧都需触诊至少计数30秒，以作对比，了解其对称性。正常成人脉率为60～100次/分。

（4）除计数脉率外，还应注意脉律是否规整，强弱是否相同，并注意血管紧张度，血管有无条索状、迂曲或结节状等。

（5）根据需要也可检查颞动脉、颈动脉、肱动脉、股动脉、足背动脉的搏动情况。

图 2-2-2　脉搏测量

3. 呼吸（respiration，R）

（1）被检查者取舒适的坐位或能反映自然呼吸频率的体位。

（2）医师边看时间边计数胸部起伏次数，至少计数 30 秒或 1 分钟，并记录，正常为 12 ～ 20 次 / 分。

（3）呼吸细弱不易察觉时，可用少许棉花纤维置于被检查者鼻孔前方，观察棉花吹动频率。

（4）同时注意呼吸节律和深度，是否存在快慢、深浅不一，有无潮式呼吸、间停呼吸及叹息样呼吸等。

4. 血压（blood pressure，BP）

（1）血压测量方法

1）被检查者安静休息 5 ～ 10 分钟以上。

2）取仰卧位或坐位，被测上肢（一般为右上肢）裸露，上臂自然伸直并轻度外展，使肱动脉、血压计 0 点、右心房（坐位平第 4 肋软骨，平卧位平腋中线）在同一水平。

3）打开血压计水银柱开关，使水银与"0"平行。

4）袖带气囊部分对准肱动脉，袖带上的两条胶管置于肘窝肱动脉两侧，贴于皮肤缚于上臂，松紧度合适（可插入 1 指），袖带下缘应距肘弯横纹上约 2.5cm。

5）医师先于肘窝处触及肱动脉搏动，再将听诊器胸件置于肘窝处肱动脉上，轻压听诊器胸件与皮肤紧密接触，不可压得太重，更不可塞入袖带内（图 2-2-3）。

6）向袖带内充气，边充气边听诊，待肱动脉搏动音消失，再将汞柱升高 30mmHg 后，开始缓慢放气，汞柱缓慢下降（2 ～ 6mmHg/s），两眼平视，根据听诊结果读出血压值。根据 Korotkoff 5 期法，首先听到的响亮拍击声（第 1 期）代表收缩压，随后拍击声有所减弱和带有柔和吹风样杂音成为第 2 期，在第 3 期当压力进一步降低而动脉血流量增加后，拍击声增强和杂音消失，然后音调突然变得沉闷为第 4 期，最终声音消失即达第 5 期。第 5 期的血压值即舒张压。对于妊娠妇女、严重贫血、甲状腺功能亢进、主动脉瓣关闭不全及 Korotkoff 音不消失者，可以第 4 期作

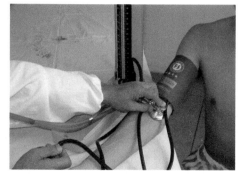

图 2-2-3 血压测量

为舒张压读数，或舒张压也可以同时记录两个数值，如血压为 150/（84 ～ 56）mmHg。血压至少应测量 2 次，间隔 1 ～ 2 分钟；如收缩压或舒张压 2 次读数相差 5mmHg 以上，应再次测量，以 3 次读数的平均值作为测量结果。解下袖带，向右侧倾斜血压计约 45°，使水银柱内水银进入水银槽内后关闭开关，整理好后放入血压计盒内，将气囊挂在盒内特制的钩卡上或右侧角处，不可随便放于盒内，以避免气囊上的铁器压碎水银柱的玻管，损坏血压计。

7）必要时测量下肢血压。测下肢血压的方法与测上肢血压基本相同，但被检查者应采取俯卧位，选用较宽的袖带，袖带束于腘窝上部 3 ～ 4cm 处，测量腘动脉的压力。

（2）血压标准：正常成人血压为（90 ～ 139）/（60 ～ 89）mmHg；双侧上肢血压正常可相差＜ 10mmHg；下肢血压较上肢高 20 ～ 40mmHg。

1）高血压：至少 3 次非同日血压值达到或超过 140/90mmHg，或仅舒张压或仅收缩压达到标准，即可认为有高血压。如果仅收缩压达到标准则称为单纯收缩期高血压。高血压绝大多数是原发性高血压，约 5% 为继发性或症状性高血压。

2）低血压：凡血压低于 90/60mmHg 时称低血压，见于休克、心肌梗死、急性心脏压塞等。

3）双侧上肢血压差别显著：双上肢血压差别超过 10mmHg 以上，见于多发性大动脉炎

或先天性动脉畸形等。

4）上、下肢血压差异常：如下肢血压低于上肢，见于主动脉缩窄，胸、腹主动脉型大动脉炎等。

5）脉压改变：当脉压＞40mmHg，为脉压增大，见于甲状腺功能亢进、主动脉瓣关闭不全等；若脉压＜30mmHg，则为脉压减小，见于主动脉瓣狭窄、心包积液及严重心力衰竭患者。

（二）发育与体型

发育（development）通常以年龄、智力和体格成长状态（身高、体重及第二性征）之间的关系来判断。发育正常者，其年龄、智力与体格的成长状态处于均衡一致。成人正常的指标为：头长为身高的 1/8～1/7，胸围等于身高的一半，两上肢展开的长度约等于身高，坐高等于下肢长度。

临床上的病态发育有巨人症（gigantism）、垂体性侏儒症（pituitary dwarfism）、呆小病（cretinism）等。

体型（habitus）是身体各部发育的外观表现，包括骨骼、肌肉的成长与脂肪分布状态等。成年人的体型可分为以下 3 种。①无力型亦称为瘦长型，表现为体高肌瘦、颈细长、肩窄下垂、胸廓扁平、腹上角小于 90°；②正力型亦称为匀称型，表现为身体各个部分结构匀称适中，腹上角 90° 左右，见于多数正常成人；③超力型亦称为矮胖型，表现为体格粗壮、颈粗短、面红、肩宽平、胸围大、腹上角大于 90°。

（三）营养状态

营养状态（state of nutrition）与食物的摄入、消化、吸收和代谢等因素密切相关。通常根据皮肤、毛发、皮下脂肪、肌肉等情况，结合年龄、身高和体重进行综合判断。简便而迅速的检查方法是察看皮下脂肪充实的程度，前臂屈侧或上臂背侧下 1/3 处皮下脂肪分布是判断脂肪充实程度最合适的部位。

1. 身高和体重

理想的体重 = 身高 -105，或理想的体重 =（身高 -100）×0.95（女性 ×0.9）。理想体重 ±10% 范围内为正常；超过正常的 10%～20% 为超重，超过正常的 20% 以上为肥胖；低于正常的 10%～20% 为消瘦，低于正常的 20% 以上为明显消瘦。

2. 体重指数（body mass index，BMI）

BMI= 体重（kg）/ 身高的平方（m^2）。我国成人 BMI 的正常范围为 18.5～23.9，24～27.9 为超重，≥28 为肥胖，BMI ＜ 18.5 为消瘦。学龄前儿童 BMI 的正常范围为 15～22，＞22 为肥胖，＜15 为消瘦，＜13 为营养不良。

营养状态常用良好、中等、不良 3 个等级来描述。营养状态异常包括以下两种。

（1）营养不良：由于摄食不足、消化障碍和消耗增多引起。体重低于正常 10% 称为消瘦，极度消瘦者称为恶病质。

（2）营养过度：是体内中性脂肪过多积聚的表现。超过标准体重 20% 以上者为肥胖（obesity），分为外源性肥胖和内源性肥胖。

（四）意识状态

意识状态（state of consciousness）是大脑功能活动的综合表现，即对环境的知觉状态。判断意识状态多采用问诊，通过交谈了解被检查者思维、反应、情感、计算及定向力等方面情况。对较严重者，尚应进行痛觉试验、瞳孔对光反射、角膜反射等检查。正常人意识清晰。急性广泛性大脑半球损害或半球向下移位压迫丘脑或中脑时，则可引起不同程度的意识障碍。

1. 嗜睡（somnolence）

是最轻的意识障碍，是一种病理性倦睡，患者陷入持续的睡眠状态，可被唤醒，并能正确回答和做出各种反应，但当刺激去除后很快又再入睡。

2. 意识模糊（confusion）

是意识水平轻度下降，较嗜睡为深的一种意识障碍。患者能保持简单的精神活动，但对时间、地点、人物的定向能力发生障碍。

3. 昏睡（stupor）

是接近于人事不省的意识状态。患者处于熟睡状态，不易唤醒。虽在强烈刺激下（如压迫眶上神经、摇动患者身体等）可被唤醒，但很快又再入睡。醒时答话含糊或答非所问。

4. 昏迷（coma）

是严重的意识障碍，表现为意识持续的中断或完全丧失。按其程度可分为3个阶段。

（1）轻度昏迷：意识大部分丧失，无自主运动，对声、光刺激无反应，对疼痛刺激尚可出现痛苦的表情或肢体退缩等防御反应。角膜反射、瞳孔对光反射、眼球运动、吞咽反射等可存在。

（2）中度昏迷：对周围事物及各种刺激均无反应，对于剧烈刺激可出现防御反应。角膜反射减弱，瞳孔对光反射迟钝，眼球无转动。

（3）深度昏迷：对各种刺激全无反应，深、浅反射均消失。

此外，还有一种以兴奋性增高为主的高级神经中枢急性活动失调状态，称为谵妄（delirium），表现为意识模糊、定向力丧失、幻觉、错觉、躁动不安、言语杂乱。谵妄可发生于急性感染的发热期间，也可见于某些药物中毒（如颠茄类药物中毒、急性酒精中毒）、代谢障碍（如肝性脑病）、循环障碍或中枢神经疾患等。

（五）语调与语态（tone and voice）

语调（tone）指言语过程中的音调。神经和发音器官的病变可使音调发生改变，如喉部炎症、肿瘤可引起声音嘶哑，脑血管意外可引起音调变浊和发音困难，喉返神经麻痹可引起音调降低和语言共鸣消失。

语态（voice）指言语过程中的节奏。语态异常指语言节奏紊乱，出现语言不畅，快慢不均，音节不清，见于帕金森病、舞蹈症等。

（六）面容与表情

面容（facial features）是指面部呈现的状态，表情（expression）是在面部或姿态上思想、感情的表现。一些疾病发展到一定程度时可出现特征性的面容与表情。通过视诊可确定面容与表情。常见的典型面容有下列几种。

1. 急性病容

面色潮红，兴奋不安，鼻翼扇动，表情痛苦，多见于急性感染性疾病，如肺炎球菌肺炎、流行性脑脊髓膜炎等。

2. 慢性病容

面容憔悴，面色晦暗或苍白无华，目光暗淡，见于慢性消耗性疾病，如恶性肿瘤、严重结核病等。

3. 贫血面容

面色苍白，表情疲惫，见于各种原因所致的贫血。

4. 肾病面容

眼睑、颜面水肿，舌缘有齿痕，见于肾脏疾病。

5. 肝病面容

面色晦暗，有褐色色素沉着，见于慢性肝脏疾病。

6. 甲状腺功能亢进面容

面容惊愕，眼裂增宽，眼球凸出，目光炯炯，兴奋不安，烦躁易怒，见于甲状腺功能亢进症（图 2-2-4a）。

7. 黏液性水肿面容

面色苍黄，颜面水肿，睑厚面宽，目光呆滞，反应迟钝，见于甲状腺功能减退症。

8. 二尖瓣面容

面色晦暗、双颊紫红、口唇轻度发绀，见于风湿性心瓣膜病二尖瓣狭窄（图 2-2-4b）。

9. 肢端肥大症面容

头颅增大，面部变长，下颌增大、向前突出，眉弓及两颧隆起，耳鼻增大，见于肢端肥大症（图 2-2-4c）。

10. 伤寒面容

表情淡漠，反应迟钝呈无欲状态，见于肠伤寒、脑脊髓膜炎、脑炎等高热衰竭患者。

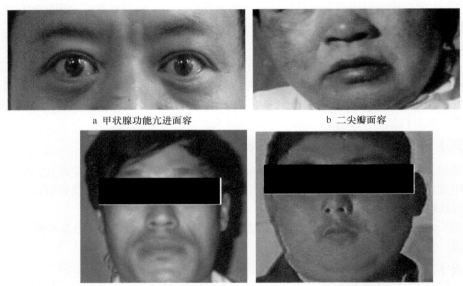

a 甲状腺功能亢进面容　　　　　　　　b 二尖瓣面容

c 肢端肥大症面容　　　　　　　　d 满月面容

图 2-2-4　几种常见病容

11. 面具面容

面部呆板、无表情，似面具样，见于帕金森病、脑炎等。

12. 满月面容

面圆如满月，皮肤发红，常伴痤疮和胡须生长，见于库欣综合征及长期应用糖皮质激素者（图 2-2-4d）。

13. 苦笑面容

牙关紧闭，面肌痉挛，呈苦笑状，见于破伤风。

（七）体位

体位（position）是指被检查者身体所处的状态。

1. 自主体位

身体活动自如，不受限制，见于正常人、轻症和疾病早期患者。

2. 被动体位

患者不能自己调整或变换身体的位置，见于极度衰竭或昏迷。

3. 强迫体位

为减轻痛苦，被迫采取某种特殊的体位，常见的为强迫仰卧位，双腿蜷曲，见于急性腹膜炎等。强迫俯卧位见于脊柱疾病。强迫侧卧位见于一侧胸膜炎和大量胸腔积液的患者。强迫坐位，亦称为端坐呼吸，见于心、肺功能不全者。强迫蹲位见于先天性发绀型心脏病。强迫停立位见于心绞痛。辗转体位见于胆石症、胆道蛔虫症、肾绞痛等。角弓反张位见于破伤风及小儿脑膜炎。

（八）姿势

姿势（posture）是指举止的状态。正常人姿势端正。因疾病的影响，可出现姿势的改变。颈部活动受限提示颈椎疾病；充血性心力衰竭患者多愿采取坐位；胃、十二指肠溃疡或胃肠痉挛性疼痛发作时，患者常捧腹而行。

（九）步态

步态（gait）是指走动时所表现的姿态。正常人步态稳健，常见异常步态有以下几种。

1. 蹒跚步态

走路时身体左右摇摆似鸭行，见于佝偻病、大骨节病等。

2. 醉酒步态

行走时躯干重心不稳，步态紊乱不准确如醉酒状，见于小脑疾病、酒精中毒等。

3. 共济失调步态

起步时一脚高抬，骤然垂落，且双目向下注视，两脚间距很宽，以防身体倾斜，闭目时则不能保持平衡，见于脊髓痨患者。

4. 慌张步态

起步后小步急速趋行，身体前倾，有难以止步之势（图 2-2-5a），见于帕金森病。

5. 跨阈步态

由于患足下垂，行走时必须抬高下肢才能起步（图 2-2-5b），见于腓总神经麻痹。

6. 剪刀步态

由于双下肢肌张力增高，尤以伸肌和内收肌张力增高明显，移步时下肢内收过度，两腿交叉呈剪刀状（图 2-2-5c），见于脑性瘫痪与截瘫患者。

7. 间歇性跛行

步行中，因下肢突发性酸痛乏力，患者被迫停止行进，需稍休息后方能继续行进，见于高血压、动脉硬化患者。

8. 偏瘫步态

偏瘫侧上肢屈曲、内旋，下肢伸直，行走时下肢先外展，再内收，呈划圆弧状，也称为划圈步态（图 2-2-5d），多见于脑血管意外。

二、皮　肤

皮肤（skin）检查内容包括颜色、湿度、弹性、皮疹、皮下出血、蜘蛛痣、肝掌、水肿、瘢痕、皮下结节、毛发等。一般通过视诊观察，有时尚需配合触诊。

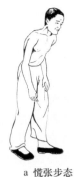
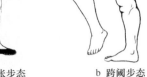
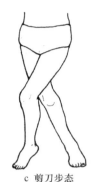
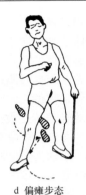

a 慌张步态　　　　b 跨阈步态　　　　c 剪刀步态　　　　d 偏瘫步态

图 2-2-5　几种常见异常步态

（一）颜色

皮肤颜色与种族、毛细血管分布、血液的充盈度、色素量的多少、皮下脂肪的厚薄等有关。颜色宜在自然光线下观察。

1. 苍白

皮肤苍白可由贫血、末梢毛细血管痉挛或充盈不足所致，如寒冷、惊恐、休克、虚脱等。仅见肢端苍白，可能与肢体动脉痉挛或阻塞有关，如雷诺病、血栓闭塞性脉管炎等。

2. 发红

皮肤发红是由于毛细血管扩张充血、血流加速、血量增加及红细胞量增多所致，见于运动、饮酒、发热性疾病、阿托品及一氧化碳中毒等。皮肤持久性发红见于库欣综合征及真性红细胞增多症。

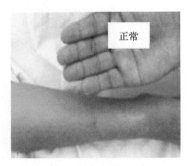

图 2-2-6　皮肤黄染

3. 发绀

是皮肤呈青紫色，常出现于口唇、面颊及肢端，见于还原血红蛋白增多或异常血红蛋白血症。

4. 黄染

皮肤黏膜发黄称为黄染（图 2-2-6），常见的原因有以下几点。

（1）黄疸：由于血清内胆红素浓度增高而使皮肤黏膜乃至其他组织黄染的现象为黄疸。其特点是：①黄疸首先出现于巩膜、硬腭后部及软腭黏膜上，随着血中胆红素浓度的继续增高，才会出现皮肤黄染；②巩膜黄染是连续的，近角巩膜缘处黄色淡，远角巩膜缘处黄色深。

（2）胡萝卜素增高：过多食用胡萝卜、南瓜、橘子等引起血中胡萝卜素增高，可使皮肤黄染。其特点是：①黄染首先出现于手掌、足底、前额及鼻部皮肤；②一般不出现巩膜和口腔黏膜黄染；③血中胆红素不高；④停止食用富含胡萝卜素的蔬菜或果汁后，皮肤黄染逐渐消退。

（3）长期服用含有黄色素的药物：如阿的平、呋喃类等药物也可引起皮肤黄染。其特点是：①黄染首先出现于皮肤，重者也可出现于巩膜；②巩膜黄染的特点是角巩膜缘处黄色深；离角巩膜缘越远，黄色越淡。

5. 色素沉着

是由于表皮基底层的黑色素增多所致的部分或全身皮肤色泽加深（图 2-2-7）。生理情况下，身体的外露部分，以及乳头、腋窝、生殖器官、肛门周围等处皮肤色素较深。如果这些部位的色素明显加深，或其他部位出现色素沉着，则提示为病理征象，常见于慢性肾上腺皮质功能减退、肝硬化等。妇女妊娠期间，面部、额部可出现棕褐色对称性色素斑，称为妊娠斑；老年人可出现散在色素斑，称为老年斑。

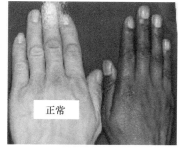

图 2-2-7　色素沉着

6. 色素脱失

正常皮肤均含有一定量的色素，当黑色素形成障碍时，即可发生色素脱失。临床上常见的色素脱失有白癜、白斑及白化症。

（1）白癜：为多形性大小不等的色素脱失斑片，可逐渐扩大，但进展缓慢，无自觉症状亦不引起生理功能改变，见于白癜风等（图 2-2-8）。

（2）白斑：多为圆形或椭圆形色素脱失斑片，面积一般不大，常发生于口腔黏膜及女性外阴部，部分白斑可发生癌变。

（3）白化症：为全身皮肤和毛发色素脱失，属于遗传性疾病，为先天性酪氨酸酶合成障碍所致。

（二）湿度

湿度（moisture）与汗腺分泌功能有关，分正常、湿润、干燥。出汗多者皮肤比较湿润；反之较干燥。在病理情况下，甲状腺功能亢进、佝偻病常伴有多汗。夜间睡后出汗称为盗汗，多见于结核病。手足皮肤发凉而大汗淋漓称为冷汗，见于休克和虚脱患者。

（三）弹性

皮肤弹性（elasticity）与年龄、营养状态、皮下脂肪及组织间隙所含液体量有关。检查弹性时常选手背或上臂内侧部位，用示指和拇指将皮肤捏起（图 2-2-9），正常人松手后皱褶迅速平复，弹性减退时皱褶平复缓慢。现认为应以上臂内侧皮肤为准，检查方法是：医师以左手握住被检查者右腕，将其上臂轻度外展，右手拇指与示指捏起被检查者上臂内侧肘上 3 ~ 4cm 处皮肤，片刻后松手，观察皮肤皱褶平复的情况。

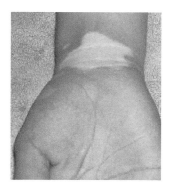

图 2-2-8　白癜

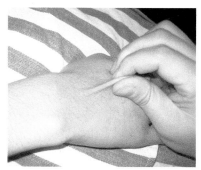

图 2-2-9　皮肤弹性检查

（四）皮疹

正常人通常无皮疹（skin eruption）。若发现皮疹应详细观察并记录其出现与消失的时间、发展顺序、分布部位、形态大小、颜色、压之是否褪色、平坦或隆起、有无瘙痒及脱屑等。常见皮疹有：斑疹表现为局部皮肤发红，一般不凸出皮肤表面，见于斑疹伤寒、丹毒等；玫瑰疹为一种鲜红色圆形斑疹，直径为 2 ～ 3mm，为病灶周围血管扩张所致，多出现于胸腹部，为伤寒和副伤寒的特征性皮疹；丘疹凸出皮肤表面，见于药物疹、麻疹及湿疹等；斑丘疹在丘疹周围有皮肤发红的底盘称为斑丘疹，见于猩红热和药物疹等；荨麻疹为稍隆起皮肤表面的苍白色或红色的局限性水肿，为速发性皮肤变态反应所致，见于各种过敏反应。

（五）皮下出血

根据直径大小及伴随情况可将皮下出血（subcutaneous hemorrhage）分为：小于 2mm 称为瘀点，压之不褪色，不突出皮肤，而小红痣突出皮肤，皮疹压之褪色；3 ～ 5mm 称为紫癜；大于 5mm 称为瘀斑；片状出血伴皮肤显著隆起为血肿。皮下出血常见于造血系统疾病、重症感染、血管损害性疾病及毒物或药物中毒等。

（六）蜘蛛痣与肝掌

蜘蛛痣（spider angioma）是皮肤小动脉末端分支性扩张所形成的血管痣，形似蜘蛛，多出现在面、颈、上肢和前胸等上腔静脉分布的区域内（图 2-2-10）。以棉签或以火柴杆压迫蜘蛛痣中心，其辐射状小血管网即褪色，去除压力后又复出现。肝掌（liver palms）是手掌大、小鱼际处发红，加压后褪色（图 2-2-11）。蜘蛛痣的出现与肝脏对雌激素的灭活作用减弱，体内雌激素含量升高有关，常见于急、慢性肝炎或肝硬化。

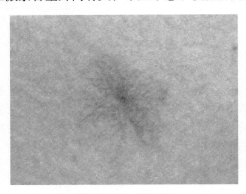

图 2-2-10　蜘蛛痣

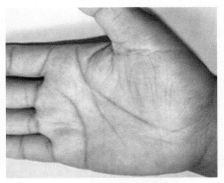

图 2-2-11　肝掌

（七）水肿

结合视诊和触诊检查水肿（edema），检查部位常为眼睑、眶下、踝部或胫骨前等处。以手指加压组织后，受压组织发生凹陷，称为凹陷性水肿。黏液性水肿及象皮肿组织明显肿胀，但指压后并无组织凹陷，称为非凹陷性水肿。水肿分轻、中、重三度。轻度水肿时仅见于眼睑、眶下软组织、胫骨前、踝部皮下组织，指压后可见组织轻度下陷，平复较快；中度水肿时全身组织明显水肿，指压后可出现明显的或较深的组织下陷，平复缓慢；重度水肿时全身组织严重水肿，身体低位皮肤紧张发亮，甚至有液体渗出，此外，胸腔、腹腔等浆膜腔内可见积液，外阴部亦可见严重水肿。

（八）瘢痕

观察外伤、感染、手术后在皮肤所遗留的皮肤瘢痕（scar），并记录部位及大小。

（九）皮下结节

无论结节（subcutaneous nodules）大小均应触诊检查，注意其部位、数目、大小、硬度、活动度及有无压痛等。

三、淋 巴 结

淋巴结（lymph node）分布全身，一般只能检查各部浅表淋巴结。正常情况下，淋巴结直径多为 0.2 ～ 0.5cm，质地柔软，表面光滑，无粘连，不易触及，亦无压痛。

（一）表浅淋巴结的分布

表浅淋巴结呈组群分布，一个组群的淋巴结收集一定区域的淋巴液（图 2-2-12，图 2-2-13）。

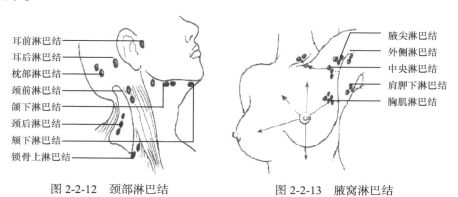

图 2-2-12 颈部淋巴结　　　　图 2-2-13 腋窝淋巴结

1. 耳前淋巴结

位于耳屏前方。

2. 耳后淋巴结

位于耳后乳突表面、胸锁乳突肌止点处，亦称为乳突淋巴结。

3. 枕部淋巴结

位于枕部皮下，斜方肌起点与胸锁乳突肌止点之间。

4. 颌下淋巴结

位于颌下腺附近，在下颌角与颏部之中间部位。

5. 颏下淋巴结

位于颏下三角内，下颌舌骨肌表面，两侧下颌骨前端中点后方。

6. 颈前淋巴结

位于胸锁乳突肌表面及下颌角处。

7. 颈后淋巴结

位于斜方肌前缘。

8. 锁骨上淋巴结

位于锁骨与胸锁乳突肌所形成的夹角处。

9. 腋窝淋巴结

是上肢最大的淋巴结组群，可分为 5 组：腋尖淋巴结群位于腋窝顶部；中央淋巴结群位于腋窝内侧壁近肋骨及前锯肌处；胸肌淋巴结群位于胸大肌下缘深部；肩胛下淋巴结群位于腋窝后皱襞深部；外侧淋巴结群位于腋窝外侧壁。

10. 滑车上淋巴结

位于上臂内侧，内上髁上方 3 ～ 4cm 处，肱二头肌与肱三头肌之间的肌间沟内。

11. 腹股沟淋巴结

位于腹股沟韧带下方股三角内，它又分为上、下两群：上群位于腹股沟韧带下方，与韧带平行排列，故又称为腹股沟韧带横组或水平组；下群位于大隐静脉上端，沿静脉走向排列，故又称为腹股沟淋巴结纵组或垂直组。

12. 腘窝淋巴结

位于小隐静脉和腘静脉的汇合处。

（二）检查顺序

检查时应按一定的顺序进行，以免遗漏。顺序为耳前、耳后、枕部、颌下、颏下、颈后、颈前、锁骨上、腋窝（尖群、中央群、胸肌群、肩胛下群、外侧群）、滑车上、腹股沟（上群、下群）、腘窝。

（三）检查内容

发现淋巴结肿大时，应注意其部位、大小、数目、硬度、压痛、活动度、有无粘连，局部皮肤有无红肿、瘢痕、瘘管等。

（四）检查方法

被检查者取坐位或仰卧位，医师面向被检查者，坐位或立位（被检查者仰卧位时医师站其右侧）。利用手指滑动触诊由浅入深触摸感觉皮下淋巴结是否肿大，滑动是指腹按压的皮肤与皮下组织之间的滑动，滑动的方式应取相互垂直的多个方向或转动式滑动。检查时要使被检查部位的皮肤及皮下组织松弛。

检查耳前、耳后淋巴结时，可站在被检查者前面或背后，双手同时滑动触诊（图 2-2-14a，图 2-2-14b）。

检查颌下及颏下淋巴结时，被检查者头部稍前倾或偏向被检查侧，医师站在被检查者前面，以一手固定头部，另一手指四指并拢，屈曲掌指、指间关节，伸入颌下进行滑动触诊，将淋巴结压向下颌骨的内侧面（图 2-2-14c，图 2-2-14d）。

检查颈部淋巴结时，医师可站在被检查者前面或背后，嘱被检查者头稍低或稍偏向检查侧，使皮肤或肌肉松弛，便于触诊。可双手同时触诊，也可单手触诊。手指紧贴检查部位，由浅入深进行滑动触诊（图 2-2-14e）。

检查锁骨上淋巴结时，被检查者头部稍向前屈，用双手进行触诊，左手触右侧，右手触左侧，由浅部逐渐触摸至锁骨后深部（图 2-2-14f）。

检查腋窝淋巴结时，医师面对被检查者，一般先检查左侧，后检查右侧，以右手检查左腋，左手检查右腋。检查左腋时，医师以左手握住被检查者左腕部屈肘外展抬高约 45°，右手指并拢，掌面贴近胸壁向上逐渐达腋窝顶部触诊尖群，然后依次触诊中央群、胸肌群、肩胛下群、外侧群，触外侧群时，翻掌向外，并将外展的上臂下垂，触诊腋窝外侧壁。同法检查右侧（图 2-2-14g）。

检查滑车上淋巴结时，医师一手扶托被检查者腕部，屈肘 90°，另一手小指抵肱骨小突，以示、中、环指并拢在肱二头肌与肱三头肌肌间沟纵行触摸，医师右手检查被检查者左侧，左手检查被检查者右侧滑车上淋巴结（图 2-2-14h）。

检查腹股沟（先查上群，后查下群）和腘窝淋巴结时，用并拢的手指在腹股沟和腘窝处进行滑动触摸（图 2-2-14i）。

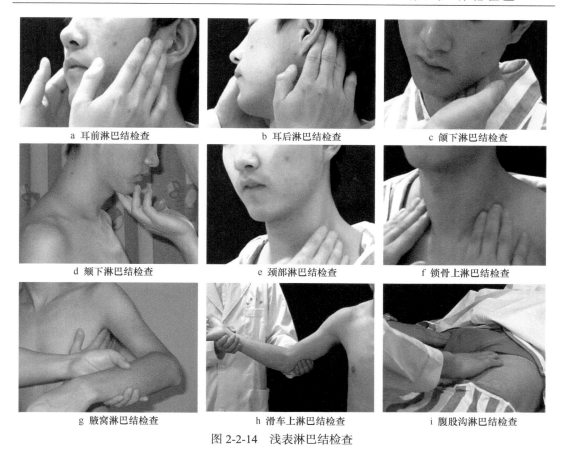

a 耳前淋巴结检查　　　　b 耳后淋巴结检查　　　　c 颌下淋巴结检查

d 颏下淋巴结检查　　　　e 颈部淋巴结检查　　　　f 锁骨上淋巴结检查

g 腋窝淋巴结检查　　　　h 滑车上淋巴结检查　　　　i 腹股沟淋巴结检查

图 2-2-14　浅表淋巴结检查

第三节　头　　部

本节学习目标

（1）掌握头部检查的内容及方法。

（2）掌握瞳孔对光反射、睑结膜、鼻旁窦、扁桃体的检查方法。

（3）熟悉眼、耳、鼻、口腔检查异常的临床意义。

一、头发、头皮

　　检查头发（hair）应注意颜色、疏密度、脱发的类型与特点。脱发常由甲状腺功能低下、斑秃、男性秃顶、放射治疗和抗癌药物治疗等引起。头皮（scalp）的检查需双手分开头发，观察颜色、头皮屑、头癣、疖痈、外伤、血肿、压痛与瘢痕等。

二、头　　颅

　　检查头颅（skull）注意有无大小、外形变化和运动异常。头颅的大小以头围来衡量，测量时以软尺自眉间绕到颅后通过枕骨粗隆绕颅一周。成人头围为 53 ～ 58cm。异常头颅常有小颅、尖颅、巨颅、方颅、长颅及变形颅等。

三、颜面及其器官

（一）眼

1. 眉毛（eyebrow）

有无过于稀疏或脱落，尤应注意外 1/3 的变化。

2. 眼睑（eyelids）

有无睑内翻、下垂、闭合障碍及水肿，有无包块、倒睫等。双侧睑下垂见于重症肌无力、先天性上睑下垂；单侧上睑下垂见于动眼神经麻痹。双侧眼睑闭合障碍可见于甲状腺功能亢进症；单侧闭合障碍见于面神经麻痹。眼睑水肿常见于肾炎、营养不良、血管神经性水肿等。

3. 结膜（conjunctiva）

检查下眼睑结膜较简便，检查时被检查者向上看，医师用拇指将下眼睑向下一拉，即可暴露下睑结膜（图 2-3-1a）。检查上睑结膜时需翻转眼睑才能进行。翻转眼睑要领为：嘱被检查者往下看，用右手示指和拇指捏住左上睑中 1/3 外交界处的边缘（不可碰睫毛），轻轻向前下方牵拉，然后示指向下压迫睑板上缘，并与拇指配合将睑缘向上捻转，即可将眼睑翻开（图 2-3-1b）。注意观察有无充血、苍白、出血点、颗粒及滤泡。提起上眼睑皮肤，使眼睑翻转复原。检查时动作要轻巧、柔和，以免引起被检查者的痛苦和流泪。结膜苍白见于贫血；结膜发红见于结膜炎、角膜炎；颗粒与滤泡见于沙眼；结膜散在的出血点，见于感染性心内膜炎，如伴充血、分泌物，见于急性结膜炎。

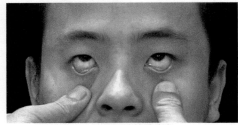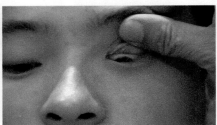

a 下睑结膜检查　　　　　　　　　b 上睑结膜检查

图 2-3-1　结膜检查

4. 眼球（eyeball）

有无突出或下陷，运动有无受限。双侧眼球突出见于甲状腺功能亢进症，患者除突眼外还有以下眼征：① Stellwag 征：瞬目减少；② Graefe 征：眼球下转时上睑不能相应下垂；③ Mobius 征：表现为集合运动减弱，即目标由远处逐渐移近眼球时，两侧眼球不能适度内聚；④ Joffroy 征：上视时无额纹出现；单侧眼球突出，见于局部炎症或眶内占位性病变。双侧下陷见于严重脱水；单侧下陷见于霍纳综合征。

检查眼球运动时，医师置目标物（棉签或手指）于被检查者眼前 30 ～ 40cm 处，嘱被检查者固定头部，眼球随目标按左→左上→左下，右→右上→右下 6 个方向的顺序移动（图 2-3-2，图 2-3-3）。检查每个方向，都要从中位开始（即两眼平视前方），不能将各方向连起来画圆圈。先查左眼，再查右眼。检查有无斜视时，用不透明物遮住，再取下遮蔽物时如眼球偏斜，即为斜视，由支配眼肌运动的神经核、神经或眼外肌本身器质性病变所产生的斜视，称为麻痹性斜视。检查有无复视时，嘱被检查者注视光源，如看到两个光点即为复视。检查有无眼球震颤时，嘱被检查

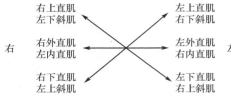

图 2-3-2　眼球六个方向的运动及配偶肌

者眼球随着医师手指所示方向（水平或垂直）运动数次，观察是否出现震颤，眼球震颤常见于耳源性眩晕、小脑疾患等。

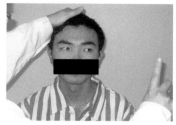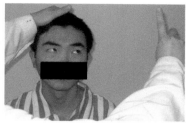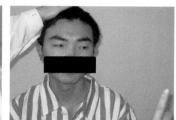

图 2-3-3 眼球运动检查

5. 角膜（cornea）

观察角膜透明度，有无云翳、白斑、软化、溃疡及新生血管等。角膜软化见于维生素 A 缺乏等。角膜边缘及周围出现灰白色混浊环，多见于老年人，称为老年环（arcus senilis），是类脂质沉着所致，无自觉症状。肝豆状核变性（Wilson 病）患者角膜边缘出现黄色或棕褐色的色素环，称为 Kayser-Fleischer 环，是铜代谢障碍的结果。

6. 巩膜（sclera）

正常巩膜为瓷白色，不透明，黄疸时，巩膜的黄染是连续的，近角膜巩膜交界处较轻，越远离角膜越黄。中年以后在内眦部可出现黄色斑块，呈不均匀性分布，为脂肪沉着所致，应与黄疸鉴别。血液中其他黄色色素成分增多时（如胡萝卜素、阿的平等），也可引起皮肤黄染，但一般巩膜不黄染。

7. 虹膜（iris）

是眼球葡萄膜的最前部分，中央有圆形孔洞即瞳孔，虹膜（iris）内有瞳孔括约肌与扩大肌，能调节瞳孔的大小。虹膜纹理模糊或消失见于虹膜炎症、水肿和萎缩。形态异常或有裂孔，见于虹膜后粘连、外伤等。

8. 瞳孔（pupil）

是虹膜中央小孔，直径为 3～4mm，圆形，两侧等大，对光反射灵敏。检查时应注意形态、大小、位置、双侧是否等大等圆、对光及集合反射等。

（1）瞳孔的形状与大小改变：青光眼或眼内肿瘤时可呈椭圆形；虹膜粘连时形状可不规则。病理情况下，瞳孔缩小见于虹膜炎症，有机磷类农药等中毒，毛果芸香碱、吗啡、氯丙嗪等药物反应；瞳孔扩大见于外伤、颈交感神经刺激、青光眼、视神经萎缩、阿托品、可卡因等药物影响；双侧瞳孔散大并伴有对光反射消失为濒死状态的表现；一侧颈交感神经麻痹，产生霍纳综合征，出现同侧瞳孔缩小，眼睑下垂和眼球下陷，面部无汗；双侧瞳孔大小不等常提示有颅内病变，如脑外伤、脑肿瘤、脑疝等。如双侧瞳孔不等且伴有对光反射减弱或消失及神志不清，往往是中脑功能损害的表现。

（2）对光反射（light reflex）：直接对光反射，通常用手电筒直接照射瞳孔并观察其动态反应。正常人，当眼受到光线刺激后瞳孔立即缩小，移开光源后瞳孔迅速复原（图 2-3-4a）。间接对光反射是指光线照射一眼时，另一眼瞳孔立即缩小，移开光线，瞳孔扩大。检查间接对光反射时，应以一手挡住光线以免对检查眼受光照射而形成直接对光反射（图 2-3-4b）。检查结果可记为灵敏、迟钝、消失。瞳孔对光反射传导通路为视网膜→视神经→视交叉→视束→中脑顶盖前区→动眼神经副核→动眼神经→睫状神经→瞳孔括约肌。光反射传导通路任何一处损坏均可导致光反射减弱或消失。直接与间接对光反射均消失，见于视神经病变（传入障碍）；直接反射消失，间接反射存在，见于患侧动眼神经损伤（传出障碍）。两侧瞳孔对光反射迟钝或消失，见于昏迷患者。

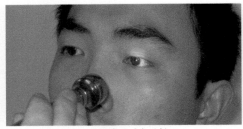
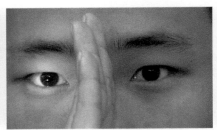

a 直接瞳孔对光反射　　　　　　　　　b 间接瞳孔对光反射

图 2-3-4　瞳孔对光反射

（3）集合反射（convergence reflex）：嘱被检查者注视 1m 以外的目标（通常是医师用示指竖立），然后将目标逐渐移近眼球（距眼球 5 ～ 10cm），正常时可见双眼内聚，瞳孔缩小，称为集合反射。集合反射消失常见于动眼神经功能损害，睫状肌和双眼内直肌麻痹。

（二）耳

1. 外耳

检查耳廓（auricle）的外形，有无畸形、外伤瘢痕、红肿、瘘口、痛风结节、牵拉痛和触痛等。注意外耳道皮肤是否正常，有无溢液。如有黄色液体流出并有痒痛者为外耳道炎。外耳道内有局部红肿疼痛，并伴耳廓牵拉痛则为疖肿。有脓液流出并有全身症状，应考虑急性中耳炎。有血液或脑脊液流出则应考虑到颅底骨折。对耳鸣患者则应注意是否存在外耳道瘢痕狭窄、耵聍或异物堵塞。

2. 中耳

观察鼓膜是否穿孔，注意穿孔位置，如有溢脓并有恶臭，可能为胆脂瘤。

3. 乳突（mastoid）

以拇指按压乳突以检查有无压痛（图 2-3-5）。乳突炎，可发现耳廓后方皮肤有红肿，乳突有明显压痛。

4. 听力（auditory acuity）

粗测听力的方法为：在静室内嘱被检查者闭目坐于椅子上，用手指堵塞一侧耳道，医师持手表或

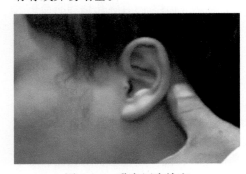

图 2-3-5　乳突压痛检查

以拇指与示指相互摩擦，自 1m 以外逐渐移近被检查者耳部，直到被检查者听到声音为止，测量距离。比较两耳的测试结果并与医师（正常人）的听力进行对照。正常者一般在约 1m 处即可听到机械表与捻指声。听力减退见于耳道有耵聍或异物、听神经损害、局部或全身血管硬化、中耳炎、耳硬化等。粗测发现听力减退，则应进行精确的听力测试和其他相应的专科检查。

（三）鼻

1. 鼻的外形

注意鼻部皮肤颜色和鼻外形。如鼻梁皮肤出现黑褐色斑点或斑片为色素沉着，如黑热病、慢性肝脏疾患等。如鼻梁部皮肤出现红色斑块，病损处高起皮面并向两侧面颊部扩展，见于

系统性红斑狼疮。如鼻尖和鼻翼发红，并有毛细血管扩张和组织肥厚，见于酒渣鼻。鼻腔完全堵塞、外界变形、鼻梁宽平如蛙状，称为蛙状鼻，见于肥大的鼻息肉患者。鞍鼻见于鼻骨折、鼻骨发育不良。鼻翼扇动表现为吸气时鼻孔张大，呼气时鼻孔回缩，见于伴有呼吸困难的高热性疾病（如大叶性肺炎）、支气管哮喘和心源性哮喘发作时。

2. 鼻中隔、鼻腔黏膜

检查时，医师以拇指置于鼻尖，其他手指置于额部，拇指上推鼻尖即可观察鼻中隔、鼻腔及黏膜（图 2-3-6）。如鼻中隔明显偏向一侧，并产生呼吸障碍，称为鼻中隔偏曲。检查鼻中隔穿孔时用小型手电筒照射一侧鼻孔，可见对侧有亮光透入。穿孔多为鼻腔慢性炎症、外伤等引起。急性鼻黏膜肿胀伴有鼻塞和流涕，见于急性鼻炎。慢性鼻黏膜肿胀多为黏膜组织肥厚，见于各种慢性鼻炎。鼻黏膜萎缩、鼻腔分泌物减

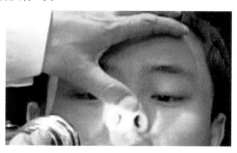

图 2-3-6 鼻腔检查

少、鼻甲缩小、鼻腔宽大、嗅觉减退或丧失，见于慢性萎缩性鼻炎。单侧鼻出血，见于外伤、鼻腔感染、局部血管损伤、鼻咽癌、鼻中隔偏曲等。双侧出血则多由全身性疾病引起，如某些发热性传染病（流行性出血热、伤寒等）、血液系统疾病（血小板减少性紫癜、再生障碍性贫血、白血病、血友病）等。鼻腔清稀无色的分泌物为卡他性炎症，黏稠发黄或发绿的分泌物为鼻或鼻窦的化脓性炎症所引起。

3. 鼻窦

有四对，主要检查有无压痛。蝶窦因解剖位置较深，不能在体表进行检查。各鼻窦区压痛检查法如下。

（1）额窦（frontal sinus）：一手扶持被检查者枕部，用另一手的拇指或示指置于眼眶上缘内侧，用力向后向上按压，或双手固定头部，拇指置于眼眶上缘内侧向后向上按压（图 2-3-7a），询问有无压痛，两侧有无区别。

（2）筛窦（ethmoid sinus）：双手固定被检查者两侧耳后，双侧拇指分别置于鼻根部与眼内眦之间向后内方按压（图 2-3-7b），询问有无压痛。

（3）上颌窦（maxillary sinus）：双手固定于被检查者的两侧耳后，将拇指分置于左右颧部向后按压（图 2-3-7c），询问有无压痛，两侧有无区别。

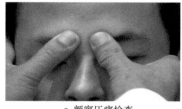
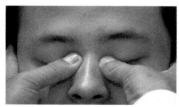
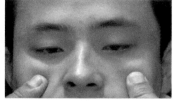

a 额窦压痛检查　　　　　　　b 筛窦压痛检查　　　　　　　c 上颌窦压痛检查

图 2-3-7 鼻窦压痛检查法

（四）口

1. 口唇（oral lip）

注意口唇颜色，有无干燥、皲裂、疱疹、糜烂等。健康人口唇红润光泽。口唇苍白见于贫血、虚脱等；口唇颜色深红见于急性发热性疾病；口唇发绀为血液中还原血红蛋白增加所致，见于心力衰竭和呼吸衰竭等。口唇干燥并有皲裂，见于严重脱水患者。口唇疱疹为口唇黏膜

与皮肤交界处发生的成簇的小水疱，半透明，初发时有痒或刺激感，随后出现疼痛，一周左右即结棕色痂，愈后不留瘢痕，多为单纯疱疹病毒感染所引起，常伴发于大叶性肺炎、流行性脑脊髓膜炎等。唇裂为先天性发育畸形。口唇突然发生非炎症性、无痛性肿胀，见于血管神经性水肿。口角糜烂见于核黄素缺乏症。口唇肥厚增大见于黏液性水肿、肢端肥大症等。

2. 口腔黏膜（oral mucosa）

借助自然光和手电照明，观察口腔黏膜颜色，有无色素沉着、出血点、瘀斑、科氏斑和溃疡等。正常口腔黏膜粉红光泽。蓝黑色色素沉着斑片多为肾上腺皮质功能减退症（Addison病）。黏膜下出血点或瘀斑，则可能为各种出血性疾病所引起。若第二磨牙相对应的颊黏膜处出现帽针头大小白色斑点，称为科氏斑（Koplik 斑），为麻疹的早期特征。黏膜溃疡可见于慢性复发性口疮。雪口病（鹅口疮）为白色念珠菌感染，多见于衰弱的患儿或老年患者，也可出现于长期使用广谱抗生素之后。

3. 牙齿与牙龈（teeth & gum）

注意牙齿有无龋齿、残根、缺牙和义齿等，牙的色泽与形状也具有临床诊断意义，如牙齿呈黄褐色称为斑釉牙，为长期饮用含氟量过高的水所引起；如发现中切牙切缘呈月牙形凹陷且牙间隙分离过宽，称为 Hutchinson 齿，为先天性梅毒的重要体征之一。发现牙疾患，应以牙列式标明所在部位。检查牙龈有无出血、肿胀、溢脓，龈缘有无铅线等。正常牙龈呈粉红色，质韧，与牙颈部紧密贴合。牙龈肿胀见于慢性牙周炎，牙龈出血常为口腔内局部因素引起，如牙石等，也可由全身出血性疾病所致。牙龈经挤压后有脓液溢出见于慢性牙周炎、牙龈瘘管等。牙龈游离缘蓝灰色点线称为铅线，是铅中毒的特征。在铋、汞、砷等中毒时可出现类似的黑褐色点线状色素沉着。

4. 舌（tongue）

检查舌有无感觉、运动、形态异常。干燥舌见于鼻部疾患（可伴有张口呼吸、唾液缺乏）、阿托品作用、放射治疗后和严重脱水等。舌体暂时性增大见于舌炎、脓肿、血管神经性水肿等。舌体长时间的增大见于黏液性水肿、唐氏综合征（Down 病）、舌肿瘤等。地图舌的舌面上出现黄色上皮细胞堆积而成的隆起部分，状如地图，原因不明，也可由维生素 B_2 缺乏引起。裂纹舌的舌面上出现横向裂纹，见于唐氏综合征与维生素 B_2 缺乏。草莓舌的舌乳头肿胀、发红类似草莓，见于猩红热或长期发热患者。牛肉舌的舌面绛红如生牛肉状，见于糙皮病（维生素 B_3 缺乏）。镜面舌亦称为光滑舌，舌面光滑呈粉红色或红色，见于缺铁性贫血、恶性贫血及慢性萎缩性胃炎。毛舌也称为黑舌，舌面敷有黑色或黄褐色毛，为丝状乳头缠绕了真菌丝及其上皮细胞角化所形成，见于久病衰弱或长期使用广谱抗生素引起真菌生长的患者。舌震颤见于甲状腺功能亢进症；偏斜见于舌下神经麻痹。

5. 咽部、扁桃体

咽部（pharynx）分为鼻咽、口咽、喉咽 3 个部分，咽部检查一般是指口咽部位的检查。

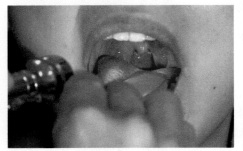

图 2-3-8　口咽检查法

检查方法：被检查者坐于椅上，头略后仰，口张大并发"啊"音，此时医师用压舌板将舌的前 2/3 与后 1/3 交界处迅速下压，软腭即上抬，在电筒照明配合下即可见到软腭、悬雍垂、舌腭弓、扁桃体、咽后壁等（图 2-3-8）。注意咽部有无充血、红肿、分泌物，扁桃体是否肿大，肿大程度。

咽部黏膜充血、红肿、黏膜腺分泌增多，见于急性咽炎。咽部黏膜充血、表面粗糙，并可见淋巴滤泡呈簇状增殖，见于慢性咽炎。扁桃体炎时，腺体红肿、增大，扁桃体隐窝内有黄白色分泌物，或苔片状假膜，很易剥离。而白喉假膜不易剥离，若强行剥离则易引起出血。扁桃体增大一般分为三度（图2-3-9）：不超过咽腭弓者为Ⅰ度；超过咽腭弓者为Ⅱ度；达到或超过咽后壁中线者为Ⅲ度。

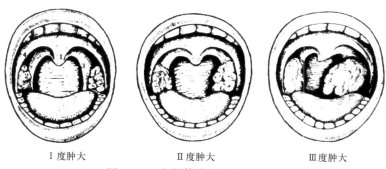

| Ⅰ度肿大 | Ⅱ度肿大 | Ⅲ度肿大 |

图 2-3-9 扁桃体位置及肿大分度

6. 口腔气味

健康人口腔无特殊气味，饮酒、吸烟的人可有烟酒味，如有特殊难闻的气味称为口臭，如牙龈炎、龋齿、牙周炎可产生臭味；牙槽脓肿为腥臭味；牙龈出血为血腥味。糖尿病酮症酸中毒可出现烂苹果味；尿毒症可发出尿味；有机磷农药中毒可闻到大蒜味。

7. 腮腺（parotid gland）

位于耳屏、下颌角、颧弓所构成的三角区内，正常触诊时摸不出腺体轮廓。腮腺肿大时可见到以耳垂为中心的隆起，并可触及边缘不明显的包块。腮腺导管开口于上颌第二磨牙对面的颊黏膜上，应注意导管口有无分泌物。

第四节 颈 部

本节学习目标

（1）掌握颈部检查的内容和颈静脉、甲状腺和气管的检查方法。
（2）熟悉颈静脉怒张、甲状腺肿大和气管移位的临床意义。
（3）熟悉颈部解剖分区及临床意义。

一、颈部外形与分区

正常人颈部直立，两侧对称，男性甲状软骨比较突出，喉结明显，女性则平坦，转头时可见胸锁乳突肌突起。颈前三角为胸锁乳突肌内缘、下颌骨下缘与前正中线之间的区域。颈后三角为胸锁乳突肌后缘、锁骨上缘与斜方肌前缘之间区域。

二、姿势与运动

正常人坐位时颈部直立，两侧对称，伸、屈、转动自如。如头不能抬起，见于严重消耗性疾病的晚期、重症肌无力、进行性肌萎缩等。头部向一侧偏斜称为斜颈，见于颈肌外伤、瘢痕收缩、先天性颈肌挛缩和斜颈。先天性斜颈者的胸锁乳突肌粗短。颈部运动受限并伴有疼痛，可见于软组织炎症、颈肌扭伤、颈椎结核或肿瘤等。颈强直见于各种脑膜炎、蛛网膜下腔出血等。

三、颈部皮肤与包块

注意有无蜘蛛痣、疖肿、瘢痕、瘘管、神经皮炎、银屑等。检查包块时应注意其部位、数目、大小、质地、活动度、与邻近器官的关系和有无压痛等特点。

四、血　　管

正常人坐、立位时颈外静脉不显露，平卧时可稍充盈，但限于锁骨上缘至下颌角距离的下 2/3 以内。若取 30° ～ 45° 角的半卧位时静脉充盈度超过正常水平称为颈静脉怒张，提示静脉压增高，见于右心衰竭、缩窄性心包炎、心包积液及上腔静脉综合征，以及胸腔、腹腔压力增加等情况。颈静脉搏动可见于三尖瓣关闭不全等。

正常人颈动脉搏动微弱或看不见。安静状态下颈动脉明显搏动，见于主动脉瓣关闭不全、高血压、甲状腺功能亢进及严重贫血等。因颈动脉和颈静脉都可能发生搏动，故应鉴别。一般静脉搏动柔和，范围弥散，触诊时无搏动感；动脉搏动比较强劲，为膨胀性，搏动感明显。

听诊血管杂音时，被检查者取坐位，在颈部、锁骨上区听诊，注意杂音出现的部位、强度、性质、音调及传播方向。如在颈部大血管区听到血管杂音，应考虑颈动脉或椎动脉狭窄。在锁骨上窝处听到杂音，则可能为锁骨下动脉狭窄。颈静脉杂音常出现于右侧颈下部，它随体位变动、转颈、呼吸等改变其性质，故与动脉杂音不同。在右锁骨上窝听到低调、柔和、连续性杂音，则可能由颈静脉血流快速流入上腔静脉口径较宽的球部所产生。

五、甲　状　腺

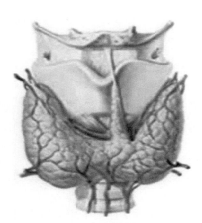

图 2-4-1　甲状腺位置图

甲状腺（thyroid）位于甲状软骨下方和两侧，表面光滑，柔软不易触及，做吞咽动作时可随吞咽上下移动（图 2-4-1）。

（一）甲状腺检查法

1. 视诊

观察甲状腺大小及对称性。嘱被检查者做吞咽动作，双手放于枕后，头向后仰，进行观察。正常人甲状腺外观不突出，女性在青春发育期可略增大。

2. 触诊

（1）甲状腺峡部（isthmus）：甲状腺峡部位于环状软骨下方第二至第四气管环前面。站于被检查者前面用拇指或站于后面用示指从胸骨上切迹向上触膜（图 2-4-2a），可感到气管前软组织，判断有无增厚，配合吞咽动作，可感到此软组织移动，判断有无肿大和肿块。

（2）甲状腺侧叶（lateral lobe）

1）前面触诊：一手拇指施压于一侧甲状软骨，将气管推向对侧，另一手示指、中指在对侧胸锁乳突肌后缘向前推挤甲状腺侧叶，拇指在胸锁乳突肌前缘触诊（图 2-4-2b），配合吞咽动作，重复检查。用同样方法检查另一侧甲状腺。

2）后面触诊：类似前面触诊，一手示指、中指施压于一侧甲状软骨，将气管推向对侧，另一手拇指在对侧胸锁乳突肌后缘向前推挤甲状腺侧叶，示指、中指在其前缘触诊甲状腺（图 2-4-2c），配合吞咽动作，重复检查。用同样方法检查另一侧甲状腺。

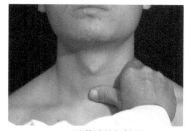
a 甲状腺峡部触诊

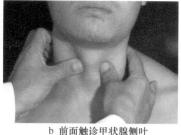
b 前面触诊甲状腺侧叶

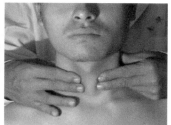
c 后面触诊甲状腺侧叶

图 2-4-2 甲状腺触诊

3. 听诊

当触及肿大时，用听诊器直接放于肿大的甲状腺上，听诊有无血管杂音。低调的连续性静脉"嗡鸣"音，对诊断甲状腺功能亢进症很有帮助。弥漫性甲状腺肿伴功能亢进者还可听到收缩期动脉杂音。

甲状腺肿大时应注意其大小、对称性、质地、表面、有无触痛及是否随吞咽上下移动等。甲状腺肿大可分三度：不能看出肿大但能触及者为 I 度；可看到肿大又能触及，但在胸锁乳突肌以内者为 II 度；肿大超过胸锁乳突肌外缘者为 III 度。

（二）几种甲状腺疾病的临床特点

1. 甲状腺功能亢进

甲状腺弥漫性肿大，质地柔软，可触及震颤，可能听到"嗡鸣"样血管杂音。

2. 单纯性甲状腺肿

腺体肿大很突出，可为弥漫性，也可为结节性，不伴有甲状腺功能亢进体征。

3. 甲状腺腺瘤

单发，质韧，光滑，无压迫症状。

4. 甲状腺癌

结节性肿块，不规则、质硬。活动度差，常伴颈前淋巴结肿大。

5. 慢性淋巴性甲状腺炎

呈弥漫性或结节性肿大，质韧，压痛，甲状腺功能低下。

六、气 管

气管（trachea）位于颈前正中部。检查方法是被检查者取坐位或仰卧位，医师以示指与环指分别置于两侧胸锁关节上，然后，将中指置于气管上，观察中指是否在示指与环指中间（图 2-4-3）。若不在中间则说明气管移位。大量胸腔积液、积气、纵隔肿瘤及单侧甲状腺肿大可将气管推向健侧，而肺不张、胸膜粘连可将气管拉向患侧。

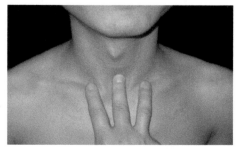
图 2-4-3 气管检查法

第五节 胸 和 肺

本节学习目标

（1）熟悉胸部常用体表标志、划线及分区的含义。

（2）掌握胸壁、乳房检查的方法和内容，了解乳房的常见病变。

（3）掌握胸肺部视、触、叩、听的方法，重点掌握叩诊与听诊的方法及主要内容。

（4）掌握正常和异常呼吸音的种类和听诊特点。

（5）掌握肺部常见综合病症的典型体征。

一、胸部的体表标志

胸廓内含有肺、心及大血管等重要脏器。借助胸廓上的自然标志和人为的划线，可标记正常胸廓内部脏器的轮廓和位置及异常体征的部位和范围，反映和记录脏器各部分的异常变化在体表上的投影（图 2-5-1，图 2-5-2）。

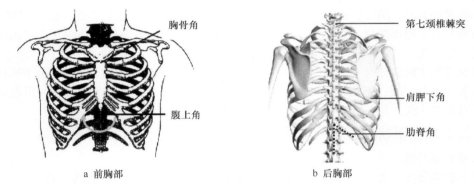

a 前胸部　　　　　　　　　　　b 后胸部

图 2-5-1　胸部常用骨骼标志

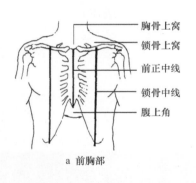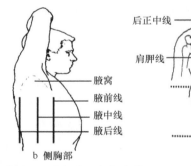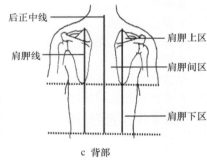

a 前胸部　　　　　　　b 侧胸部　　　　　　　c 背部

图 2-5-2　胸部分区与标志线

（一）常用骨骼标志

1. 胸骨角（sternal angle）

又称为 Louis 角，即胸骨柄与胸骨体的连接处。胸骨角向前突起，两侧分别与左右第二肋软骨连接，背部平第四、第五胸椎水平，为计数肋骨和肋间隙顺序的主要标志。胸骨角还标志支气管分叉、心房上缘和上下纵隔交界。

2. 腹上角

又称胸骨下角（infrasternal angle），为左右肋弓在胸骨下端会合处所形成的夹角，相当于横膈的穹隆部，其后为肝脏左叶、胃及胰腺的所在区域。正常为 70°～110°，体型瘦长者角度变小，矮胖者增大，深吸气时可稍增大。

3. 肩胛下角（infrascapular angle）

为肩胛骨的最下端。被检查者取直立位两上肢自然下垂时，肩胛下角可作为后胸部第七或第八肋骨水平的标志，或相当于第八胸椎的水平。此可作为后胸部计数肋骨的标志。

4. 肋脊角（costalspinal angle）

为第十二肋骨与脊柱构成的夹角。其前为肾脏和输尿管上端所在的区域。

5. 第七颈椎棘突（spinous process）

颈根部最突出处，低头时最明显。是后正中线的标志及计数胸椎的标志。

（二）自然陷窝和解剖区域

1. 胸骨上窝（suprasternal fossae）

为胸骨柄上方的凹陷部，正常情况下气管位于其正后方。

2. 锁骨上窝（supraclavicular fossae）（左、右）

为锁骨上方的凹陷部，其后方为两肺上叶肺尖的上部。

3. 锁骨下窝（infraclavicular fossae）（左、右）

为锁骨下方的凹陷部，下界为第三肋骨下缘。其后方为两肺上叶肺尖的下部。

4. 腋窝（axillary fossae）（左、右）

为上肢内侧与胸壁相连的凹陷部。

5. 肩胛上区（suprascapular region）（左、右）

为肩胛冈以上的区域，其外上界为斜方肌的上缘。相当于上叶肺尖的下部。

6. 肩胛下区（infrascapular region）（左、右）

为两肩胛下角的连线与第十二胸椎水平线之间的区域。后正中线将此区分为左右两部。

7. 肩胛间区（interscapular region）（左、右）

为两肩胛骨内缘之间的区域。后正中线将此区分为左、右两部。

（三）常用垂直线标志

1. 前正中线（anterior midline）

为通过胸骨正中的垂直线，又称为胸骨中线。

2. 锁骨中线（midclavicular line）（左、右）

为通过锁骨的肩峰端与胸骨端两者中点的垂直线，是选择气胸穿刺点、右侧心脏浊音界叩诊及判断心脏大小的常用标志线。

3. 腋前线（anterior axillary line）（左、右）

为通过腋窝前皱襞沿前侧胸壁向下的垂直线。

4. 腋后线（posterior axillary line）（左、右）

为通过腋窝后皱襞沿后侧胸壁向下的垂直线。

5. 腋中线（midaxillary line）（左、右）

为自腋窝顶端于腋前线和腋后线之间向下的垂直线。

6. 肩胛线（scapular line）（左、右）

为双臂下垂时通过肩胛下角与后正中线平行的垂直线。

7. 后正中线（posterior midline）

为通过椎骨棘突，或沿脊柱正中下行的垂直线，即脊柱中线。

二、胸壁、胸廓与乳房

（一）胸壁

检查胸壁（chest wall）时，除应注意营养状态、皮肤、淋巴结和骨骼肌发育情况外，还应重点检查以下内容。

1. 胸壁静脉

正常胸壁无明显静脉可见。胸壁静脉充盈或曲张见于上腔静脉或下腔静脉血流受阻、侧支循环建立时。胸壁静脉曲张时，应检查血流方向，选择一段没有分支的胸壁静脉，医师将右手示指和中指并拢压在静脉上，然后一只手指紧压静脉向外滑动，挤出该段静脉内血液，至一定距离后放松该手指，另一手指紧压不动，看静脉是否充盈，如迅速充盈，则血流方向是从放松的一端流向紧压手指的一端。同法放松另一手指，观察静脉充盈速度，即可看出血流方向。上腔静脉阻塞时静脉血流方向自上而下，下腔静脉阻塞时血流方向自下而上。

2. 皮下气肿（subcutaneous emphysema）

正常胸壁无皮下气肿。胸壁皮下气肿多由于肺、气管或胸膜受损后，气体逸出积存于皮下所致。胸壁皮下气肿严重者气体可蔓延至颈部、腹部或其他部位的皮下。以手按压皮下气肿的皮肤，可出现捻发感或握雪感。用听诊器按压皮下气肿部位可听到捻发音。

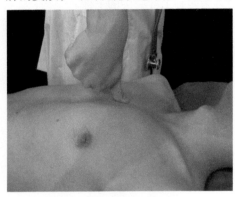

图 2-5-3　胸骨压痛检查

3. 胸壁压痛

正常情况下无胸壁压痛。肋间神经炎、肋软骨炎、胸壁软组织炎及肋骨骨折的患者，胸壁受累的局部可有压痛。白血病患者骨髓异常增生，常有胸骨压痛和叩击痛（图 2-5-3）。

4. 肋间隙

正常情况下肋间隙无回缩或膨隆。吸气时肋间隙回缩提示胸外大气道阻塞。肋间隙广泛膨隆见于大量胸腔积液、张力性气胸或严重肺气肿患者用力呼气时；肋间隙局部膨出见于胸壁肿瘤、主动脉瘤或婴儿和儿童心脏明显肿大者。

（二）胸廓

正常胸廓两侧大致对称，呈椭圆形。双肩基本在同一水平上。锁骨稍突出，锁骨上、下稍下陷。成年人胸廓的前后径与左右径的比例约为 1：1.5；小儿和老年人胸廓的前后径略小于左右径或几乎相等，呈圆柱形。常见的胸廓外形改变如下。

1. 扁平胸（flat chest）

胸廓前后径不及左右径的一半，呈扁平状（图 2-5-4a），见于瘦长体型者或慢性消耗性疾病患者等。

2. 桶状胸（barrel chest）

胸廓前后径与左右径几乎相等，甚或超过左右径，呈圆桶状。肋骨的斜度变小，肋间隙增宽且饱满。腹上角增大，且呼吸时改变不明显（图 2-5-4b），常见于严重肺气肿患者，老年或矮胖体型者亦可发生。

3. 佝偻病胸（rachitic chest）

多见于儿童，为佝偻病所致的胸廓改变。佝偻病患儿下胸部前面的肋骨常外翻，沿膈附着的部位其胸壁向内凹陷形成肋膈沟（Harrison's groove）。若胸骨剑突处显著内陷，形似漏斗，称为漏斗胸（funnel chest）（图 2-5-4c）。胸廓的前后径略长于左右径，其上下距离较短，胸骨下端前突，胸廓前侧壁肋骨内凹陷，称为鸡胸（pigeon chest）（图 2-5-4d）。佝偻病串珠（rachitic rosary）指沿胸骨两侧各肋软骨与肋骨交界处常隆起，形似串珠状。

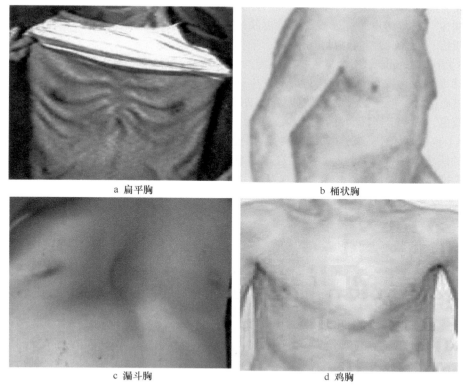

a 扁平胸　　　　　　　　　　　　b 桶状胸

c 漏斗胸　　　　　　　　　　　　d 鸡胸

图 2-5-4　胸廓常见畸形

4. 胸廓一侧变形

胸廓一侧膨隆多见于气胸、大量胸腔积液或一侧严重代偿性肺气肿。胸廓一侧平坦或下陷常见于肺不张、广泛性胸膜增厚和粘连、肺纤维化等。

5. 胸廓局部隆起

可见于心脏明显肿大、大量心包积液、主动脉瘤及胸内或胸壁肿瘤等，亦可见于肋软骨炎和肋骨骨折等。

6. 脊柱畸形引起的胸廓改变

因脊柱前凸、后凸或侧凸，导致胸廓两侧不对称，肋间隙增宽或变窄，常见于脊柱结核等。严重者可引起呼吸、循环功能障碍，胸腔内器官与表面标志的关系发生改变。

（三）乳房

正常儿童及男子乳房（breast）一般不明显，乳头位置大约位于锁骨中线第四肋间隙。正常女性乳房在青春期逐渐增大呈半球形，乳头也逐渐长大呈圆柱形。孕妇及哺乳期妇女乳房明显增大，向前突出或下垂，乳晕扩大。

1. 视诊

视诊时应有良好的光线或照明，被检查者衣服应脱至腰部以充分暴露胸部，采取坐位或仰卧位，检查乳房皮肤或乳头回缩征象时被检查者应双手上举超过头部，或相互推压双手掌面或双手推压两侧髋部。

（1）对称性（symmetry）：正常女性坐位时两侧乳房基本对称。一侧乳房明显增大见于先天畸形、囊肿、炎症或肿瘤等。一侧乳房明显缩小则多因发育不全之故。

（2）表观情况（superficial appearance）：乳房皮肤发红提示局部炎症或乳腺癌所致癌性

淋巴管炎。前者常伴局部肿、热、痛，后者局部皮肤常呈深红色，因毛囊及毛囊孔明显下陷，故呈"橘皮"或"猪皮"样外观，可见皮肤浅表血管，不伴热、痛。此外，还应注意乳房皮肤有无溃疡、色素沉着和瘢痕等。

（3）乳头（nipple）：应注意乳头的位置、大小，两侧是否对称，有无倒置或内翻。乳头回缩，如系自幼发生，为发育异常；如为近期发生则可能为乳腺癌。乳头出现分泌物提示乳腺导管病变。出血最常见于导管内良性乳突状瘤，亦见于乳腺癌患者。乳头分泌物由清亮变为绿色、紫色或黄色，常见于慢性囊性乳腺炎。

（4）皮肤回缩（skin retraction）：乳房皮肤回缩可由于外伤或炎症。如无确切的乳房急性炎症的病史，则常提示恶性肿瘤的存在。被检查者双手上举超过头部，或相互推压双手掌面或双手推压两侧髋部等，均有助于观察乳房皮肤回缩的征象。

（5）腋窝和锁骨上窝：注意有无红肿、包块、溃疡、瘘管和瘢痕等。

2. 触诊

应按照一定的顺序，全面检查乳房及其引流的淋巴结。被检查者取正确的体位，配合一定的动作。医师应注意手法，以手指平触，切勿挤捏和抓捏。着重注意乳房有无红肿、热痛和包块，乳头有无硬结、弹性消失和分泌物，区域淋巴结有无肿大。

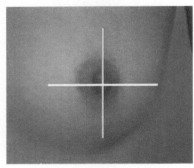

图 2-5-5　乳房的分区

（1）触诊时医师坐在被检查者的侧方，被检查者取坐位，或仰卧位（肩下垫以小枕头），先两臂下垂，然后双臂高举超过头部或双手叉腰再行检查。

（2）触诊先由健侧乳房开始，后检查患侧。

（3）医师的手指和手掌应平置在乳房上，应用指腹，轻施压力，以旋转或来回滑动进行触诊。

（4）有序检查乳腺的外上、外下、内下、内上、中央5个部位（图 2-5-5）及腋窝、锁骨上窝和颈部淋巴结区。

（5）触诊乳房时应注意下列物理征象：①硬度和弹性；②压痛；③包块（部位、大小、外形、硬度、压痛、活动度）；④腋窝、锁骨上窝及颈部淋巴结有无肿大或其他异常。

三、肺和胸膜

（一）视诊

1. 呼吸运动

正常人在静息状态下呼吸运动稳定而有节律。男性和儿童以腹式呼吸为主；女性以胸式呼吸为主。某些疾病可使呼吸运动发生改变，肺或胸膜疾病如肺炎、重症肺结核和胸膜炎等，或胸壁疾病如肋间神经痛、肋骨骨折等，均可使胸式呼吸减弱而腹式呼吸增强。腹膜炎、大量腹水，肝脾极度肿大，腹腔内巨大肿瘤及妊娠晚期时，则腹式呼吸减弱，而代之以胸式呼吸增强。

上呼吸道部分阻塞患者，出现胸骨上窝、锁骨上窝及肋间隙向内凹陷，称为"三凹征"（three depressions sign）。因患者吸气时间延长，又称为吸气性呼吸困难，常见于气管阻塞，如气管肿瘤、异物等。反之，下呼吸道阻塞患者，出现肋间隙膨隆，因其呼气时间延长，又称为呼气性呼吸困难，常见于支气管哮喘和阻塞性肺气肿。

2. 呼吸频率

正常成人静息状态下，呼吸频率为 12 ～ 20 次 / 分，呼吸与脉搏之比为 1 ∶ 4。

（1）呼吸过速（tachypnea）：指呼吸频率超过 20 次 / 分，见于发热、贫血、甲状腺功能亢进及心力衰竭等。一般体温升高1℃，呼吸大约增加 4 次 / 分。

（2）呼吸过缓（bradypnea）：指呼吸频率低于 12 次 / 分，见于麻醉剂或镇静剂过量和颅内压增高等。

（3）呼吸深度的变化：呼吸浅快，见于呼吸肌麻痹、严重鼓肠、腹水和肥胖等，以及肺部疾病，如肺炎、胸膜炎、胸腔积液和气胸等。呼吸深快，见于剧烈运动。情绪激动或过度紧张时，亦常出现呼吸深快，并有过度通气的现象。当严重代谢性酸中毒时，出现深快的呼吸，称为库斯莫尔（Kussmaul）呼吸，见于糖尿病酮症酸中毒和尿毒症酸中毒等。

3. 呼吸节律

正常成人静息状态下，呼吸的节律基本上是均匀而整齐的。病理状态下，可出现各种呼吸节律的变化。

（1）潮式呼吸：又称为陈—施（Cheyne—Stokes）呼吸，是一种由浅慢逐渐变为深快，然后再由深快转为浅慢，随之出现一段呼吸暂停后，又开始如上变化的周期性呼吸。潮式呼吸周期可长达 30 秒～ 2 分钟，暂停期可持续 5 ～ 30 秒（图 2-5-6a）。

（2）间停呼吸：又称为比奥（Biot）呼吸。表现为有规律呼吸几次后，突然停止一段时间，又开始呼吸，即周而复始的间停呼吸（图 2-5-6b）。

以上两种周期性呼吸节律变化的机制是由于呼吸中枢的兴奋性降低，使调节呼吸的反馈系统失常。只有缺氧严重，二氧化碳潴留至一定程度时，才能刺激呼吸中枢，促使呼吸恢复和加强；当积聚的二氧化碳呼出后，呼吸中枢又失去有效的兴奋性，使呼吸又再次减弱进而暂停，多见于中枢神经系统疾病，如脑炎、脑膜炎、颅内压增高及某些中毒，如糖尿病酮中毒、巴比妥中毒等。间停呼吸较潮式呼吸更为严重，常在临终前发生。必须注意有些老年人深睡时亦可出现潮式呼吸，此为脑动脉硬化、中枢神经供血不足的表现。

（3）抑制性呼吸：此为胸部发生剧烈疼痛所致的吸气相突然中断，呼吸运动短暂地突然受到抑制，患者表情痛苦，呼吸较正常浅而快，常见于急性胸膜炎、胸膜恶性肿瘤、肋骨骨折及胸部严重外伤等。

（4）叹气样呼吸：表现在一段正常呼吸节律中插入一次深大呼吸，并常伴有叹息声（图 2-5-6c）。此多为功能性改变，见于神经衰弱、精神紧张或抑郁症。

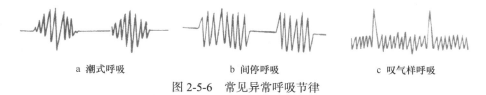

a 潮式呼吸　　　　　　b 间停呼吸　　　　　　c 叹气样呼吸

图 2-5-6　常见异常呼吸节律

（二）触诊

1. 胸廓扩张度（thoracic expansion）

检查前胸部扩张度时，医师两手置于胸廓下面的前侧部，左右拇指分别沿两侧肋缘指向剑突，拇指尖在前正中线两侧对称部位，而两手掌和伸展的手指置于前侧胸壁；检查后胸部扩张度时，则将两手平置于被检查者背部，约于第十肋骨水平，拇指与中线平行，并将两侧皮肤向中线轻推。嘱被检查者做深呼吸运动，观察比较两手的动度（拇指移开中线的距离）是否一致（图 2-5-7a，图 2-5-7b）。一侧胸廓扩张受限，见于大量胸腔积液、气胸、胸膜增厚和肺不张等。

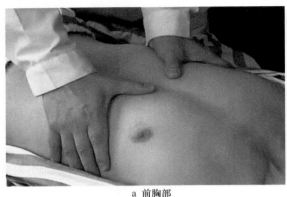
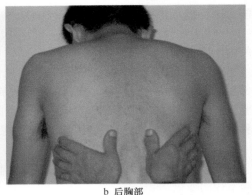

a 前胸部   b 后胸部

图 2-5-7　胸廓扩张度检查

2. 语音震颤（vocal fremitus）

发声引起胸壁振动被触知称为语音震颤。被检查者发出语音，声波起源于喉部，沿气管、支气管及肺泡，传到胸壁所引起共鸣振动，可由双手触诊感知，故又称为触觉震颤（tactile fremitus）。检查时将左右手掌的尺侧缘或掌面轻放于两侧胸壁的对称部位，然后嘱被检查者用同等的强度重复发"yi"长音，自上至下，从内到外，两侧交叉对比，注意两侧相应部位语音震颤有无增强或减弱（图 2-5-8）。

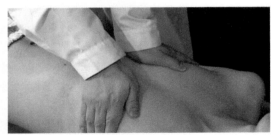
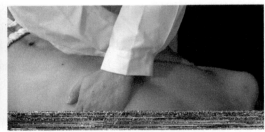

图 2-5-8　语音震颤检查

（1）语音震颤的正常变异：语音震颤的强弱主要取决于气管、支气管是否通畅，胸壁传导是否良好，还受发音的强弱、音调的高低、胸壁的厚薄及支气管至胸壁距离的差异等因素的影响。一般来说，发音强、音调低、胸壁薄及支气管至胸壁的距离近者语音震颤强，反之则弱。因此，正常成人、男性和消瘦者较儿童、女性和肥胖者为强；前胸上部和右胸上部较前胸下部和左胸上部为强。

（2）语音震颤改变。语音震颤减弱或消失主要见于：①肺泡内含气量过多，如肺气肿；②支气管阻塞，如阻塞性肺不张；③大量胸腔积液或气胸；④胸膜高度增厚粘连；⑤胸壁皮下气肿。语音震颤增强主要见于：①肺组织实变，如大叶性肺炎实变期、大片肺梗死等，因肺实变使语颤传导良好；②肺内大空腔，如空洞型肺结核、肺脓肿等，因声波在空洞内产生共鸣。

3. 胸膜摩擦感（pleural friction fremitus）

急性胸膜炎时，因纤维蛋白沉着于两层胸膜而变为粗糙，呼吸时脏层胸膜和壁层胸膜相互摩擦，可由医师的手感知，称为胸膜摩擦感。通常于呼、吸两相均可触及，但有时只能在吸气相末触到，有如皮革相互摩擦的感觉。检查时将左右手掌的掌面或指腹轻置于胸廓的下前侧部易于触及（图 2-5-9），因该处为呼吸时胸廓动度最大的区域。

应当注意，当空气通过呼吸道内的黏稠渗出物或狭窄的气管、支气管时，亦可产生一种震颤传至胸壁，应与胸膜摩擦感鉴别，一般前者可由患者咳嗽后而消失，而后者则否。咳嗽性震颤是咳嗽时产生的胸壁振动感。

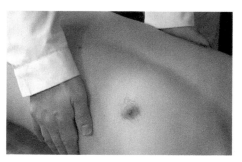

图 2-5-9　胸膜摩擦感检查

（三）叩诊

1. 叩诊的方法

多用间接叩诊法，胸部叩诊时，被检查者取坐位或仰卧位，两臂垂放，呼吸均匀。首先检查前胸，胸部稍向前挺，叩诊由锁骨上窝开始，然后沿锁骨中线、腋前线自第一肋间隙从上至下逐一肋间隙进行叩诊。其次检查侧胸壁，嘱被检查者举起上臂置于头部，自腋窝开始沿腋中线、腋后线叩诊，向下检查至肋缘。最后检查背部，被检查者向前稍低头，双手交叉抱肘，尽可能使肩胛骨移向外侧方，上半身略向前倾，叩诊自肺尖开始，叩得肺尖峡部宽度后，沿肩胛线逐一肋间隙向下检查，直至肺底活动范围被确定为止。并进行对应部位的比较，注意叩诊音的变化及板指的震动感。

叩击声一般难以穿透至皮下 4 ～ 5cm 深处，且只有病灶范围超过 2 ～ 3cm 时才能被检出，因此，叩诊无法检查胸腔深部脏器或较小范围的病变。

2. 叩诊音的分类及影响因素

胸部叩诊音可分为清音、过清音、鼓音、浊音和实音。胸部叩诊音可受多种因素的影响。胸壁组织增厚，如皮下脂肪较多、肌肉较厚、乳房较大等，可使叩诊音变浊。胸壁骨骼支架较大者，可加强共鸣作用。肋软骨钙化，胸廓变硬，可使叩诊的震动向四方散播的范围增大，因而定界叩诊较难得出准确的结果。胸腔内积液，可影响叩诊的震动及声音的传播。肺内含气量、肺泡的张力、弹性等，均可影响叩诊音。如深吸气时，肺泡张力增加，叩诊音调亦增高。

3. 正常胸部叩诊音

正常胸部叩诊为清音，其音响强弱和高低与肺脏的含气量的多少、胸壁的厚薄及邻近器官的影响有关。由于肺上叶的体积较下叶小，含气量较少，且上胸部的肌肉较厚，故前胸上部较下部叩诊音相对稍浊；因右肺上叶较左肺上叶为小，且惯用右手者右侧胸大肌较左侧为厚，故右肺上部叩诊音亦相对稍浊；由于背部的肌肉、骨骼层次较多，故背部的叩诊音较前胸部稍浊；右侧腋下部因受肝脏的影响叩诊音稍浊，而左侧腋前线下方有胃泡的存在，故叩诊呈鼓音（图 2-5-10），称 Traube's 鼓音区。

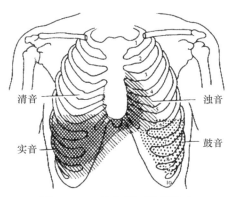

图 2-5-10　前胸部正常叩诊音

4. 肺界的叩诊

（1）肺上界：医师站在被检查者的后外侧，将左手中指第二指节放在斜方肌前缘中央部开始叩诊，先向外叩诊，再向内叩，由清音变为浊音时翻转左手中指，在叩诊部位下方用标记笔做标记，测量内外两标记之间的宽度即肺尖的宽度（书写病历时可不做要求）。正常为 4 ～ 6cm，右侧稍窄（图 2-5-11）。肺上界变狭或呈浊音，常见于肺结核所致的肺尖浸润、纤维性变及萎缩。肺上界变宽，叩诊稍呈过清音，常见于肺气肿患者。

（2）肺前界：自锁骨中线向前正中线叩诊。正常肺前界相当于心脏的绝对浊音界。

（3）肺下界：平静呼吸时分别于锁骨中线、腋中线、肩胛线自下胸部清音部位开始，从上至下叩诊，由清音变浊音或实音即为肺下界（图 2-5-12）。正常肺下界：锁骨中线上位于第六肋间；腋中线上位于第八肋间；肩胛线上位于第十肋间。肺下界降低见于肺气肿、腹腔内脏下垂，肺下界上升见于肺不张、腹内压升高使膈上升，如鼓肠、腹水、肝脾大及腹腔内巨大肿瘤等。

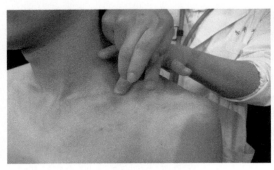

图 2-5-11　肺尖叩诊

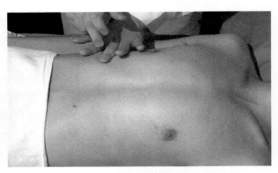

图 2-5-12　肺下界叩诊

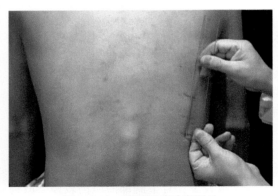

图 2-5-13　肺下界移动度测量

（4）肺下界的移动范围：分别在肩胛线、腋中线、锁骨中线叩诊，以肩胛线叩诊为常用。先在被检查者平静呼吸时，在肩胛线上叩出肺下界，并做记号，然后嘱被检查者做深吸气，屏住呼吸迅速向下由清音区叩至浊音区标记之，恢复平静呼吸，然后深呼气后屏住呼吸，重新由上向下叩出已上升的肺下界并做标记（要求由清音区移向浊音区），测量深吸气至深呼气两个标记的距离，即为肺下界移动度。正常肺下界移动度为 6～8cm（图 2-5-13）。肺下界移动度减少见于肺气肿、肺不张、肺纤维化及肺组织炎症等。大量胸腔积液、积气及广泛胸膜增厚粘连时肺下界及其移动度不能叩得。

5. 胸部异常叩诊音

在正常肺脏的清音区部位，如出现浊音、实音、过清音或鼓音时则为异常叩诊音，提示肺、胸膜、膈或胸壁病变。异常叩诊音的类型取决于病变的性质、范围的大小及部位的深浅。一般距胸部表面 5cm 以上的深部病灶、直径小于 3cm 的小范围病灶或少量胸腔积液时，常不能发现叩诊音的改变。

肺部大面积含气量减少的病变，如肺炎、肺不张、肺结核、肺梗死及肺水肿等；和肺内不含气的病变，如肺肿瘤、未液化的肺脓肿等；以及胸腔积液、胸膜增厚等病变，叩诊均为浊音或实音。

肺张力减弱而含气量增多时，如肺气肿等，叩诊呈过清音。肺内空腔性病变如其腔径大于 3～4cm，且靠近胸壁时，如空洞型肺结核、肺脓肿空洞等，叩诊可呈鼓音。气胸时，叩诊亦可为鼓音。

（四）听诊

肺部听诊时，被检查者取坐位或卧位。听诊前，先向被检查者示范做正确的呼吸运动，最好被检查者微张口，经口做均匀而稍深的呼吸，必要时做深呼吸或咳嗽，易于听到呼吸音及啰音的变化。听诊的顺序自肺尖开始，自上而下，自前面而侧面（自腋窝向下行），最后检查背部（自肩胛上方、肩胛区及肩胛下方），前胸沿锁骨中线和腋前线，侧胸沿腋中线和腋后线，背部沿肩胛线听诊，逐一肋间隙进行，并在两侧对称部位相互对比，判断声音改变。

1. 正常呼吸音

空气在气管支气管肺泡系统内流动产生的比较柔和的声音为呼吸音，正常呼吸音有下列几种（图 2-5-14）。

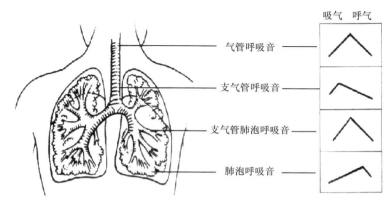

图 2-5-14　各种呼吸音的特点及分布

（1）肺泡呼吸音（vesicular breath sound）：是由于空气在细支气管和肺泡内进出移动所产生。吸气时气流经支气管进入肺泡，冲击肺泡壁，使肺泡由松弛变为紧张，呼气时肺泡由紧张变为松弛，这种肺泡弹性的变化和气流的振动是肺泡呼吸音形成的主要因素。该音类似张口向内吸气时所产生的"夫"音，声音柔和，有如微风吹拂的声音。其特点为吸气期的音长、强而调高，呼气期音短、弱而调低。此音在正常两侧肺野均可听到。

（2）支气管呼吸音（bronchial breath sound）：是吸入的空气在声门、气管或主支气管形成湍流而产生的声音，类似把舌尖抬高张口呼出空气所发出的"哈"音，其特征为呼气期较吸气期为长，音较强，调较高，正常在喉、胸骨上窝、背后第六、第七颈椎及第一、第二胸椎附近可听到。

（3）支气管肺泡呼吸音（bronchovesicular breath sound）：为兼有支气管呼吸音和肺泡呼吸音特点的混合性呼吸音。其吸气音的性质与正常肺泡呼吸音相似，但音调较高且较响亮。其呼气音的性质则与支气管呼吸音相似，但强度稍弱，音调稍低。支气管肺泡呼吸音的吸气相与呼气相大致相同。此音在胸骨两侧第一、第二肋间隙，肩胛间区第三、第四胸椎水平及肺尖前后可听到。

2. 异常呼吸音

（1）异常肺泡呼吸音：①肺泡呼吸音减弱或消失：与肺泡内的空气流量减少或空气流速减慢及呼吸音传导障碍有关，可见于胸廓活动受限，如胸痛、肋骨切除等；呼吸肌疾病，如重症肌无力、膈肌瘫痪等；支气管阻塞，如阻塞性肺气肿、支气管狭窄等；压迫性肺膨胀不全，如胸腔积液、气胸等；腹部疾病，如大量腹水、腹部巨大肿瘤等。②肺泡呼吸音增强：双侧肺泡呼吸音增强，与呼吸运动及通气功能增强，使进入肺泡的空气流量增多或空气流速加快有关，可见于运动、发热、代谢亢进、贫血和酸中毒等。一侧肺泡呼吸音增强，见于一侧肺胸病变引起肺泡呼吸音减弱，此时健侧肺可发生代偿性肺泡呼吸音增强。③呼气音延长：因下呼吸道部分阻塞、痉挛或狭窄，如支气管哮喘等，导致呼气的阻力增加，或由于肺组织弹性减退，使呼气的驱动力减弱，如慢性阻塞性肺气肿等，均可引起呼气音延长。④断续性呼吸音：肺内局部性炎症或支气管狭窄，使空气不能均匀地进入肺泡，可引起断续性呼吸音，因伴短促的不规则间歇，故又称为齿轮呼吸音，常见于肺结核和肺炎等。⑤粗糙性呼吸音：为支气管黏膜轻度水肿或炎症浸润造成不光滑或狭窄，使气流进出不畅所形成的粗糙呼吸音，见于支气管或肺部炎症的早期。

（2）异常支气管呼吸音：如在正常肺泡呼吸音部位听到支气管呼吸音，则为异常的支气管呼吸音，或称为管样呼吸音。常见于：①肺组织实变，如大叶性肺炎的实变期；②内大空腔，如肺脓肿或空洞型肺结核；③压迫性肺不张，如胸腔积液时，于积液区上方可听到支气管呼吸音。

（3）异常支气管肺泡呼吸音：如在正常肺泡呼吸音的区域内听到的支气管肺泡呼吸音则为异常支气管肺泡呼吸音。常见于：①肺部实变区域较小且与正常含气肺组织混合存在；②肺实变部位较深并被正常肺组织所覆盖，常见于支气管肺炎、肺结核、大叶性肺炎初期等。

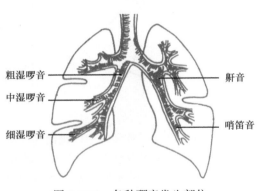

图 2-5-15　各种啰音发生部位

左侧标注：粗湿啰音、中湿啰音、细湿啰音
右侧标注：鼾音、哨笛音

3. 啰音（crackles，rales）

是呼吸音以外的附加音，该音正常情况下并不存在。

（1）湿啰音（moist crackles）：是由于吸气时气体通过呼吸道内的分泌物如渗出液、痰液、血液、黏液和脓液等，形成的水泡破裂所产生的声音，故又称为水泡音。其特点：断续而短暂，一次常连续多个出现，于吸气时或吸气终末较为明显，有时也出现于呼气早期，部位较恒定，性质不易变，中、小湿啰音可同时存在，咳嗽后可减轻或消失。湿啰音可分为（图2-5-15）以下几种。

1）粗湿啰音（coarse crackles）：又称为大水泡音，发生于气管、主支气管或空洞部位，多出现在吸气早期，相对响亮、粗糙，见于支气管扩张、肺水肿及肺结核或肺脓肿空洞。昏迷或濒死的患者因无力排出呼吸道分泌物，于气管处可听及粗湿啰音，有时不用听诊器亦可听到，谓之痰鸣。

2）中湿啰音（medium crackles）：又称为中水泡音。发生于中等大小的支气管，多发生在吸气中期，见于支气管炎、支气管肺炎等。

3）细湿啰音（fine crackles）：又称为小水泡音。发生于小支气管，多在吸气后期出现，常见于细支气管炎、支气管弥漫性肺间质纤维化等。

4）捻发音（crepitus）：是一种极细而均匀一致的湿啰音，多在吸气的终末听及。此音是由于细支气管和肺泡壁因分泌物而互相黏着陷闭，当吸气时被气流冲开重新充气，所发出的高音调、高频率的细小爆裂音，常见于肺淤血、肺炎早期和肺泡炎等。但正常老年人或长期卧床的患者，于肺底亦可听及捻发音，在数次深呼吸或咳嗽后可消失，一般无临床意义。

（2）干啰音（wheezes，rhonchi）：是由于气管、支气管或细支气管狭窄或部分阻塞，空气吸入或呼出时发生湍流所产生的声音。其特点：干啰音为一种持续时间较长带乐性的呼吸附加音，音调较高，持续时间较长，吸气及呼气时均可听及，但以呼气时为明显，干啰音的强度和性质易改变，部位易变换，在瞬间内数量可明显增减。干啰音可分为：①高调干啰音又称为哨笛音；②低调干啰音又称为鼾音。哮鸣音为一种吸气短、呼气长、高音调的声音，常见于支气管哮喘等。

4. 语音共振（vocal resonance）

语音共振产生的条件与语音震颤基本相同。嘱被检查者用一般声音的强度重复发"yi"的长音，用听诊器听到的声音即为语音共振。正常情况下，听到的语音共振言词并非响亮清晰，音节亦含糊难辨。病理情况下，语音共振的改变有如下几种。

（1）支气管语音：为语音共振的强度和清晰度均增加，见于肺实变。

（2）胸语音：是一种更强、更响亮和较近耳的支气管语音，言词清晰可辨，容易听及，见于大范围的肺实变区域。

（3）羊鸣音：语音的强度增加，且其性质发生改变，带有鼻音性质，颇似"羊叫声"。嘱被检查者说"yi—yi—yi"音，往往听到的是"a—a—a"，则提示有羊鸣音的存在。常在中等量胸腔积液的上方肺受压的区域听到。

（4）耳语音：嘱被检查者用耳语声调发"yi、yi、yi"音，正常人在能听到肺泡呼吸音的部位，仅能听及极微弱的音响。但当肺实变时，则可清楚地听到增强的音调较高的耳语音，故对诊断肺实变具有重要的价值。

5. 胸膜摩擦音（pleuritic rub）

当胸膜由于炎症、纤维素渗出而变得粗糙时，则随着呼吸便可出现胸膜摩擦音，颇似用一手掩耳，以另一手指在其手背上摩擦时所听到的声音。胸膜摩擦音通常于呼吸两相均可听到，一般于吸气末或呼气初较为明显，屏气时即消失，深呼吸及听诊器加压时摩擦音可增强。胸膜摩擦音常见于纤维素性胸膜炎、肺梗死、胸膜肿瘤及尿毒症等。

第六节　心脏和血管

本节学习目标

（1）掌握心脏视诊、触诊、叩诊的主要内容和方法。

（2）熟悉心脏视诊、触诊、叩诊异常体征的临床意义。

（3）掌握5个瓣膜听诊区的部位及听诊顺序。

（4）掌握心脏听诊的主要内容及临床意义。

（5）熟悉血管检查的内容及临床意义。

（6）了解心脏解剖、功能与心脏体征的关系。

一、心　脏

（一）视诊

被检查者尽可能取卧位，也可坐位。除一般观察外，必要时医师从切线方向可更好地观察心前区隆起和异常搏动（图2-6-1）。

1. 心前区隆起与凹陷

正常胸廓左右两侧基本对称，无异常隆起与凹陷。心前区隆起提示：①心脏增大，尤其是儿童时期心脏显著增大时，可使前胸受压而向外隆起。如先天性心血管病法洛四联症、肺动脉瓣狭窄或风湿性二尖瓣狭窄致右心室肥厚，

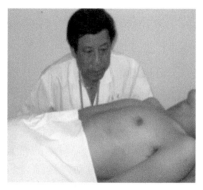

图2-6-1　心脏视诊

挤压胸廓，常引起胸骨下段及胸骨左缘第三、第四、第五肋骨与肋间的局部隆起。②大量心包积液，可见心前区饱满。③鸡胸，多为儿童佝偻病引起的胸骨前凸。心前区凹陷可见于漏斗胸。

2. 心尖搏动

（1）正常心尖搏动（apical impulse）：位于第五肋间，左锁骨中线内 0.5 ～ 1.0cm，直径 2.0 ～ 2.5cm。

（2）心尖搏动移位：①生理性因素，体位、体型、年龄等因素可引起心尖搏动移位。正常仰卧时心尖搏动略上移；左侧卧位，心尖搏动向左移 2.0 ～ 3.0cm；右侧卧位可向右移 1.0 ～ 2.5cm。肥胖体型者、小儿及妊娠时，横膈位置较高，使心脏呈横位，心尖搏动向上外移，可在第四肋间左锁骨中线外。若体型瘦长（特别是处于站立或坐位）使横膈下移，心脏呈垂位，心尖搏动移向内下，可达第六肋间。②病理性因素：包括心脏本身因素（如心脏增大）和心脏以外的因素（如纵隔、横膈位置改变）。左心室增大，心尖搏动向左下移位；右心室增大，心尖搏动向左而不向下移位；当左、右心室均增大时，心尖搏动向左下移位，常伴心浊音界向两侧扩大。右位心时，心尖搏动位于右侧。一侧胸腔积液或积气，可将纵隔推向健侧，心尖搏动随之稍向健侧移位。一侧肺不张或胸膜粘连，纵隔向患侧移位，心尖搏动亦随之稍向患侧移动。大量腹水、腹腔巨大肿瘤等，使膈位置升高，心尖搏动上移。

（3）心尖搏动强度与范围的改变：①生理性因素，胸壁肥厚、乳房悬垂或肋间隙狭窄时心尖搏动较弱，搏动范围也缩小。胸壁薄或肋间隙增宽时心尖搏动相应增强，范围也较大。剧烈运动与情绪激动时，心尖搏动也随之增强。②病理性因素，左心室肥大，心搏有力，心尖搏动增强，范围增大；扩张型心肌病和急性心肌梗死，心肌收缩力下降，心尖搏动减弱；心包积液、缩窄性心包炎，由于心脏与前胸壁距离增加使心尖搏动减弱或消失。其他疾病如高热、严重贫血、甲状腺功能亢进时心尖搏动增强，范围增大；肺气肿、左侧大量胸腔积液或气胸时心尖搏动减弱或消失。

（4）负性心尖搏动：心脏收缩时心尖搏动内陷，称为负性心尖搏动，见于粘连性心包炎或心包与周围组织广泛粘连，重度右心室肥大致心脏顺钟向转位，使左心室向后移位也可引起负性心尖搏动。

3. 心前区异常搏动

（1）剑突下搏动：可能是右心室收缩期搏动，也可能为腹主动脉搏动。鉴别搏动来自右心室或腹主动脉的方法有两种，一是深吸气后搏动增强为右心室搏动，减弱则为腹主动脉搏动；二是用手指平放从剑突下向上压入前胸壁后方，右心室搏动冲击手指末端，而腹主动脉搏动则冲击手指掌面。

（2）心底部异常搏动：胸骨左缘第二肋间收缩期搏动多见于肺动脉扩张或肺动脉高压；胸骨右缘第二肋间收缩期搏动多见于主动脉弓动脉瘤或升主动脉扩张。

（3）胸骨左缘第三、第四肋间搏动：多见于右心室搏出的压力负荷增加所致的右心室肥大。

（二）触诊

心脏触诊方法有两种：①先用右手全手掌置于心前区检查，然后逐渐缩小到手掌尺侧（小鱼际）（图 2-6-2a），主要用于触诊震颤和心包摩擦感。②示指和中指指腹并拢同时触诊（图 2-6-2b），主要用于确定心尖搏动的位置、强度和范围。

1. 心尖搏动和心前区搏动

用触诊确定心尖搏动的位置、强度和范围比视诊更为准确，尤其是视诊不能发现或看不清的搏动。心尖搏动触诊结合听诊可确定第一、第二心音或收缩期、舒张期。触及心尖区抬举性搏动为左心室肥厚的体征，胸骨左下缘收缩期抬举性搏动为右心室肥厚的指征。

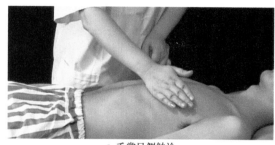
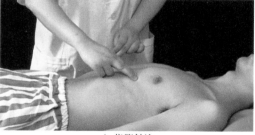

a 手掌尺侧触诊　　　　　　　　　　b 指腹触诊

图 2-6-2　心脏触诊

2. 震颤（thrill）

震颤是触诊时手掌感到的一种细小的震动感，与在猫喉部摸到的呼吸震颤类似，又称为猫喘，为心血管器质性病变的体征。震颤的发生机制与杂音相同，是血流通过狭窄的瓣膜口或异常的通道形成涡流，使瓣膜、心壁或血管壁震动传至胸壁所致。一般情况下触诊有震颤者，多数也可以听到杂音。临床上凡触及震颤均可认为心脏有器质性病变，常见于某些先心病及狭窄性瓣膜病变。而瓣膜关闭不全时较少有震颤（表 2-6-1）。

表 2-6-1　心前区震颤的临床意义

部位	时期	常见病变
胸骨右缘第二肋间	收缩期	主动脉瓣狭窄
胸骨左缘第二肋间	收缩期	肺动脉瓣狭窄
胸骨左缘第三、第四肋间	收缩期	室间隔缺损
胸骨左缘第二肋间	连续性	动脉导管未闭
心尖区	舒张期	二尖瓣狭窄

3. 心包摩擦感（pericardial friction fremitus）

在心前区以胸骨左缘第三、四肋间为主，于收缩期与舒张期可触及双相的粗糙摩擦感。收缩期、前倾体位和呼气末更为明显（图 2-6-3）。心包摩擦感是由于急性心包炎时心包纤维素渗出致表面粗糙，心脏跳动时脏层与壁层心包摩擦产生的振动传至胸壁所致。当心包出现积液后，心包脏层与壁层分开，摩擦感则消失。与胸膜摩擦感的区别在于心包摩擦感与呼吸无关和部位不同。

（三）叩诊

心脏叩诊的目的是确定心界大小、形状和位置。心脏两侧被肺遮盖的部分，叩诊呈相对浊音，其边界为相对浊音界，而不被肺遮盖的部分则叩诊呈绝对浊音，其边界为绝对浊音界，心脏相对浊音界反映心脏的实际大小。

1. 叩诊方法和顺序

心界叩诊的方法与采取的体位有关，被检查者坐位时，医师对面而坐，左手叩诊板指与心脏平行（即与肋间垂直）（图 2-6-4a）；被检查者卧位，医师立

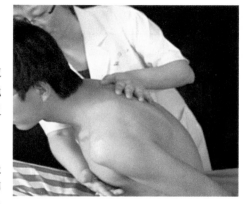

图 2-6-3　心包摩擦感触诊

于被检查者右侧，则左手叩诊板指与心脏垂直（即与肋间平行）（图2-6-4b），宜采用轻叩法。叩诊顺序：先叩左界再叩右界，左界从心尖搏动最强点外2～3cm处开始，沿肋间由外向内，叩诊音由清音变浊时，翻转板指，在板指下用标记笔做标记，如此自下而上叩至第二肋间；叩右界则先沿右锁骨中线，自上而下，叩诊由清音变浊音时为肝上界，于其上肋间（一般为第四肋间）由外向内叩出浊音界，如此叩至第二肋间，并分别做标记。然后用直尺测量左右心浊音界各标记点距前正中线的垂直距离及锁骨中线与前正中线间的距离。

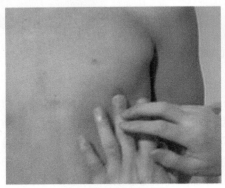

a 坐位叩诊板指位置　　　　　　　　b 仰卧位叩诊板指位置

图2-6-4　叩诊心脏相对浊音界板指位置

2. 正常心脏相对浊音界及各部的组成

正常心脏左界第二肋间几乎与胸骨左缘一致，相当于肺动脉段，第三肋间为左心耳，以下心界逐渐向外形成一外凸弧形，至第五肋间离正中线最远，第四、第五肋间为左心室，其中血管与心脏左心交接处向内凹陷，称为心腰。右界各肋间几乎与胸骨右缘一致，仅第四肋间稍超过胸骨右缘，第二肋间相当于升主动脉和上腔静脉，第三肋间以下为右心房。以胸骨中线至心浊音界线的垂直距离（cm）表示正常成人心相对浊音界（表2-6-2），并标出胸骨中线与左锁骨中线的间距。

表2-6-2　正常成人心脏相对浊音界

右（cm）	肋间	左（cm）
2～3	II	2～3
2～3	III	3.5～4.5
3～4	IV	5～6
	V	7～9

注：左锁骨中线距前正中线8～10cm

3. 心浊音界改变及其临床意义

（1）心脏本身病变：①左心室增大：心浊音界向左下增大，心腰加深，似靴形，常见于主动脉瓣病变或高血压性心脏病，又称为"主动脉型心"；②右心室增大：轻度增大时，相对浊音界无明显改变，显著增大时，心界向左右两侧扩大，常见于肺源性心脏病或单纯二尖瓣狭窄；③双室增大：心浊音界向两侧增大，且左界向左下增大，称为普大心，常见于扩张型心肌病；④左心房增大：心腰丰满或膨出，心界如梨形，常见于二尖瓣狭窄，又称为"二尖瓣型心"；⑤主动脉扩张或主动脉瘤：胸骨右缘第一、第二肋间浊音界增宽，常伴收缩期搏动；⑥心包积液：心界向两侧增大，相对、绝对浊音界几乎相同，并随体位而改变，坐位时心界呈三角形烧瓶样，卧位时心底部浊音增宽。

（2）心外因素影响：肺气肿时，心浊音界变小或叩不出；大量胸腔积液或气胸使心浊音界移向健侧；肺不张与胸膜增厚使心浊音界移向病侧；大量腹水使膈肌抬高，心脏横位，心界向左增大。

（四）听诊

听诊是心脏诊断中最重要和较难掌握的方法。听诊时，被检查者可取平卧位、左侧卧位、坐位或坐位前倾4种体位，平卧位适合全面的心脏听诊检查，左侧卧位主要听取心尖部低调杂音（二尖瓣狭窄的隆隆样杂音），坐位或坐位前倾主要听取主动脉瓣关闭不全高调反流性杂音。医师一般立于被检查者床旁右侧，门诊常对面而坐。听诊器钟型体件轻放在胸前皮肤，不能用力加压，适合听取低音调声音，如二尖瓣舒张期隆隆样杂音、奔马律等；膜型体件需紧贴皮肤，能滤过部分低音调声音而适用听取高音调声音，如主动脉瓣舒张期叹气样杂音、瓣膜关闭音等。

1. 心脏瓣膜听诊区与听诊顺序

心脏各瓣膜开放与关闭时所产生的声音传导至体表最易听清的部位称为心脏瓣膜听诊区，与其解剖部位不完全一致。传统的心脏瓣膜听诊区为四瓣膜五听诊区（图2-6-5）。①二尖瓣听诊区：为心尖区（心尖搏动最强点）；②肺动脉瓣听诊区：为胸骨左缘第二肋间处；③主动脉瓣听诊区：为胸骨右缘第二肋间处；④主动脉瓣第二听诊区为胸骨左缘第三肋间处；⑤三尖瓣听诊区为胸骨下端左缘，即胸骨左缘第四、第五肋间。

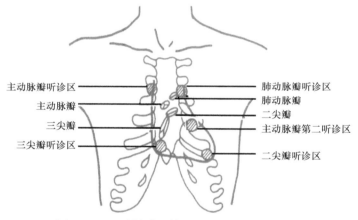

主动脉瓣听诊区
主动脉瓣
三尖瓣
三尖瓣听诊区

肺动脉瓣听诊区
肺动脉瓣
二尖瓣
主动脉瓣第二听诊区
二尖瓣听诊区

图2-6-5 心脏瓣膜及其听诊区在胸壁上的位置

听诊顺序通常按逆时针方向依次听诊：二尖瓣区→肺动脉瓣区→主动脉瓣区→主动脉瓣第二听诊区→三尖瓣区。一般从二尖瓣区开始听诊，主要因为二尖瓣病变最常见，且辨别第一、第二心音最清楚。必要时听瓣膜区以外的其他部位。

2. 听诊内容

听诊内容包括心率、心律、心音、额外心音、杂音及心包摩擦音。

（1）心率（heart rate）：指每分钟心脏跳动次数。正常成人心率范围为60～100次/分。成人心率超过100次/分，婴幼儿超过150次/分，称为心动过速。心率低于60次/分，称为心动过缓。

（2）心律（cardiac rhythm）：指心脏跳动的节律。正常人心律规则，部分青年和儿童稍有不齐，指吸气时心率增快，呼气时减慢，这种随呼吸出现的心律不齐称为窦性心律不齐，一般无临床意义。听诊发现的心律不齐常见的有以下几种。

1）期前收缩（premature beat）：又称为早搏，是指在规则心律基础上，突然提前出现一次心跳，其后有一较长间隙。提前心跳的第一心音增强，第二心音减弱，而较长间歇后出现的第一个心跳，其第一心音减弱，第二心音增强。如果每次窦性搏动后出现一次期前收缩，称二联律；每两次窦性搏动后出现一次期前收缩则称为三联律，以此类推。

2）心房颤动（atrial fibrillation）：听诊特点有①心律绝对不齐；②第一心音强弱不等；③脉搏短绌（即脉率少于心率）。心房颤动常见于二尖瓣狭窄、冠心病和甲状腺功能亢进，少数原因不明的称为特发性。

（3）心音（heart sound）：心音有 4 个，按其在心动周期中出现的先后，依次命名为第一心音（S_1）、第二心音（S_2）、第三心音（S_3）和第四心音（S_4）。正常情况下只能听到 S_1 和 S_2；在部分青少年可听到 S_3，听到 S_4 多属病理性。

1）正常心音

A. 第一心音（first heart sound，S_1）：标志心室收缩的开始，主要由于二尖瓣和三尖瓣的关闭瓣叶突然紧张产生振动所致。S_1 听诊特点见表 2-6-3。

B. 第二心音（second heart sound，S_2）：标志心室舒张的开始，主要由于主动脉瓣与肺动脉瓣突然关闭引起瓣膜振动所致。S_2 有两个成分，主动脉瓣成分（A_2）和肺动脉瓣成分（P_2），在各自瓣膜听诊区最清楚，青少年 $P_2 > A_2$，老年 $A_2 > P_2$，中年 $A_2 \approx P_2$。S_2 听诊特点见表 2-6-3。

正确区分 S_1 与 S_2 有重要的临床意义，通过确定 S_1、S_2（表 2-6-3），才能确定心脏收缩期和舒张期，确定额外心音、心脏杂音的时相及与 S_1、S_2 的关系。

表 2-6-3　S_1 与 S_2 的区别

鉴别要点	第一心音	第二心音
音调	较低钝	较高而脆
强度	较响	较 S_1 弱
时限	历时较长，持续约 0.1 秒	历时较短，约 0.08 秒
最响部位	心尖部	心底部
与心尖搏动的关系	与心尖搏动同时出现	心尖搏动后出现
与心动周期的关系	S_1 与 S_2 之间的间隔较短	S_2 到下一心动周期 S_1 的间隔较长

C. 第三心音（third heart sound，S_3）：出现在心室快速充盈期末，距 S_2 为 0.12～0.18 秒，主要由于心室快速充盈末血流冲击室壁，心室肌纤维伸展延长，使房室瓣、腱索和乳头肌突然紧张、振动所致。S_3 听诊特点：音调低钝而重浊，持续时间短（约 0.04 秒）而强度弱，在心尖部及其内上方仰卧位较清楚。

D. 第四心音（fourth heart sound，S_4）：出现在心室舒张末期，约在第一心音前 0.1 秒（收缩期前），其产生与心房收缩使房室瓣及其相关结构突然紧张振动有关。病理情况下如听到，则在心尖部及其内侧较明显，低调，沉浊而弱。

2）心音改变及其临床意义

A. 心音强度的改变：影响心音强度主要因素有心室收缩力与收缩速度、心室充盈度、瓣膜位置和瓣膜的活动性等。此外，胸壁厚度、肺含气量多少、胸壁与心脏的距离等心外因素也影响心音的强度。

a. S_1 增强：二尖瓣狭窄时，由于心室充盈减少，心室开始收缩时二尖瓣位置低垂，瓣叶经过较长距离到达闭合位置，振动幅度增大，以及由于心室充盈减少，心室收缩时左心室内压上升加速和收缩时间缩短，造成瓣膜关闭振动幅度大，使 S_1 增强。但是，二尖瓣狭窄时如果伴有严重的瓣叶病变，瓣叶显著纤维化或钙化，使瓣叶增厚、僵硬，瓣膜活动明显受限，则 S_1 反而减弱。P—R 间期缩短时，左心室充盈减少，瓣膜位置低，使 S_1 增强。高热、贫血、甲状腺功能亢进时，心肌收缩力增强和心率加快，使 S_1 增强。

b. S_1 减弱：二尖瓣关闭不全时，由于左心室舒张期过度充盈，在心室收缩前二尖瓣位置较高，关闭时振幅小，使 S_1 减弱。P—R 间期延长、主动脉瓣关闭不全时，使心室充盈过度，二尖瓣位置较高，心肌炎、心肌病、心肌梗死或心力衰竭时，心肌收缩力减弱，均可使 S_1 减弱。

c. S_1 强弱不等：常见于心房颤动和完全性房室传导阻滞等。前者当两次心搏相近时 S_1 增强，相距远时则 S_1 减弱；后者当心房心室几乎同时收缩时 S_1 显著增强，又称为"大炮音"（cannon sound）。

d. S_2 增强：A_2 增强常见于高血压、动脉粥样硬化，由于主动脉内压增高所致。P_2 增强主要见于肺动脉高压性疾病，如肺源性心脏病、左向右分流的先天性心血管病等。

e. S_2 减弱：A_2 减弱常见于低血压、主动脉瓣狭窄或关闭不全等，由于主动脉内压减低或瓣膜病变所致。P_2 减弱是由于肺动脉内压减低或瓣膜病变所致，如肺动脉瓣狭窄或关闭不全等。

B. 心音性质改变：心肌严重病变时，第一心音失去原有的低钝性质且明显减弱，第二心音也弱，S_1 与 S_2 极相似，可形成"单音律"。当心率增快，收缩期与舒张期时限几乎相等，S_1、S_2 均减弱时，听诊类似钟摆声，又称为"钟摆律"或"胎心律"，提示病情严重，如大面积急性心肌梗死和重症心肌炎等。

C. 心音分裂（splitting of heart sounds）：S_1 或 S_2 的两个主要成分之间的间距延长，导致听诊时闻及其分裂为两个声音称为心音分裂。

a. S_1 分裂：当左右心室收缩明显不同步时，S_1 的两个成分相距 0.03 秒以上时，可出现 S_1 分裂，常见于心室电或机械活动延迟使三尖瓣关闭明显迟于二尖瓣，如完全性右束支传导阻滞、右心衰竭、先天性三尖瓣下移畸形、二尖瓣狭窄和心房黏液瘤。

b. S_2 分裂：临床较常见，可有下列情况：①生理性分裂，青少年常见，深吸气末因胸腔负压增加，右心回心血流增加，右室排血时间延长，左右心室舒张不同步，使肺动脉瓣关闭明显延迟，因而出现 S_2 分裂。②通常分裂，是临床上最为常见的 S_2 分裂，见于肺动脉瓣关闭明显延迟，如完全性右束支传导阻滞、肺动脉瓣狭窄、二尖瓣狭窄等，或主动脉瓣关闭时间提前如二尖瓣关闭不全和室间隔缺损等，其特点是在肺动脉瓣区深吸气听到 S_2 分裂，呼气时消失。③固定分裂，指 S_2 分裂不受吸气、呼气的影响，S_2 分裂的两个成分时距较固定，见于先心病房间隔缺损。④反常分裂，又称为逆分裂，指主动脉瓣关闭迟于肺动脉瓣，吸气时分裂变窄，呼气时变宽，见于完全性左束支传导阻滞、主动脉瓣狭窄或重度高血压。

（4）额外心音（extra cardiac sound）：指在正常心音之外听到的附加心音，与心脏杂音不同。多数为病理性，大部分出现在 S_2 之后即舒张期，与原有 S_1、S_2 构成三音律。少数可出现两个附加音，则构成四音律。

1）舒张期额外心音

A. 奔马律（gallop rhythm）：系在 S_2 之后出现的响亮额外音，当心率快时与原有的 S_1、S_2 组成类似马奔跑时的蹄声，故称为奔马律，是心肌严重损害的体征。按其出现的时间早晚可分以下 3 种。

a. 舒张早期奔马律：最为常见，是病理性的 S_3，又称为第三心音奔马律，是由于心室舒张期负荷过重，心肌张力减低与顺应性减退以致心室舒张时，血液充盈引起室壁振动。听诊特点为音调低，强度弱。左心室奔马律听诊部位在心尖区稍内侧，呼气时响亮，右心室奔马律则在剑突下或胸骨左缘第五肋间，吸气时响亮。其出现提示有严重器质性心脏病，常见于心力衰竭、急性心肌梗死、扩张型心肌病、重症心肌炎与心肌病等。舒张早期奔马律与生理性 S_3 的区别在于前者见于器质性心脏病，心率快，多在 100 次 / 分以上，3 个心音间距大致相同，不受体位影响；后者多见于儿童、青少年，心率不快时出现，S_3 距 S_2 较近，左侧卧位呼气末明显，立位或坐位消失。

b. 舒张晚期奔马律：产生机制与心房收缩有关，是由于心室舒张末期压力增高或顺应性减退，以致心房为克服心室的充盈阻力而加强收缩所产生的异常心房音，又称为房性奔马律，实为增强的 S_4。多出现于收缩期开始之前，即 S_1 前 0.1 秒，故又称为收缩期前奔马律。听诊特点为音调较低，强度较弱，距 S_2 较远，距 S_1 较近，在心尖部稍内侧听诊最清楚，多见于阻力负荷过重引起心室肥厚的心脏病，如高血压心脏病、肥厚型心肌病、主动脉瓣狭窄等。

c. 重叠型奔马律：当同时存在舒张早期和晚期奔马律时，听诊呈 Ka-Len-Da-La 4 个音，称为舒张期四音律，好似火车行驶机轮发出的声音，又称为"火车头"奔马律。当心率加快超过 120 次 / 分时，两个附加音重叠在一起，称为重叠型奔马律，当心率减慢时，又形成四音律，常见于心肌病或心力衰竭。

B. 开瓣音（opening snap）：又称为二尖瓣开放拍击声，出现于心尖内侧 S_2 后 0.05 ～ 0.06 秒，听诊特点为音调高、历时短促而响亮、清脆、呈拍击样。开瓣音见于二尖瓣狭窄而瓣膜尚柔软有弹性时，其产生机制是舒张早期血液自左心房迅速流入左心室时，弹性尚好的瓣叶迅速开放后又突然停止所致瓣叶振动引起的拍击样声音。开瓣音可作为二尖瓣瓣叶弹性及活动尚好的间接指标，还可作为二尖瓣分离术适应证的重要参考条件。

C. 心包叩击音（pericardial knock）：出现在 S_2 后约 0.1 秒处的中频、较响而短促的额外心音，见于缩窄性心包炎，主要是由于心包增厚，舒张早期心室急速充盈时，心室舒张受限，被迫骤然停止，导致室壁振动而产生的声音，在心尖部和胸骨下段左缘最易听及。

2）收缩期额外心音

A. 收缩早期喷射音（early systolic ejection sound）：为爆裂样声音，高调、短促而清脆，紧接于 S_1 之后 0.05 ～ 0.07 秒，在心底部听诊最清楚。其产生机制为扩大的肺动脉或主动脉在心室射血时动脉壁振动及在主、肺动脉阻力增高的情况下，半月瓣瓣叶用力开启或狭窄增厚的瓣叶在开启时突然受限产生振动所致。肺动脉收缩期喷射音在肺动脉瓣区最响，可见于肺动脉高压、原发性肺动脉扩张、轻中度肺动脉瓣狭窄、房间隔缺损和室间隔缺损等。主动脉收缩期喷射音在主动脉瓣区听诊最响，见于高血压、主动脉瘤、主动脉瓣狭窄、主动脉瓣关闭不全与主动脉缩窄等。

B. 收缩中晚期喀喇音（middle and late systolic click）：为高调、短促、清脆如关门落锁的 Ka-Ta 样声音。多数由于二尖瓣在收缩中晚期脱入左心房，引起"张帆"样声音。因瓣叶突然紧张或其腱索的突然拉紧所致，临床上称为二尖瓣脱垂。出现在 S_1 后 0.08 秒者称为收缩中期喀喇音，0.08 秒以上者称为收缩晚期喀喇音。收缩中、晚期喀喇音合并收缩晚期杂音称为二尖瓣脱垂综合征。

3）医源性额外音

A. 人工起搏音：发生于 S_1 前 0.08 ～ 0.12 秒处，高频、短促、带喀喇音性质。在心尖内侧或胸骨左下缘最清楚。为起搏电极发放的脉冲电流刺激心内膜或心外膜电极附近的神经组织，引起局部肌肉收缩和起搏电极导管在心腔内摆动引起的振动所致。

B. 人工瓣膜音：在置换人工金属瓣后均可产生瓣膜开关时撞击金属支架所致的金属乐音，音调高、响亮、短促。人工二尖瓣的瓣膜音在心尖部及胸骨左下缘最明显。人工主动脉瓣的瓣膜音在心底或心前区均可听到。

（5）心脏杂音（cardiac murmurs）：是指在心音与额外心音之外，在心脏收缩或舒张时血液在心脏或血管内产生湍流所致的室壁、瓣膜或血管壁振动所产生的持续时间较长的异常声音。

1）杂音产生的机制：正常血流呈层流状态。在血流加速、异常血流通道、血管管径异常等情况下，可使层流转变为湍流，冲击心壁、大血管壁、瓣膜等使之振动而产生杂音。具体机制有血流加速、瓣膜口或大血管狭窄、瓣膜关闭不全、异常血流通道、心腔异物或异常结构和大血管瘤样扩张。

2）杂音的听诊要点

A. 最响部位和传导方向：杂音在某瓣膜听诊区最响则提示该瓣膜有病变。如杂音在心尖部最响，提示二尖瓣病变；杂音在主动脉瓣区或肺动脉瓣区最响，则分别提示为主动脉瓣或肺动脉瓣病变；室间隔缺损的杂音最响部位在胸骨左缘第三、第四肋间；动脉导管未闭的连续性杂音最响部位在胸骨左缘第二肋间。杂音的传导方向都有一定规律，如二尖瓣关闭不全的杂音向左腋下传导，主动脉瓣狭窄的杂音向颈部传导。

B. 出现时期：可分为收缩期杂音、舒张期杂音和连续性杂音。如二尖瓣或三尖瓣关闭不全、主动脉瓣或肺动脉瓣狭窄、室间隔缺损为收缩期杂音；二尖瓣或三尖瓣狭窄、主动脉瓣或肺动脉瓣关闭不全为舒张期杂音；动脉导管未闭为连续性杂音。收缩期及舒张期均出现杂音称为双期杂音，如二尖瓣狭窄并关闭不全为双期杂音。双期杂音的双期性质不同，可以连续或不连续；而连续性杂音的双期性质相同且连续。根据杂音在收缩期或舒张期出现的早晚可进一步分为早期、中期、晚期或全期杂音。如二尖瓣狭窄的舒张期杂音出现在中晚期；而二尖瓣关闭不全则出现全收缩期杂音。一般舒张期杂音和连续性杂音为器质性杂音，而收缩期杂音则有器质性和功能性两种可能。

C. 杂音性质：由于杂音的频率不同而表现出音色与音调的不同。杂音的音调常描述为柔和、粗糙，杂音的音色可形容为吹风样、隆隆样（雷鸣样）、机器样、喷射样、叹气样（哈气样）、乐音样和鸟鸣样等。一般而言，功能性杂音较柔和，器质性杂音较粗糙。临床上可根据杂音的性质，推断不同的病变。如心尖区舒张期隆隆样杂音是二尖瓣狭窄的特征；心尖区粗糙的吹风样全收缩期杂音常指示二尖瓣关闭不全；心尖区柔和的吹风样杂音常为功能性杂音；主动脉瓣第二听诊区舒张期叹气样杂音为主动脉瓣关闭不全等。

D. 强度与形态：即杂音的响度及其在心动周期中的变化。杂音的强度与狭窄程度、血流速度、压力阶差和心肌收缩力有关，在一定范围内狭窄越重、血流速度越快、压力阶差越大、心肌收缩力越强，则杂音越响亮。收缩期杂音的强度一般采用 Levine 6 级分级法（表 2-6-4），记录方法为：杂音级别为分子，6 级为分母，如杂音强度为 3 级，则记录为 3/6 级杂音。对舒张期杂音的分级可采用此标准，亦可分为轻、中、重三级或不分级。

表 2-6-4　杂音强度分级

级别	响度	听诊特点	震颤
1	最轻	很弱，需在安静环境下仔细听诊才能听到，易被忽略	无
2	轻度	较易听到，不太响亮	无
3	中度	明显的杂音，较响亮	无或有
4	响亮	杂音响亮	有
5	很响	杂音很强，且向四周甚至背部传导，但听诊器离开胸壁即听不到	明显
6	最响	杂音震耳，即使听诊器离胸壁一定距离也能听到	强烈

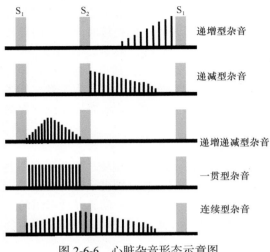

图 2-6-6　心脏杂音形态示意图

杂音形态是指在心动周期中杂音强度的变化规律，用心音图记录，构成一定的形态，仔细听诊也能区分。常见的杂音形态有 5 种（图 2-6-6）：①递增型杂音，如二尖瓣狭窄的舒张期隆隆样杂音；②递减型杂音，如主动脉瓣关闭不全时的舒张期叹气样杂音；③递增递减型杂音，如主动脉瓣狭窄的收缩期杂音；④连续型杂音，如动脉导管未闭的连续性杂音；⑤一贯型杂音，如二尖瓣关闭不全的收缩期杂音。

E. 体位、呼吸和运动对杂音的影响：①体位，左侧卧位可使二尖瓣狭窄的舒张期隆隆样杂音更明显；前倾坐位时，易于闻及主动脉瓣关闭不全的叹气样杂音；仰卧位则二尖瓣、三尖瓣与肺动脉瓣关闭不全的杂音更明显；从卧位或下蹲位迅速站立，使瞬间回心血量减少，从而使二尖瓣、三尖瓣、主动脉瓣关闭不全及肺动脉瓣狭窄与关闭不全的杂音均减轻，而肥厚型梗阻性心肌病的杂音则增强。②呼吸，深吸气时，胸腔负压增加，回心血量增多，从而使与右心相关的杂音增强，如三尖瓣和肺动脉瓣狭窄与关闭不全。如深吸气后紧闭声门并用力做呼气动作（Valsalva 动作）时，胸腔压力增高，回心血量减少，经瓣膜产生的杂音一般都减轻，而肥厚型梗阻性心肌病的杂音增强。③运动，使心率增快，血流加速，心搏增强，可使器质性杂音增强。

3）杂音的临床意义：杂音对心血管病的诊断与鉴别诊断有重要价值。但是，有杂音不一定有心脏病，有心脏病也可无杂音。在分析杂音的临床意义时，首先要区分功能性杂音和器质性杂音。功能性杂音包括生理性杂音和相对性杂音，生理性杂音是指心脏和大血管无器质性病变的健康人中发现的杂音。相对性杂音是指心脏瓣膜本身无器质性病变，而是由于心脏和大血管病变使相应瓣膜产生相对性关闭不全或狭窄引起的杂音，如左心室扩大、二尖瓣环扩大引起二尖瓣相对性关闭不全，在心尖部产生的收缩期杂音；相对性杂音与器质性杂音又可合称为病理性杂音。生理性与器质性杂音的鉴别见表 2-6-5。

表 2-6-5　收缩期生理性与器质性杂音的鉴别要点

鉴别点	生理性杂音	器质性杂音
年龄	儿童，青少年可见	不定
部位	肺动脉瓣区和（或）心尖区	不定
性质	柔和、吹风样	粗糙、吹风样、高调
持续时间	短促	较长，常为全收缩期
强度	一般为 ≤ 2/6 级	常在 ≥ 3/6 级
震颤	无	3/6 级以上常伴有
传导	局限、传导不远	传导较远而广

根据杂音出现的时期与部位，将杂音的特点和临床意义分述如下。

A. 收缩期杂音

a. 二尖瓣区：①功能性，见于运动、发热、贫血、妊娠与甲状腺功能亢进等。杂音性质柔和、吹风样、强度2/6级，时限短，较局限。具有心脏病理意义的功能性杂音有左心增大引起的二尖瓣相对性关闭不全，如高血压性心脏病、冠心病、贫血性心脏病和扩张型心肌病等，杂音性质较粗糙、吹风样、强度（2～3）/6级，时限较长，可有一定的传导。②器质性，主要见于风湿性二尖瓣关闭不全、二尖瓣脱垂综合征等。杂音性质粗糙、吹风样、高调，强度 ≥ 3/6级，呈递减型，持续时间长，可占全收缩期，甚至遮盖 S_1，呼气时增强，吸气时减弱，向左腋下传导。

b. 主动脉瓣区：①功能性，见于升主动脉扩张，如高血压和主动脉粥样硬化。杂音柔和、吹风样、2/6级以下，常有 A_2 亢进；②器质性，见于主动脉瓣狭窄，杂音为喷射性，响亮而粗糙，向颈部传导，常伴有震颤，且 A_2 减弱。

c. 肺动脉瓣区：①功能性，其中生理性杂音多见于青少年及儿童，呈柔和、吹风样，强度在2/6级以下，时限较短。相对性杂音，为肺动脉扩张引起肺动脉瓣相对性狭窄而产生的杂音，听诊特点与生理性类似，杂音强度较响，P_2 亢进，见于二尖瓣狭窄、房间隔缺损等。②器质性，见于肺动脉瓣狭窄，杂音呈典型的收缩中期杂音，喷射性、粗糙、强度 ≥ 3/6级，常伴有震颤且 P_2 减弱。

d. 三尖瓣区：①功能性，多见于右心室扩大的患者，如二尖瓣狭窄、肺源性心脏病，因右心室扩大导致三尖瓣相对性关闭不全。杂音为吹风样、柔和，吸气时增强，一般在3/6级以下，可随病情好转、心腔缩小而减弱或消失。②器质性，极少见，听诊特点与器质性二尖瓣关闭不全类似，但不传至腋下。

其他部位：室间隔缺损时，在胸骨左缘第三、第四肋间出现响亮而粗糙的收缩期杂音，伴震颤，有时呈喷射性。

B. 舒张期杂音

a. 二尖瓣区：①功能性，主要见于中、重度主动脉瓣关闭不全，导致左室舒张期容量负荷过重，使二尖瓣基本处于半关闭状态，呈现相对狭窄而产生杂音，称为 Austin Flint 杂音，杂音柔和、递减型，舒张中、晚期隆隆样，不伴震颤和 S_1 亢进及开瓣音；②器质性，见于风湿性二尖瓣狭窄，为局限于心尖区的舒张中、晚期低调，隆隆样，递增型杂音，平卧或左侧卧位易闻及，常伴震颤和 S_1 亢进及开瓣音。

b. 主动脉瓣区：可见于各种原因的主动脉瓣关闭不全。杂音呈舒张早期开始的递减型柔和叹气样的特点，常向胸骨左缘及心尖传导，于前倾坐位、主动脉瓣第二听诊区最清楚。

c. 肺动脉瓣区：器质性杂音极少，多为肺动脉扩张引起肺动脉瓣相对性关闭不全产生的功能性杂音。杂音呈递减型、吹风样、柔和，常伴 P_2 亢进，称为 Graham Steel 杂音，常见于二尖瓣狭窄伴明显肺动脉高压。

d. 三尖瓣区：见于三尖瓣狭窄，极少见。杂音局限于胸骨左缘第四、第五肋间，低调隆隆样，深吸气末杂音增强。

C. 连续性杂音：常见于先心病动脉导管未闭。杂音在胸骨左缘第二肋间最清楚，性质粗糙、响亮、机器样，持续于整个收缩与舒张期，其间不中断，掩盖 S_2，常伴连续性震颤。

（6）心包摩擦音（pericardial friction sound）：指脏层与壁层心包由于生物性或理化因素致纤维蛋白沉积而粗糙，以致在心脏搏动时产生摩擦而出现的声音。音质粗糙、音调高、搔抓样、很近耳，在心前区或胸骨左缘第三、第四肋间最响亮，坐位前倾及呼气末更明显，听诊器体件向胸壁加压时心包摩擦音增强。心包摩擦音与心搏一致，屏气时摩擦音仍存在，可据此与胸膜摩擦音相鉴别。心包摩擦音见于各种感染性心包炎，也可见于风湿性病变、急性心肌梗死、尿毒症、系统性红斑狼疮等。

二、血　管

此处主要阐述周围血管检查，包括脉搏、血压、血管杂音和周围血管征。

（一）脉搏

检查脉搏主要是触诊浅表的动脉，最常触诊的是桡动脉，必要时可触肱动脉、股动脉、颈动脉及足背动脉等。触诊一侧动脉应注意脉搏脉率、节律、紧张度和动脉壁弹性、强弱和波形变化。正常人两侧脉搏差异很小，某些疾病如缩窄性大动脉炎或无脉症，两侧脉搏明显不同，检查时需两侧脉搏同时对比（图 2-6-7）。

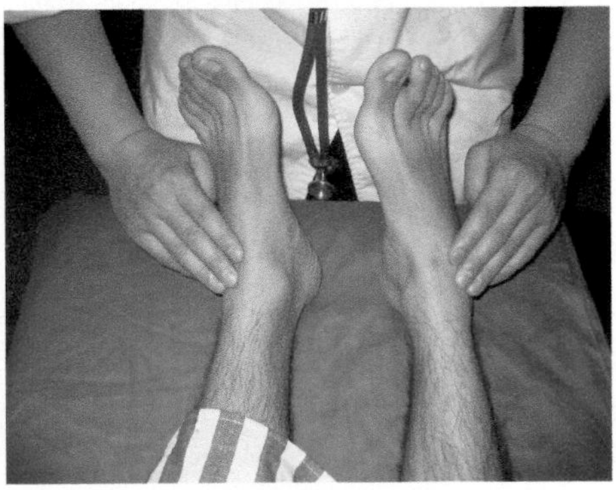

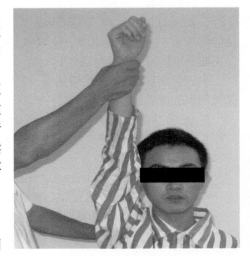

图 2-6-7　足背动脉对比触诊

1. 脉率

脉率的生理与病理变化及其意义与心率基本一致。心房颤动或频发期前收缩等心律失常时，脉率可少于心率，即脉搏短绌。

2. 脉律

脉律基本上反映心脏的节律。正常人脉律规则，窦性心律不齐者的脉律可随呼吸改变，吸气时增快，呼气时减慢。但心房颤动、频发期前收缩、房室传导阻滞时，脉律不规则。

3. 紧张度与动脉壁状态

用靠动脉近端的手指压迫血管，直到在动脉远端的手指触不到脉搏，其时所用的压力大小，即表示脉搏的紧张度，它取决于动脉收缩压。缺乏弹性、僵硬或似结节状，提示动脉硬化。

4. 强弱

脉搏的强弱取决于心搏出量、脉压和外周血管阻力。脉搏增强且振幅大，称为洪脉，见于高热、甲状腺功能亢进、主动脉瓣关闭不全等。脉搏减弱而振幅低，称为细脉，见于心力衰竭、主动脉瓣狭窄与休克等。

5. 脉波

利用触诊或运用无创性脉搏示波描记，可了解脉波变化。通过仔细地触诊大动脉（如肱动脉或股动脉）可发现各种脉波异常的脉搏。

（1）正常脉波：由升支、波峰和降支三部分构成。升支发生在左心室收缩早期，由左心室射血冲击主动脉壁所致。波峰出现在收缩中、晚期，系血液向动脉远端运行的同时，部分逆反，冲击动脉壁引起。降支发生于心室舒张期，但主动脉内仍有一定的压力，推动血液流向外周。在降支上有一切迹称为重搏波，来源于主动脉瓣关闭，血液由外周向近端折回后又向前，以及主动脉壁弹性回缩，使血流持续流向外周动脉所致。在明显主动脉硬化者中，重搏波趋于不明显。

（2）水冲脉：脉搏骤起骤落，犹如潮水涨落。医师握紧被检查者手腕掌面，将其前臂高举过头部，可明显感知犹如水冲的急促而有力的脉搏冲击（图2-6-8），见于脉压增大的疾病如主动脉瓣关闭不全、

图 2-6-8　水冲脉检查

甲状腺功能亢进、严重贫血、动脉导管未闭、动静脉瘘等。

（3）交替脉：指脉律规则而脉搏强弱交替出现的脉搏，系左心室收缩力强弱交替所致，为左心室心力衰竭的重要体征之一。交替脉常见于高血压性心脏病、急性心肌梗死和主动脉瓣关闭不全等。

（4）奇脉：吸气时脉搏明显减弱或消失而在呼吸终末时增强，系左心室搏血量减少所致。当有心脏压塞或心包缩窄时，吸气时一方面由于右心舒张受限，回心血量减少而影响右心排血量，右心室排入肺循环的血量减少；另一方面肺循环受吸气时胸腔负压的影响，肺血管扩张，致使肺静脉回流入左心房血量减少，因而左室排血也减少。这些因素形成吸气时脉搏减弱，甚至不能触及，故又称为"吸停脉"。

（5）无脉：即脉搏消失，见于严重休克及多发性大动脉炎等。

（二）血压测量

血压测量见一般检查。

（三）血管杂音

1. 静脉杂音

一般情况下静脉压力低不易出现涡流，故杂音不明显。颈静脉营营音，指在锁骨上窝，甚至在锁骨下，尤其是右侧出现的低调、柔和、连续性杂音，系颈静脉血流快速流入上腔静脉所致，用手指压迫颈静脉暂时中断血流，杂音可消失，属无害性杂音。此外，门静脉高压引起腹壁静脉曲张时，可在脐周闻及静脉营营音。

2. 动脉杂音

将听诊器胸件放在杂音可能出现的部位听诊。血管丰富的肿物、动脉瘤、动脉狭窄、动静脉瘘可在病变处听到杂音。

（四）周围血管征

周围血管征包括颈动脉异常搏动、毛细血管搏动征、水冲脉、枪击音、Duroziez 双重杂音等，是因脉压增大所引起，见于甲状腺功能亢进、严重贫血、主动脉瓣关闭不全、动脉导管未闭症、动静脉瘘等。

1. 颈动脉异常搏动

脉压差增大时，可发现颈动脉异常搏动，并常伴有点头运动。

2. 枪击音

将听诊器胸件放于肱动脉或股动脉搏动处可听到与心跳一致的射枪声音的"嗒 - 嗒 -"声。

3. 杜氏（Duroziez）双重杂音

将听诊器胸件置于股动脉处稍加压力所听到的收缩期及舒张期双期吹风性杂音。

4. 毛细血管搏动征（capillary pulsation sign）

用手指轻压被检查者指甲床末端，或以一清洁玻片轻压其唇黏膜，如见到红、白交替的节律性微血管搏动即为毛细血管搏动。

第七节 腹 部

本节学习目标

（1）熟悉腹部的体表标志和分区。

（2）掌握腹部视诊的内容和临床意义。

（3）掌握腹部触诊的内容和各种手法。重点掌握肝脏、脾脏的触诊方法。

（4）掌握腹部叩诊的内容、方法和临床意义。

（5）掌握腹部听诊的内容、方法和临床意义。

（6）熟悉消化系统常见疾病的主要症状与体征。

一、腹部体表标志、分区

腹部主要由腹壁、腹腔和腹腔内脏器官组成,为了准确描述脏器病变和体征的部位和范围,常借助腹部的天然体表标志和人为的画线。

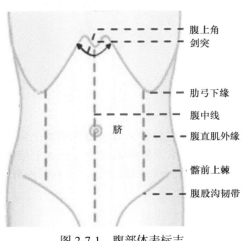

图 2-7-1　腹部体表标志

（一）体表标志

常用腹部体表标志如下（图 2-7-1）。

1. 肋弓下缘（lower costal margin）

由第八～十肋软骨连接形成的肋缘和第十一、十二浮肋构成,是腹部体表的上界,常用于腹部分区、肝、脾的测量和胆囊的定位。

2. 剑突（xiphoid process）

为胸骨下端的软骨,常作为肝脏测量的标志。

3. 腹上角（upper abdominal angle）

为两侧肋弓的交角,常用于判断体型及肝脏的测量。

4. 脐（umbilicus）

位于腹部中心,向后平第三～四腰椎之间,是腹部四区分法的标志。

5. 髂前上棘（anterior superior iliac spine）

是髂嵴前方突出点,是腹部九区法的标志和骨髓穿刺的部位。

6. 腹直肌外缘（lateral border of rectus muscles）

相当于锁骨中线的延续,常作为手术切口和胆囊点的定位。

7. 腹中线（midabdominal line）

是胸骨中线的延续,是腹部四区分法的垂直线。

8. 腹股沟韧带（inguinal ligament）

是腹部体表的下界,是寻找股动、静脉的标志,是腹股沟疝的通过和所在部位。

9. 耻骨联合（pubic symphysis）

是两耻骨间的纤维软骨连接,与腹股沟韧带共同组成腹部体表下界。

10. 肋脊角（costovertebral angle）

是两侧背部第十二肋骨与脊柱的交角,为检查肾脏叩痛的部位。

（二）腹部分区

1. 四区法

通过脐划一水平线与一垂直线,两线相交将腹部分为四区:右上腹部、右下腹部、左上腹部和左下腹部（图 2-7-2）。脏器分布如下。

（1）右上腹部:肝、胆囊、幽门、十二指肠、小肠、胰头、右肾上腺、右肾、结肠肝曲、部分横结肠、大网膜。

（2）右下腹部：盲肠、阑尾、部分升结肠、小肠、右输尿管、胀大的膀胱、淋巴结、增大的子宫、女性右侧卵巢和输卵管、男性右侧精索。

（3）左上腹部：肝左叶、脾、胃、小肠、胰体、胰尾、左肾上腺、左肾、结肠脾曲、部分横结肠、腹主动脉、大网膜。

（4）左下腹部：乙状结肠、部分降结肠、小肠、左输尿管、胀大的膀胱、淋巴结、增大的子宫、女性左侧卵巢和输卵管、男性左侧精索。

2. 九区法

由两侧肋弓下缘连线和两侧髂前上棘连线为水平线，左右髂前上棘至腹中线连线的中点为两条垂直线，四线相交将腹部划分为井字形九区（图2-7-3）。脏器分布如下（图2-7-4）。

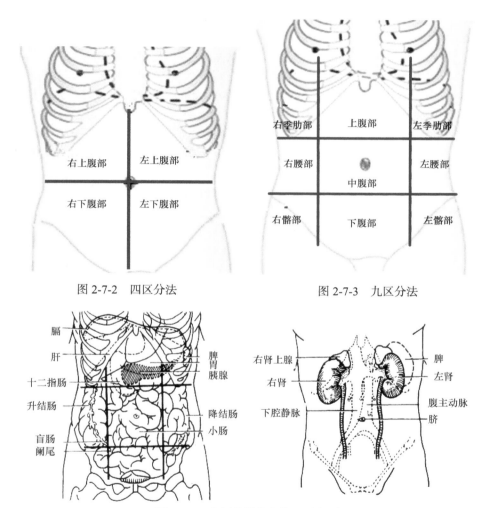

图 2-7-2　四区分法　　　　　　　　　图 2-7-3　九区分法

图 2-7-4　腹部脏器分布位置示意图

（1）右上腹部（右季肋部）：肝右叶、胆囊、结肠肝曲、右肾、右肾上腺。

（2）右侧腹部（右腰部）：升结肠、空肠、右肾。

（3）右下腹部（右髂部）：盲肠、阑尾、回肠下端、淋巴结、女性右侧卵巢和输卵管、男性右侧精索。

（4）左上腹部（左季肋部）：脾、胃、结肠脾曲、胰尾、左肾、左肾上腺。

（5）左侧腹部（左腰部）：降结肠、空肠、回肠、左肾。

（6）左下腹部（左髂部）：乙状结肠、女性左侧卵巢和输卵管、男性左侧精索。

（7）上腹部：胃、肝左叶、十二指肠、胰头、胰体、横结肠、腹主动脉、大网膜。

（8）中腹部（脐部）：十二指肠、空肠、回肠、下垂的胃或横结肠、输尿管、腹主动脉、肠系膜及其淋巴结、大网膜。

（9）下腹部（耻骨上部）：回肠、乙状结肠、输尿管、胀大的膀胱、女性增大的子宫。

二、腹部检查

（一）视诊

嘱被检查者排空膀胱，取仰卧位，裸露全腹，上自剑突，下至耻骨联合，躯体其他部分应遮盖，冬天注意保暖。医师立于被检查者右侧，按一定顺序做全面观察，一般是自上而下视诊，有时为查出细小隆起或蠕动波，视线需降低至腹平面，自侧面呈切线方向观察。

1. 腹部外形

正常成年人腹部外形平坦。肥胖者或小儿腹部外形较饱满，消瘦者及老年人，腹部低平，这些都属于正常腹部外形。

（1）腹部膨隆（abdominal bulge）：仰卧时前腹壁明显高于肋缘与耻骨联合的平面，外观呈凸起状，称为腹部膨隆。可因生理因素如肥胖、妊娠或病理状况所引起。根据表现可分为全腹膨隆和局部膨隆。

1）全腹膨隆：常见于① 腹腔积液，腹腔内有大量积液称为腹水（ascites）。平卧位时液体下沉于腹腔两侧，致侧腹部明显膨出扁而宽，称为蛙腹（frog belly），腹水量多致腹压增高，可使脐部突出，常见于肝硬化门静脉高压症，亦可见于心力衰竭、缩窄性心包炎、腹膜癌转移、肾病综合征、结核性腹膜炎等。腹膜有炎症或肿瘤浸润时，腹部常呈尖凸型，称为尖腹（apical belly）。②腹内巨大肿块，如足月妊娠、巨大卵巢囊肿、畸胎瘤等。③腹内积气，腹内积气多在胃肠道内，大量积气可引起全腹膨隆，使腹部呈球形，两侧腰部膨出不明显，变动体位时其形状无明显改变，见于各种原因引起的肠梗阻或肠麻痹。积气在腹腔内，称为气腹（pneumoperitoneum），见于胃肠穿孔或治疗性人工气腹，前者常伴有不同程度的腹膜炎。

当全腹膨隆时，为观察其程度和变化，常需测量腹围。方法为让患者排尿后平卧，用软尺经脐绕腹一周，测得的周长即为腹围，通常以厘米为单位，还可以测量腹部最大周长（最大腹围）。定期在同样条件下测量比较，可以观察腹腔内容物（如腹水）的变化。

2）局部膨隆：见于脏器肿大、腹内肿瘤或炎症包块、胃或肠胀气及腹壁上的肿物和疝等。右上腹膨隆常见于肝大（肿瘤、脓肿、瘀血等）、胆囊肿大、结肠肝曲肿瘤等。上腹中部膨隆常见于肝左叶肿大、胃癌、胃扩张、胰腺肿瘤或囊肿等。左上腹膨隆常见于脾大、结肠脾曲肿瘤或巨结肠等。腰部膨隆见于多囊肾、巨大肾上腺肿瘤、肾盂大量积水等。脐部膨隆常因脐疝、腹部炎症性肿块（如结核性腹膜炎致肠粘连）引起。下腹膨隆常见于子宫增大（妊娠、子宫肌瘤等）、膀胱胀大，后者在排尿后消失。右下腹膨隆常见于回盲部结核或肿瘤、克罗恩病及阑尾周围脓肿等。左下腹膨隆见于降结肠及乙状结肠肿瘤，亦可因干结粪块所致。此外还可因游走下垂的肾脏或女性患者的卵巢癌或囊肿而致下腹部膨隆。

（2）腹部凹陷（retraction）：仰卧时前腹壁明显低于肋缘与耻骨联合的平面，称为腹部凹陷。

1）全腹凹陷：患者仰卧时前腹壁明显凹陷，见于消瘦和脱水者。严重时前腹壁凹陷几乎贴近脊柱，肋弓、髂嵴和耻骨联合显露，腹外形如舟状，称为舟状腹（scaphoid abdomen），见于恶病质，如结核病、恶性肿瘤等慢性消耗性疾病，吸气时出现腹凹陷见于膈肌麻痹和上呼吸道梗阻。

2）局部凹陷：较少见，多由于手术后腹壁瘢痕收缩所致，患者立位或加大腹压时，凹陷可更明显。白线疝、切口疝于卧位时可见凹陷，但立位或加大腹压时，局部反而膨出。

2. 呼吸运动

男性及小儿以腹式呼吸为主，成年女性以胸式呼吸为主。腹式呼吸减弱见于腹膜炎症、腹水、腹腔内巨大肿瘤或妊娠等。腹式呼吸消失见于胃肠穿孔所致急性腹膜炎或膈肌麻痹等。腹式呼吸增强，常为癔症性呼吸或胸腔疾病如大量胸腔积液等。

3. 腹壁静脉

正常人腹壁静脉一般不显露。皮肤较薄而松弛的老年人可见静脉显露于皮肤，但常为较直条纹，并不迂曲，仍属正常。腹壁静脉显而易见或迂曲变粗，称为腹壁静脉曲张。

正常腹壁静脉血流方向为脐水平线以上的腹壁静脉血流自下向上经胸壁静脉和腋静脉而进入上腔静脉，脐水平以下的腹壁静脉自上向下经大隐静脉而流入下腔静脉。腹壁静脉曲张时，应鉴别血流方向，选择一段没有分支的腹壁静脉，医师将手的示指和中指并拢压在静脉上，中指向上移动 3～4cm，挤出血液，放开中指，如静脉迅速充盈，说明血流方向由上而下（图2-7-5）。再同法放松另一手指，观察静脉充盈速度。

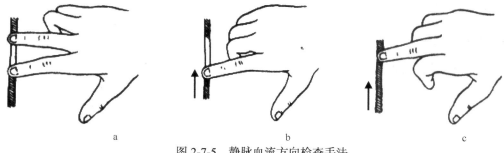

a　　　　　　　　b　　　　　　　　c

图 2-7-5　静脉血流方向检查手法

腹壁静脉曲张常见于门静脉高压致循环障碍或上、下腔静脉回流受阻而有侧支循环形成时。门静脉高压显著时，于脐部可见到一簇曲张静脉向四周放射，如水母头（caput medusae），又称为海蛇头，此处常可听到静脉血管杂音。下腔静脉阻塞时，曲张的静脉大都分布在腹壁两侧，脐以下的腹壁浅静脉血流方向也转流向上（图2-7-6）。上腔静脉阻塞时，上腹壁或胸壁的浅静脉曲张，血流方向均转流向下。

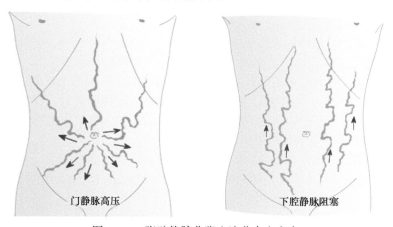

门静脉高压　　　　　　　　下腔静脉阻塞

图 2-7-6　腹壁静脉曲张血流分布和方向

4. 胃肠型和蠕动波

正常人腹部一般看不到胃和肠的轮廓及蠕动波形。胃肠道发生梗阻时，梗阻近端的胃或肠段饱满而隆起，可显出各自的轮廓，称为胃型或肠型（gastral or intestinal pattern），伴有该部位的蠕动加强，可以看到蠕动波（peristalsis）。从侧面观察更易察见，用手轻拍腹壁可诱发之。

胃蠕动波为自左肋缘下向右运行的较大的蠕动波，至腹直肌旁（幽门区）消失，此为正蠕动波。有时尚可见到自右向左的逆蠕动波。小肠梗阻蠕动波多见于脐部，结肠远端梗阻，肠型多位于腹周。严重梗阻时，胀大的肠袢呈管状隆起，横行排列于腹中部，组成多层梯形肠型，并可见到明显的肠蠕动波，运行方向不一致，此起彼伏，全腹膨胀，伴高调肠鸣音或呈金属音调。结肠远端梗阻时，其宽大的肠型多位于腹部周边。如发生了肠麻痹，蠕动波消失，但仍可见肠型。

5. 腹壁其他情况

包括皮疹、色素、腹纹、瘢痕、疝、脐部、腹部体毛、上腹部搏动等。

（1）皮疹：充血性或出血性皮疹常出现于发疹性高热疾病或某些传染病（如麻疹、猩红热）及药物过敏等。紫癜或荨麻疹可能是过敏性疾病全身表现的一部分。一侧腹部或腰部的疱疹，沿脊神经走行分布，提示带状疱疹的诊断。

（2）色素：皮肤皱褶处（如腹股沟及系腰带部位）有褐色色素沉着，可见于肾上腺皮质功能减退（Addison's disease）。左腰部皮肤呈蓝色，为血液自腹膜后间隙渗到侧腹壁的皮下所致 Grey—Turner 征，可见于急性出血坏死型胰腺炎。脐周围或下腹壁皮肤发蓝为腹腔内大出血的征象（Cullen 征），见于宫外孕破裂或急性出血坏死型胰腺炎。妇女妊娠时，在脐与耻骨之间的中线上有褐色色素沉着，常持续至分娩后才逐渐消退。

（3）腹纹：多分布于下腹部和左、右下腹部，白纹为腹壁真皮结缔组织因张力增高断裂所致，呈银白色条纹，可见于肥胖者或经产妇女。妊娠纹在妊娠期呈淡蓝色或粉红色，产后则转为银白色而长期存在。紫纹是皮质醇增多症的常见征象，因皮下毛细血管网丰富，红细胞偏多，故条纹呈紫色。

（4）瘢痕：腹部瘢痕多为外伤、手术或皮肤感染的遗迹，有时对诊断和鉴别很有帮助，特别是某些特定部位的手术瘢痕，常提示患者的手术史。如右下腹麦氏点处切口瘢痕标志曾行阑尾手术。

（5）疝：为腹腔内容物经腹壁或骨盆壁的间隙或薄弱部分向体表突出而形成。脐疝多见于婴幼儿，成人则可见于经产妇或有大量腹水的患者；先天性腹直肌两侧闭合不良者可有白线疝；手术瘢痕愈合不良处可有切口疝；股疝位于腹股沟韧带中部，多见于女性；腹股沟疝则偏于内侧，男性腹股沟斜疝可下降至阴囊，该疝在直立位或咳嗽用力时明显，至卧位时可缩小或消失，亦可以手法还纳。

（6）脐部：脐凹分泌物呈浆液性或脓性，有臭味，多为炎症所致。脐部溃烂，可能为化脓性或结核性炎症。脐部溃疡如呈坚硬、固定而突出，多为癌肿所致。

（7）腹部体毛：男性阴毛的分布多呈三角形，尖端向上，可沿前正中线直达脐部；女性阴毛为倒三角形，上缘为一水平线，止于耻骨联合上缘处，界限清楚。腹部体毛增多或女性阴毛呈男性型分布见于皮质醇增多症和肾上腺性变态综合征。腹部体毛稀少见于腺垂体功能减退症、黏液性水肿和性腺功能减退症。

（8）上腹部搏动：上腹部搏动大多由腹主动脉搏动传导而来，可见于正常人较瘦者。腹主动脉瘤和肝血管瘤时，上腹部搏动明显。二尖瓣狭窄或三尖瓣关闭不全引起右心室增大，亦可见明显的上腹部搏动。

（二）触诊

触诊是腹部检查的主要方法，对腹部体征的认知和疾病的诊断具有重要意义。腹部触诊的方法包括：①浅部触诊法；②深部触诊法（滑行触诊、双手触诊、深压触诊法、冲击触诊法）；③钩指触诊法。

为达到满意的触诊效果，被检查者应排尿后取低枕仰卧位，两手自然置于身体两侧，两腿屈起并稍分开（图2-7-7），做张口缓慢

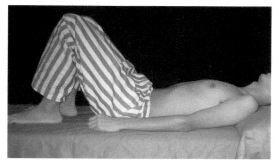

图 2-7-7　腹部触诊体位

腹式呼吸，吸气时横膈向下而腹部上抬隆起，呼气时腹部自然下陷，可使膈下脏器随呼吸上下移动。必要时还可取左、右侧卧位，坐位或立位，肘膝位。

医师应站立于被检查者右侧，前臂应与腹部表面在同一水平，检查时手要温暖，指甲剪短，先以全手掌放于腹壁上部，使患者适应片刻，并感受腹肌紧张度。然后以轻柔动作按顺序触诊，一般自左下腹开始逆时针方向至右下腹，再至脐部。原则是先触诊健康部位，逐渐移向病变区域。边触诊边观察被检查者的反应与表情，亦可边触诊边与患者交谈，转移其注意力而减少腹肌紧张，以保证顺利完成检查。

1. 腹壁紧张度

采用浅部触诊法，正常人腹壁柔软，较易压陷。有些人因不习惯触摸或怕痒而发笑致腹肌自主性痉挛，称为肌卫增强，在适当诱导或转移注意力后可消失，不属异常。

（1）腹壁紧张度增加

1）全腹壁紧张可见于：①腹腔内容物增加如肠胀气或气腹，腹腔内大量腹水。触诊腹壁张力可增加，但无肌痉挛，也无压痛。②急性胃肠穿孔或脏器破裂所致急性弥漫性腹膜炎。腹膜受刺激而引起腹肌痉挛，腹壁常有明显紧张，甚至强直硬如木板，称为板状腹（board-like rigidity）。③结核性炎症或其他慢性病变。由于发展较慢，对腹膜刺激缓和，且有腹膜增厚和肠管、肠系膜的粘连，故形成腹壁柔韧而具抵抗力，不易压陷，称为揉面感或柔韧感（dough kneading sensation），此征亦可见于癌性腹膜炎。

2）局部腹壁紧张常见于：脏器炎症波及局部腹膜而引起，如右上腹肌紧张常见于急性胆囊炎，上腹或左上腹肌紧张常见于急性胰腺炎，右下腹肌紧张常见于急性阑尾炎。年老体弱、腹肌发育不良、大量腹水或过度肥胖的患者腹膜虽有炎症，但腹壁紧张可不明显。

（2）腹壁紧张度减低：按压时腹壁松软无力，失去弹性，多因腹肌张力降低或消失所致。全腹紧张度减低，见于慢性消耗性疾病或放大量腹水后，亦见于经产妇或年老体弱、脱水的患者。脊髓损伤所致腹肌瘫痪和重症肌无力可使腹壁张力消失。局部紧张度降低较少见，多由于局部的腹肌瘫痪或缺陷（如腹壁疝等）。

2. 压痛及反跳痛

采用浅部触诊及深压触诊法。

（1）压痛（tenderness）：多来自腹壁或腹腔内的病变，两者的鉴别方法是：腹壁病变比较表浅，抓捏腹壁或仰卧位做屈颈抬肩动作使腹壁肌肉紧张时触痛更明显，而有别于腹腔内病变引起者。腹腔内的病变，如脏器的炎症、淤血、肿瘤、破裂、扭转及腹膜的刺激等均可引起压痛。压痛的部位常提示存在相关脏器的病变（图2-7-8），如阑尾炎有右下腹压痛；胰体和胰尾的炎症和肿瘤，可有左腰部压痛；胆囊病变常有右肩胛下区压痛。此外胸部病变如下叶肺炎、胸膜炎、心肌梗死等也常在上腹部或季肋部出现压痛，盆腔疾病如膀胱、子宫及

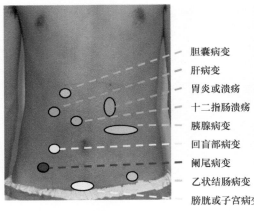

胆囊病变
肝病变
胃炎或溃疡
十二指肠溃疡
胰腺病变
回盲部病变
阑尾病变
乙状结肠病变
膀胱或子宫病变

图 2-7-8 腹部常见疾病的压痛部位

附件的疾病可在下腹部出现压痛。一些位置较固定的压痛点常反映特定的病变，如位于脐与右髂前上棘连线中、外 1/3 交界处的麦氏点（McBurney点）压痛提示阑尾病变；位于右锁骨中线与肋缘交界处的胆囊点压痛提示胆囊病变。

（2）反跳痛（rebound tenderness）：当医师用手触诊腹部出现压痛后，用并拢的 2 ～ 3 个手指压于原处稍停片刻，使压痛感觉趋于稳定，然后迅速将手抬起，如此时患者感觉腹痛骤然加重，并常伴有痛苦表情或呻吟，称为反跳痛。反跳痛是壁腹膜已受炎症累及的征象，当突然抬手时腹膜被激惹所致，多见于腹内脏器病变累及邻近腹膜。腹膜炎时常有腹肌紧张、压痛与反跳痛，称为腹膜刺激征（peritoneal irritation sign），亦称为腹膜炎三联征。当腹内脏器炎症尚未累及壁腹膜时，可仅有压痛而无反跳痛。

3. 肝脏触诊

主要用于了解肝脏下缘的位置和肝脏的质地、表面、边缘及搏动等。

（1）触诊方法

1）单手触诊法：右手四指并拢，掌指关节伸直，与肋缘大致平行地放在右上腹部（或脐右侧）估计肝下缘的下方，随被检查者呼气时，手指压向腹深部，再次吸气时，手指向前上迎触下移的肝缘，如此反复进行，手指逐渐向肋缘移动，直到触到肝缘或肋缘为止。需在右锁骨中线上及前正中线上分别触诊肝缘并测量其与肋缘或剑突根部的距离，以厘米表示。

2）双手触诊法：右手位置同单手法。左手托住被检查者右腰部，拇指张开置于肋部，触诊时左手向上推，使肝下缘紧贴前腹壁下移，并限制右下胸扩张，以增加膈下移的幅度，这样吸气时下移的肝脏就容易碰到右手指（图 2-7-9）。

3）钩指触诊法：适应于儿童和腹壁薄软者。医师位于被检查者右肩旁，面向其足部，将右手掌搭在右前胸下部，右手第二～五指弯曲成钩状，嘱被检查者做深呼吸运动，随吸气而更进一步屈曲指关节，这样指腹容易触到下移的肝下缘（图 2-7-10）。

触诊肝脏时需注意：①最敏感的触诊部位是示指前端的桡侧，并非指尖端，故应以示指前外侧指腹接触肝脏。②右手宜置于腹直肌外缘稍外处向上触诊，否则肝缘易被掩盖或将腹直肌腱划误认为肝缘。③需密切配合呼吸动作，于吸气时手指上抬速

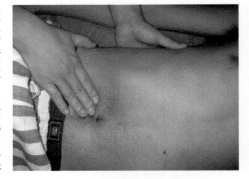

图 2-7-9 肝脏双手触诊法

度一定要落后于腹壁的鼓起，而呼气时手指应在腹壁下陷前提前下压，这样就可能有两次机会触到肝缘。④对腹水患者，深触诊法不能触及肝脏时，可应用冲击触诊法，此法在脾脏和腹部肿块触诊时亦可应用。⑤鉴别易误为肝下缘的其他腹腔器官。横结肠，为横行索条状物，可用滑行触诊法于上腹部或脐水平触到，与肝缘感觉不同；腹直肌腱划，有时酷似肝缘，但左右两侧对称，不超过腹直肌外缘，且不随呼吸上下移动。⑥右肾下极，位置较深，边缘圆钝，不向两侧延展。

（2）触及肝脏，应仔细体会并描述下列内容。

1）大小：正常成人的肝脏，一般在肋缘下触不到，但瘦长体型，于深吸气时可于肋弓下触及肝下缘，在1cm以内，在剑突下可触及肝下缘，多在3cm以内，在腹上角较锐的瘦高者剑突根部下可达5cm。如超出上述标准，肝脏质地柔软，表面光滑，且无压痛，则首先应考虑肝下移，此时可用叩诊法叩出肝上界，如肝上界也相应降低，肝上下径正常，则为肝下移，否则提示肝大。肝大可分为弥漫性及局限性。弥漫性肿大见于病毒性肝炎、肝淤血、脂肪肝、早期肝硬化、白血病、血吸虫病等。局限性肝大见于肝脓肿、肝肿

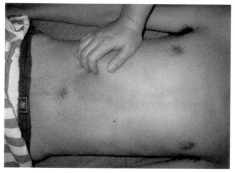

图 2-7-10 肝脏钩指触诊法

瘤及肝囊肿（包括肝包虫病）等。肝脏缩小见于急性和亚急性重型肝炎、门脉性肝硬化晚期。

2）质地：一般将肝脏质地分为三级，质软、质韧（中等硬度）和质硬。正常肝脏质地柔软，如触口唇；质韧如触鼻尖，见于急性肝炎、脂肪肝、慢性肝炎及肝淤血；质硬如触前额，见于肝硬化、肝癌。肝脓肿或囊肿有液体时呈囊性感，可能触到波动感。

3）边缘和表面状态：正常肝脏边缘整齐、且厚薄一致、表面光滑。肝边缘圆钝常见于脂肪肝或肝淤血。肝边缘锐利，表面扪及细小结节，多见于肝硬化。肝边缘不规则，表面不光滑，呈不均匀的结节状，见于肝癌、多囊肝等。肝表面呈大块状隆起者，见于巨块型肝癌或肝脓肿。

4）压痛：正常肝脏无压痛，如果肝包膜有炎性反应或因肝大受到牵拉，则有压痛，轻度弥漫性压痛见于肝炎、肝淤血等，局限性剧烈压痛见于较表浅的肝脓肿（常在右侧肋间隙处）。当右心衰竭引起肝淤血肿大时，用手压迫肝脏可使颈静脉怒张更明显，称为肝-颈静脉回流征（hepatojugular reflux sign）阳性。是因压迫淤血的肝脏使回心血量增加，已充血右心房不能接受回心血液而使颈静脉压上升所致。

5）搏动：正常肝脏及因炎症、肿瘤等原因引起的肝脏肿大并不伴有搏动。当肝大压迫到腹主动脉，或右心室增大到向下推压肝脏时，可出现肝脏搏动。

6）肝区摩擦感：检查时将右手的掌面轻贴于肝区，让患者做腹式呼吸动作。肝周围炎时，肝表面和邻近的腹膜可因有纤维素性渗出物而变得粗糙，两者的相互摩擦可用手触知，为肝区摩擦感，听诊时亦可听到肝区摩擦音。

7）肝震颤：检查时需用浮沉触诊法。当手指掌面稍用力按压片刻肝囊肿表面时，如感到一种微细的震动感，称为肝震颤（liver thrill）。肝震颤见于肝包虫病。由于包囊中的多数子囊浮动，撞击囊壁而形成震颤。

（3）肝脏触诊的临床意义：由于肝脏病变的性质不同，物理性状也各异，故触诊时必须逐项仔细检查，认真体验，综合判断其临床意义。急性肝炎时，肝脏可轻度肿大，表面光滑，边缘钝，质稍韧，但有充实感及压痛。肝淤血时，肝脏可明显肿大，且大小随淤血程度变化较大，表面光滑，边缘圆钝，质韧，也有压痛，肝-颈静脉回流征阳性为其特征。脂肪肝所致肝大，表面光滑，质软或稍韧，但无压痛。肝硬化的早期肝常肿大，晚期则缩小，质较硬，边缘锐利，表面可能触到小结节，无压痛。肝癌时肝脏逐渐肿大，质地坚硬，边缘不整，表面不平，可有大小不等的结节或巨块，压痛和叩痛明显。

4.脾脏触诊

（1）脾脏触诊方法：多用双手触诊法，被检查者仰卧，两腿稍屈曲，医师左手绕过被检查者腹部前方，手掌置于左胸下部第九～十一肋处，试将脾从后向前托起。右手掌平放于腹部，与左肋弓大致成垂直方向，以手指弯曲的力量下压腹壁，两手配合，待被检查者吸气时向肋弓方向迎触脾，直到触到脾缘或左肋缘（图2-7-11）。脾轻度肿大，卧位不易触及时，可嘱被检

查者取右侧卧位，右下肢伸直，左下肢屈曲进行检查（图2-7-12）。脾明显肿大而位置又较表浅时，用单手稍用力触诊即可查到。

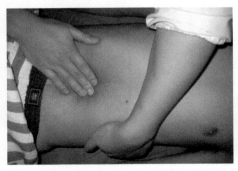

图 2-7-11　仰卧位脾脏双手触诊

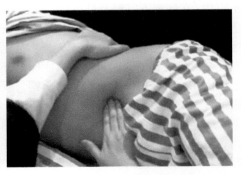

图 2-7-12　右侧卧位脾脏双手触诊

（2）脾脏触诊的内容：触到脾脏应注意大小、质地、边缘和表面情况，有无压痛、摩擦感及切迹等。脾脏切迹为其形态特征，有助于鉴别诊断。触到脾脏还要注意与在左肋缘下可能触到的其他肿块鉴别：①增大的左肾。位置较深，边缘圆钝，表面光滑且无切迹。②肿大的肝左叶。可沿其边缘向右触诊，如发现其隐没于右肋缘后或与肝右叶相连，则为肝左叶。肝左叶肿大不会引起脾浊音区扩大。③结肠脾曲肿物。质硬、多近圆形或不规则，与脾脏边缘不同。④胰尾部囊肿。无锐利的边缘和切迹，并且不随呼吸移动。

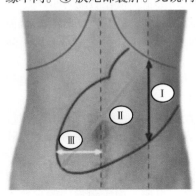

图 2-7-13　脾肿大测量法

（3）脾肿大测量方法：①第Ⅰ线（甲乙线）：左锁骨中线与左肋缘交点至脾下缘的距离；②第Ⅱ线（甲丙线）：左锁骨中线与左肋缘交点至脾脏最远点的距离；③第Ⅲ线（丁戊线）：脾右缘与前正中线的距离。如脾脏高度增大向右越过前正中线，则测量脾右缘至前正中线的最大距离，以"＋"表示；未超过前正中线则测量脾右缘与前正中线的最短距离，以"－"表示。脾脏轻度肿大时只做第Ⅰ线测量，脾脏明显肿大时，应加测第Ⅱ、Ⅲ线（图2-7-13）。

（4）脾肿大分度及临床意义：临床上常将脾肿大分为轻、中、高三度。脾缘不超过肋下2cm为轻度肿大；超过2cm，在脐水平线以上为中度肿大；超过脐水平线或前正中线则为高度肿大，即巨脾。脾轻度肿大常见于急慢性肝炎、伤寒、粟粒型结核、感染性心内膜炎及败血症等，一般质地柔软。脾中度肿大常见于肝硬化、慢性淋巴细胞性白血病、慢性溶血性黄疸、淋巴瘤、系统性红斑狼疮等，质地一般较硬。脾脏高度肿大，表面光滑者见于慢性粒细胞性白血病、黑热病和骨髓纤维化等，表面不平滑而有结节者见于淋巴瘤和恶性组织细胞病。脾周围炎或脾梗死时，由于脾包膜有纤维素性渗出，并累及壁腹膜，故脾脏触诊时有摩擦感且有明显压痛，听诊时也可闻及摩擦音。

5. 胆囊触诊

可用单手滑行触诊法或钩指触诊法。正常人胆囊不能触及。胆囊肿大超过肝缘及肋缘时，可在右肋缘下、腹直肌外缘处触到。肿大的胆囊一般呈梨形或卵圆形，表面光滑，张力较高，随呼吸上下移动。有时胆囊有炎症，但未肿大到肋缘以下，不能触及胆囊，此时可探测胆囊触痛。其方法是医师以左手掌平放于被检查者右肋下部，以拇指指腹勾压于右肋下胆囊点处（图 2-7-14），嘱被检查者缓慢深吸气，在吸气过程中发炎的胆囊下移时碰到用力按压的拇指，即可引起疼痛，此为胆囊触痛，如因剧烈疼痛而致吸气中止称为墨菲征（Murphy sign）阳性。胆囊肿大的临床意义有：肿大胆囊呈囊性感，并有明显压痛，Murphy 征阳性，常见于急性胆囊炎；胆囊肿大呈囊性感，无压痛者，见于壶腹周围癌；胆囊肿大，有实性感者，见于胆囊结石或胆囊癌。由于胰头癌压迫胆总管导致胆管阻塞、黄疸进行性加深，胆囊也显著肿大，但无压痛，称为库瓦西耶征（Courvoisier sign）阳性。

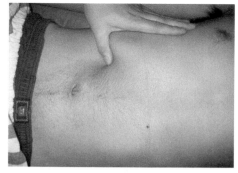

图 2-7-14　墨菲征检查

6. 肾脏触诊

被检查者可取仰卧位或立位。用双手触诊法触诊右肾时，医师左手掌托住右腰部向上推起，右手掌平放在右上腹部，手指方向大致平行于右肋缘而稍横向，于被检查者吸气时双手夹触肾（图 2-7-15）。如触到光滑钝圆的脏器，可能为肾下极。触诊左肾时，左手越过被检查者前方而托住左腰部，右手掌横置于被检查者左上腹部，依前法双手触诊左肾。

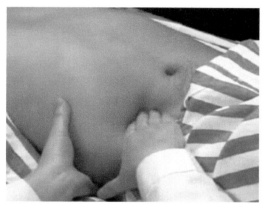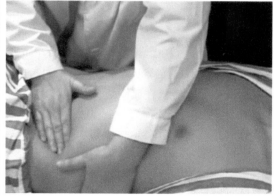

图 2-7-15　肾脏触诊

正常人肾脏一般不易触及，有时可触到右肾下极。身材瘦长者、肾下垂、游走肾或肾脏代偿性增大时，肾脏较易触到。当肾和尿路有炎症或其他疾病时，可在一些部位出现压痛点（图 2-7-16）。①季肋点：第十肋骨前端，右肾位置稍低，相当于肾盂位置；②上输尿管点：在脐水平线上腹直肌外缘；③中输尿管点：在髂前上棘水平腹直肌外缘，相当于输尿管第二狭窄处；④肋脊点：背部第十二肋骨与脊柱的交角（肋脊角）的顶点；⑤肋腰点：第十二肋骨与腰肌外缘的交角（肋腰角）顶点。

7. 膀胱触诊

只有膀胱积尿、充盈胀大时，才能在中下腹部触到。一般采用单手滑行触诊法。被检查者仰卧屈膝，医师以右手自脐开始向耻骨方向触摸。膀胱增大时呈扁圆形或圆形，触之囊性感，按压时憋胀，有尿意，排尿或导尿后缩小或消失。

8. 胰腺触诊

胰腺位于腹膜后，位置深而柔软，故不能触及。当胰有病变时，则可在上腹中部或左上腹有横行带状压痛及肌紧张，并涉及左腰部者，提示胰腺炎症；如起病急同时有左腰部皮下淤血而发蓝，则提示急性出血坏死型胰腺炎；如在上腹部触及质硬而无移动性横行条索状的肿物时，应考虑为慢性胰腺炎；在上腹部肋缘下或左上腹部触到囊性肿物，多为胰腺假性囊肿；如呈坚硬块状，表面不光滑似有结节，则可能为胰腺癌。

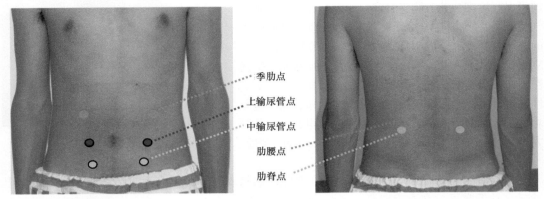

季肋点

上输尿管点

中输尿管点

肋腰点

肋脊点

图 2-7-16　肾脏和尿路压痛点

9. 腹部包块

除上述脏器外，腹部还可能触及一些包块，可以是正常的脏器，亦可以是病理性包块，如肿大或异位的脏器、炎症性肿块、囊肿、肿大淋巴结及良、恶性肿瘤等。

（1）正常腹部可触及的结构：①腹直肌肌腹及腱划，在腹壁中上部可触到腹直肌肌腹，隆起略呈圆形或方块，较硬，其间有横行凹沟，为腱划，易误认为腹壁肿物或肝缘。但其在中线两侧对称出现，较浅表，于屈颈抬肩腹肌紧张时更明显为其特点。②腰椎椎体及骶骨岬，消瘦及腹壁薄软者，在脐附近中线位常可触到骨样硬度的肿块，自腹后壁向前突出，此即腰椎（$L_4 \sim L_5$）椎体或骶骨岬。③乙状结肠粪块，正常乙状结肠用滑行触诊法常可触到，内存粪便时明显，为光滑索条状，而无压痛，可推动。当有干结粪块潴留于内时，可触到类圆形肿块或较粗索条，可有轻压痛，易误认为肿瘤。排便或洗肠后肿块移位或消失，即可明确。④横结肠，较瘦的人，于上腹部可触到一中间下垂的横行索条，腊肠样粗细，光滑柔软，滑行触诊时可推动，即为横结肠。⑤盲肠，在右下腹麦氏点稍上内部位可触到盲肠，圆柱状，其下部为梨状扩大的盲端，稍能移动，表面光滑，无压痛。

（2）异常肿块：如在腹部触到上述内容以外的肿块，则应视为异常，多有病理意义，需仔细体会并描述如下内容。

1）部位：上腹中部肿块常为胃或胰腺的肿瘤、囊肿；右肋下肿块常与肝和胆有关；两侧腹部的肿块常为结肠的肿瘤；脐周或右下腹不规则、有压痛的肿块常为结核性腹膜炎所致的肠粘连；下腹两侧类圆形、可活动、具有压痛的肿块可能系腹腔淋巴结肿大；如位置较深、坚硬不规则的肿块则可能系腹膜后肿瘤。

2）大小：触及肿块时应测量其上下（纵长）、左右（横宽）和前后径（深厚）。前后径难以测出时，可大概估计。为了简便和形象，也可以用公认大小的实物来比喻，如拳头、鸡蛋、核桃等。巨大肿块多发生于卵巢、肾、肝、胰和子宫等实质性脏器，且以囊肿居多。腹膜后淋巴结结核和肿瘤也可达到很大的程度。胃、肠道肿物很少超过其内腔横径，因为未达横径长度就已出现梗阻。如肿块大小变异不定，甚至自行消失，则可能是痉挛、充气的肠袢所引起。

3）形态：触到肿块应注意其形状、轮廓、边缘和表面情况。圆形且表面光滑的肿块多为良性，以囊肿或淋巴结居多。形态不规则，表面凸凹不平且坚硬者，应多考虑恶性肿瘤、炎性肿物或结核性肿块。在右上腹触到边缘光滑的卵圆形肿物，提示胆囊积液。左上腹肿块有明显切迹多为脾脏。

4）质地：实质性肿块，其质地可能柔韧、中等硬或坚硬，见于肿瘤、炎性或结核浸润块等。肿块若为囊性，质地柔软，见于囊肿、脓肿，如卵巢囊肿、多囊肾等。

5）压痛：炎性肿块有明显压痛。如位于右下腹的肿块压痛明显，常为阑尾脓肿、肠结核或克罗恩病等。肿瘤性包块压痛可轻重不等。

6）搏动：消瘦者可以在腹部见到或触到动脉的搏动。如在腹中线附近触到明显的膨胀性搏动，则应考虑腹主动脉或其分支的动脉瘤。有时尚可触及震颤。

7）移动度：如果肿块随呼吸而上下移动，多为肝、胆、脾、胃、肾或其肿物。肝脏和胆囊的移动度大，不易用手固定。如果肿块能用手推动者，可能来自胃、肠或肠系膜。移动度大的多为带蒂的肿物或游走的脏器。局部炎性肿块或脓肿及腹腔后壁的肿瘤，一般不能移动。

触及腹部包块应鉴别其来自腹壁上的肿块还是腹腔内病变，鉴别方法是嘱患者仰卧位做屈颈抬肩动作，使腹壁肌肉紧张，如肿块更加明显，说明肿块位于腹壁上。反之如变得不明显或消失，说明肿块在腹腔内。

10. 液波震颤（fluid thrill）

被检查者平卧，医师以一手掌面贴于被检查者一侧腹壁，另一手四指并拢屈曲，用指端叩击对侧腹壁（或以指端冲击式触诊），如有大量液体存在，贴于腹壁的手掌有被液体波动冲击的感觉，称为液波震颤或波动感。为防止腹壁本身的震动传至对侧，可让另一人将手掌尺侧缘压于脐部腹中线上，即可阻止之（图 2-7-17）。此法检查腹水，需有 3000 ～ 4000ml 以上的腹水。

11. 振水音（splashing sound）

被检查者仰卧，医师以一耳凑近上腹部，同时以冲击触诊法振动胃部，即可听到气、液撞击的声音，亦可将听诊器体件置于上腹部进行听诊（图 2-7-18）。正常人在餐后或饮进大量液体时可有上腹部振水音，但若在清晨空腹或餐后 6 ～ 8 小时以上仍有此音，则提示幽门梗阻或胃扩张。

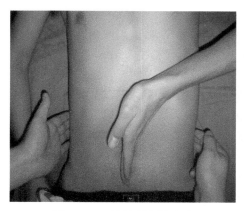
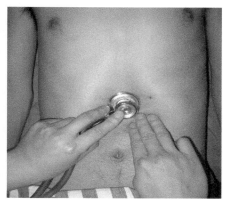

图 2-7-17 液波震颤检查法　　　　图 2-7-18 振水音检查法

（三）叩诊

直接叩诊法和间接叩诊法均可用于腹部，但一般采用间接叩诊法。叩诊可从左下腹开始逆时针方向至右下腹部，再至脐部。腹部叩诊的目的在于叩知某些脏器的大小和叩痛，胃肠道充气情况，腹腔内有无积气、积液和肿块等。

1. 腹部叩诊音

正常情况下，除肝、脾所在部位及两侧腹部近腰肌处叩诊为浊音外，腹部大部分区域均为鼓音。当肝、脾或其他脏器极度肿大，腹腔内肿瘤或大量腹水时，鼓音范围缩小，病变部位可出现浊音或实音。当胃肠高度胀气和胃肠穿孔致气腹时，则鼓音范围明显增大或出现于不应有鼓音的部位（如肝浊音界内）。

2. 肝脏及胆囊叩诊

叩诊肝上界时，一般沿右锁骨中线、右腋中线和右肩胛线，由肺区向下叩向腹部，当清音转变为浊音时即为肝上界。叩诊肝下界时，最好由腹部鼓音区沿右锁骨中线或正中线向上叩，由鼓音转为浊音处即是（图2-7-19）。正常肝在右锁骨中线上，其上界在第五肋间，下界位于右季肋下缘，两者之间距离9～11cm；在右腋中线上，其上界在第七肋间，下界在第十肋骨水平；在右肩胛线上，其上界在第十肋间。肝浊音界扩大见于肝癌、肝脓肿、肝炎、肝淤血和多囊肝等。肝浊音界缩小见于急性重型肝炎、肝硬化和胃肠胀气等。肝浊音界消失代之以鼓音者，是急性胃肠穿孔的一个重要征象。肝浊音界向上移位见于右肺纤维化、右下肺不张及气腹鼓肠等。肝浊音界向下移位见于肺气肿、右侧张力性气胸等。

肝区叩击痛对于诊断肝炎、肝脓肿或肝癌有一定的意义（图2-7-20）。

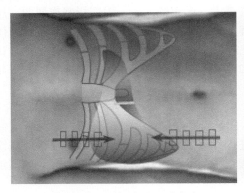
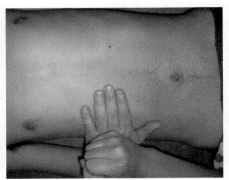

图2-7-19　肝浊音界叩诊方向　　　　图2-7-20　肝区叩击痛检查法

胆囊位于深部，且被肝脏遮盖，不能叩诊其大小，仅能检查胆囊区有无叩击痛，胆囊区叩击痛为胆囊炎的重要体征。

3. 胃泡鼓音区（Traube 区）及脾脏叩诊

胃泡鼓音区位于左前胸下部肋缘以上，约呈半圆形。其上界为横膈及肺下缘，下界为肋弓，左界为脾，右界为肝左缘。其大小受胃内含气量的多少和周围器官组织病变的影响，此区明显缩小或消失可见于中、重度脾肿大，左侧胸腔积液、心包积液、肝左叶肿大（不会使鼓音区完全消失）。

脾脏浊音区的叩诊宜采用轻叩法，在左腋中线上进行。正常时在左腋中线第九～十一肋之间叩到脾脏浊音，其长度为4～7cm，前方不超过腋前线，脾脏浊音区扩大见于各种原因所致脾肿大。脾脏浊音区缩小见于左侧气胸、胃扩张、肠胀气等。

4. 移动性浊音（shifting dullness）

检查时先让被检查者仰卧，腹中部由于含气的肠管在液面浮起叩诊呈鼓音，两侧呈浊音。医师自腹中部平面开始向左侧叩击，发现浊音时，板指固定不动，嘱被检查者向右侧卧位，重新叩诊固定之板指，则左侧腹部转为鼓音，而浊音移至下面的右侧腹部。同样方法向右侧叩诊，叩得浊音后嘱被检查者左侧卧，以核实浊音是否移动（图2-7-21）。这种因体位不同而出现浊音区变动的现象，称为移动性浊音。当腹腔内游离腹水在1000ml以上时，移动性浊音即可为阳性。

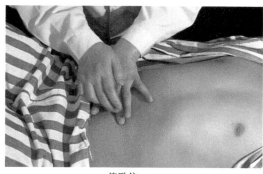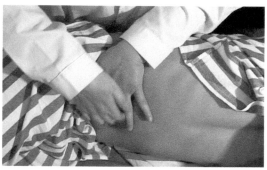

仰卧位　　　　　　　　　　　　　　　　　　　　　侧卧位

图 2-7-21　移动性浊音叩诊

如果腹水量少，用以上方法不能叩出时，可让被检查者取肘膝位，使脐部处于最低部位，由侧腹部向脐部叩诊，如由鼓音转为浊音，则提示有腹水的可能（即水坑征）。

下列情况易误为腹水，应注意鉴别：①肠梗阻时肠管内有大量液体潴留，可因患者体位的变动，出现移动性浊音，但常伴有肠梗阻的征象。②巨大卵巢囊肿，亦可使腹部出现大面积浊音，鉴别要点如下：卵巢囊肿所致浊音，于仰卧时常在腹中部，鼓音区则在腹部两侧；卵巢囊肿的浊音不呈移动性。尺压试验（ruler pressing test）也可鉴别：被检查者仰卧，用一硬尺横置于腹壁上，将尺下压，如为卵巢囊肿，则腹主动脉的搏动可经囊肿壁传到硬尺，使尺发生节奏性跳动；如为腹水，硬尺无此种跳动。

5. 肋脊角叩痛

被检查者采取坐位或侧卧位，医师用左手掌平放在其肋脊角处（肾区），右手握拳用轻到中等的力量叩击左手背，询问被检查者有无叩击痛。肾炎、肾盂肾炎、肾结石、肾结核及肾周围炎时，肾区有不同程度的叩击痛。

6. 膀胱叩诊

在耻骨联合上方从上往下叩诊。膀胱空虚时，因耻骨上方有肠管存在，叩诊呈鼓音，当膀胱内有尿液充盈时，耻骨上方叩诊呈圆形浊音区。女性在妊娠时子宫增大，子宫肌瘤时，在该区叩诊也呈浊音，应予以鉴别。排尿或导尿后，如浊音区转为鼓音，即为尿潴留所致膀胱增大。

（四）听诊

将听诊器膜型体件置于腹壁上，全面听诊各区。尤其注意上腹部、脐部、右下腹部及肝、脾区。听诊内容主要有肠鸣音、血管杂音、摩擦音等。

1. 肠鸣音

肠蠕动时，肠管内气体与液体流动，产生一种断断续续的咕噜声称为肠鸣音（gurgling sound）。将听诊器胸件置于右下腹或中腹脐周，一般听诊 1 分钟，计数肠鸣音次数。正常为每分钟 4～5 次。每分钟 10 次以上，但音调不特别高亢，称为肠鸣音活跃，见于急性胃肠炎、服泻药后或胃肠道大出血等。次数多且肠鸣音响亮、高亢甚至呈叮当声或金属音，称为肠鸣音亢进，见于机械性肠梗阻。持续 3～5 分钟听到一次，称为肠鸣音减弱。持续 3～5 分钟未听到肠鸣音，且刺激腹膜仍无肠鸣音，称为肠鸣音消失，见于急性腹膜炎或麻痹性肠梗阻。

2. 血管杂音

（1）动脉杂音：将听诊器胸件分别置于下列听诊部位（图 2-7-22）。①左右上腹部听诊肾动脉杂音；②双侧下腹听诊髂动脉杂音；③双腹股沟听诊股动脉杂音；④腹中部听诊腹主

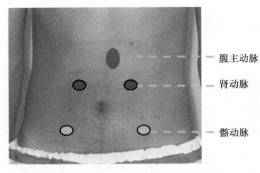

图 2-7-22　腹部动脉杂音听诊部位

动脉杂音。收缩期血管杂音（喷射性杂音）常提示动脉狭窄或动脉瘤。当左叶肝癌压迫肝动脉或腹主动脉时，亦可在包块部位听到吹风样杂音。

（2）静脉杂音：将听诊器胸件置于脐周或上腹部，听诊有无静脉营营声。此音常提示门静脉高压时侧支循环形成。

3. 摩擦音

在脾梗死、脾周围炎、肝周围炎或胆囊炎累及局部腹膜的情况下，可于深呼吸时，在各相应部位听到摩擦音。

第八节　生殖器、肛门、直肠检查

本节学习目标

（1）熟悉生殖器检查的主要内容、方法及常见体征的临床意义。

（2）熟悉肛门与直肠检查的主要内容、方法及常见体征的临床意义。

一、男性生殖器检查

（一）阴茎

阴茎（penis）为前端膨大的圆柱体，分头、体、根三个部分。正常成年人阴茎长 7 ～ 10cm，由 3 个海绵体（两个阴茎海绵体，一个尿道海绵体）构成。其检查顺序如下。

1. 包皮

成年人包皮不应掩盖尿道口。翻起包皮后应露出阴茎头，若翻起后仍不能露出尿道外口或阴茎头者称为包茎（phimosis），见于先天性包皮口狭窄或炎症、外伤后粘连。若包皮长度超过阴茎头，但翻起后能露出尿道口或阴茎头，称为包皮过长（redundant prepuce）。

2. 阴茎头与阴茎颈

检查时应将包皮上翻暴露全部阴茎头及阴茎颈，观察其表面的色泽、有无充血、水肿、分泌物及结节等。正常阴茎头红润、光滑，如有硬结并伴有暗红色溃疡、易出血或融合成菜花状，应考虑阴茎癌的可能性。阴茎颈部发现单个椭圆形质硬溃疡称为下疳（chancre），愈后留有瘢痕，此征对诊断梅毒有重要价值。阴茎头部如出现淡红色小丘疹融合成蕈样，呈乳突状突起，应考虑为尖锐湿疣。

3. 尿道口

检查尿道口时医师用示指与拇指，轻轻挤压龟头使尿道张开，观察尿道口有无红肿、分泌物及溃疡。淋球菌或其他病原体感染所致的尿道炎常可见以上改变。观察尿道口是否狭窄，先天性畸形或炎症粘连常可出现尿道口狭窄。并注意有无尿道口异位，尿道下裂时尿道口位于阴茎腹面。如嘱患者排尿，裂口处常有尿液溢出。

4. 阴茎大小与形态

成年人阴茎过小呈婴儿型阴茎，见于垂体功能或性腺功能不全患者；在儿童期阴茎过大呈成人型阴茎，见于性早熟，如促性腺激素过早分泌。假性性早熟见于睾丸间质细胞瘤患者。

（二）阴囊

1. 阴囊皮肤及外形

正常阴囊皮肤呈深暗色，多皱褶。视诊时注意观察阴囊皮肤有无皮疹、脱屑溃烂等损害，观察阴囊外形有无肿胀肿块。阴囊皮肤增厚呈苔藓样，并有小片鳞屑或皮肤呈暗红色、糜烂，有大量浆液渗出，有时形成软痂，伴有顽固性奇痒为阴囊湿疹；阴囊水肿常见于肾病综合征或局部炎症、过敏反应等；阴囊皮肤水肿粗糙、增厚如象皮样，称为阴囊象皮肿或阴囊象皮病见于血丝虫病；一侧或双侧阴囊肿大，触之有囊样感，有时可推回腹腔为阴囊疝；鞘膜液体分泌增多，而形成积液，触之有水囊样感为鞘膜积液，常见于阴囊疝与睾丸肿瘤。

2. 精索

检查时医师用拇指和示指触诊精索，从附睾摸到腹股沟环。正常精索呈柔软的索条状，无压痛。若呈串珠样肿胀，见于输精管结核；若有挤压痛且局部皮肤红肿多为精索急性炎症；靠近附睾的精索触及硬结，常由丝虫病所致；精索有蚯蚓团样感多为精索静脉曲张所致。

3. 睾丸

检查时医师用拇指和示指、中指触及睾丸注意其大小、形状、硬度及有无触压痛等，并做两侧对比。睾丸急性肿痛，压痛明显者，见于急性睾丸炎，常继发于流行性腮腺炎、淋病等。睾丸慢性肿痛多由结核引起；一侧睾丸肿大、质硬并有结节，应考虑睾丸肿瘤或白血病细胞浸润。睾丸萎缩可因流行性腮腺炎或外伤后遗症及精索静脉曲张所引起；睾丸过小常为先天性或内分泌异常引起，如肥胖性生殖无能症等；当阴囊触诊未触及睾丸时，常见于隐睾症（cryptorchism）或先天性无睾症。

4. 附睾

检查时医师用拇指和示指、中指触诊。触诊时应注意附睾大小，有无结节和压痛；急性炎症时肿痛明显，且常伴有睾丸肿大，附睾与睾丸分界不清；慢性附睾炎则附睾肿大而压痛轻。若附睾肿胀而无压痛，质硬并有结节感，伴有输精管增粗且呈串珠状，可能为附睾结核。结核病灶可与阴囊皮肤粘连，破溃后易形成瘘管。

（三）前列腺

检查时患者取肘膝卧位，跪卧于检查台上，也可采用右侧卧位或站立弯腰位。医师示指戴指套（或手套），指端涂以润滑剂，徐徐插入肛门，向腹侧触诊。正常前列腺质韧而有弹性，左、右两叶之间可触及正中沟。良性前列腺肥大时正中沟消失，表面光滑有韧感，无压痛及粘连，多见于老年人。前列腺肿大且有明显压痛，多见于急性前列腺炎；前列腺肿大、质硬、无压痛，表面有硬结节者多为前列腺癌。前列腺触诊时可同时做前列腺按摩留取前列腺液进行化验检查。

（四）精囊

正常时，肛诊一般不易触及精囊。如可触及则视为病理状态。精囊呈索条状肿胀并有触压痛多为炎症所致；精囊表面呈结节状多因结核引起，质硬肿大应考虑癌变。精囊病变常继发于前列腺，如炎症波及、结核扩散和前列腺癌的侵犯。

二、女性生殖器检查

（一）外生殖器

1. 阴阜

阴阜（mons veneris）位于耻骨联合前面，为皮下脂肪丰富、柔软的脂肪垫。性成熟后皮肤有阴毛，呈倒三角形分布，为女性第二性征。若阴毛先浓密后脱落而明显稀少或缺如，见于性功能减退症或席汉氏综合征等；阴毛明显增多，呈男性分布，多见于肾上腺皮质功能亢进。

2. 大阴唇

性成熟后表面有阴毛，未生育妇女两侧大阴唇自然合拢遮盖外阴；经产妇两侧大阴唇常分开；老年人或绝经后则常萎缩。

3. 小阴唇

小阴唇表面光滑、呈浅红色或褐色，前端融合后包绕阴蒂，后端彼此汇合形成阴唇系带。小阴唇炎症时常有红肿疼痛。局部色素脱失见于白斑症；若有结节、溃烂应考虑癌变可能。如有乳突状或蕈样突起见于尖锐湿疣。

4. 阴蒂

阴蒂过小见于性发育不全；过大应考虑两性畸形；红肿见于外阴炎症。

5. 阴道前庭

如有炎症则局部红肿、硬痛并有脓液溢出。肿大明显而压痛轻，可见于前庭大腺囊肿。

（二）内生殖器

1. 阴道

检查时，医师用拇、示指分开两侧小阴唇，在前庭后部可见阴道外口，其周围有处女膜（hymen）。处女膜外形有不同类型，未婚女性一般不做阴道检查，但已婚妇女有指征者不能省略该项检查。正常阴道黏膜呈浅红色、柔软、光滑。检查时应注意其紧张度，有无瘢痕、肿块、分泌物、出血等并观察宫颈有无溃烂及新生物形成。

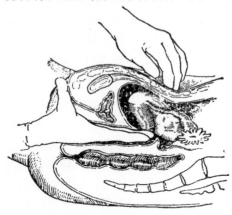

图 2-8-1　双合诊检查宫旁及子宫附件

2. 子宫

触诊子宫应以双合诊法进行检查（图 2-8-1）。正常宫颈表面光滑，妊娠时质软着紫色，检查时应注意宫颈有无充血、糜烂、肥大及息肉。环绕宫颈周围的阴道分前后，左右穹隆，后穹隆最深，为诊断性穿刺的部位。正常成年未孕子宫长约 7.5cm，宽 4cm，厚约 2.5cm；产后妇女子宫增大，触之较韧，光滑无压痛，子宫体积匀称性增大者见于妊娠；非匀称性增大者见于各种肿瘤。

3. 输卵管

正常输卵管表面光滑、质韧无压痛。输卵管肿胀、增粗或有结节，弯曲或僵直，且常与周围组织粘连、固定，明显触压痛者，多见于急、慢性炎症或结核。明显肿大可为输卵管积脓或积水。双侧输卵管病变，管腔变窄或梗阻，则难以受孕。

4. 卵巢

卵巢触诊多用双合诊（图 2-8-1），增大有压痛常见于卵巢炎症；卵巢囊肿常可出现卵巢不同程度肿大。

三、肛门与直肠检查

肛门（anus）是消化道末端在体表的开口，位于肛管下段，生理功能主要是控制排便。直肠（rectum）是自肛缘起向上长 12 ～ 15cm 的一段大肠，上段与结肠相连，下段与肛管相连，具有排便、吸收和分泌的功能。肛门与直肠的检查方法简便，常能发现许多有重要临床价值的体征。

检查肛门与直肠时应根据患者情况和检查目的选择不同的体位，体位不当可能引起患者疼痛或病情遗漏。常用的体位如下。

（1）肘膝位：患者两肘关节屈曲置于检查台上（图 2-8-2），胸部尽量靠近检查台，双膝关节屈曲成直角跪于检查台上，臀部抬高。该体位肛门显露清楚，内镜插入方便，亦常用于前列腺按摩。

（2）左侧卧位：患者取左侧卧位（图 2-8-3），左下肢稍屈曲，右下肢屈曲至贴近腹部，臀部靠近检查台右侧，医师位于患者后方进行检查。该体位适用于病重、年老体弱或女性患者。

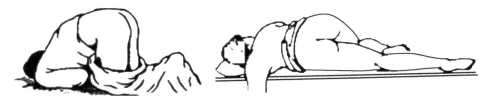

图 2-8-2　肘膝位　　　　　　　　　图 2-8-3　左侧卧位

（3）仰卧位或截石位：患者仰卧于检查台上（图 2-8-4），臀部垫高，双下肢抬高并外展，屈髋屈膝。需要做直肠双合诊时常选择该体位，亦适用于重症体弱患者。

（4）蹲位：患者呈下蹲排大便姿势（图 2-8-5），屏气向下用力。此时直肠因承受压力下降，因而常用于检查直肠脱垂、内痔及直肠息肉等情况。

（5）弯腰前俯位：患者双下肢略分开站立（图 2-8-6），身体前倾，双手扶于支撑物上。肛门视诊时常用该体位。

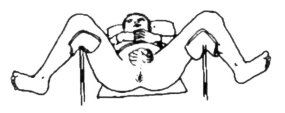

图 2-8-4　仰卧位

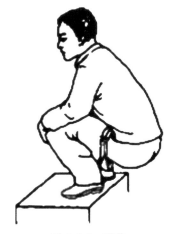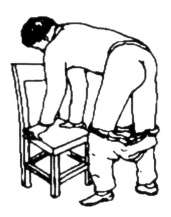

图 2-8-5　蹲位　　　　　图 2-8-6　弯腰前俯位

肛门与直肠检查所发现的病变如肿块、溃疡等，应按时针方向进行记录，并需注明检查时所取体位。如肘膝位时肛门后正中点为12点钟位，前正中点为6点钟位，而截石位时则与之相反。

肛门与直肠的检查方法以视诊、触诊为主，辅以内镜检查。

（一）视诊

常用体位有左侧卧位、肘膝位、弯腰前俯位和截石位。检查时医师用双手拇指或示指、中指、环指三指分开患者臀沟，观察肛门及其周围皮肤颜色及皱褶。正常颜色较深，皱褶自肛门向外周呈放射状，患者提肛收缩肛门时括约肌皱褶更明显，做排便动作则皱褶变浅。此外还应观察肛门周围有无脓血、黏液、肛裂、外痔、瘘管口或脓肿等。有时视诊可发现很有诊断价值的佐证。

（1）肛门闭锁（proctatresia）与狭窄：多见于新生儿先天性畸形；因感染、外伤或手术引起的肛门狭窄，常可在肛周发现瘢痕。

（2）肛门瘢痕与红肿：肛门周围瘢痕多见于外伤或手术后；肛门周围红肿常为肛门周围炎症或脓肿。

（3）肛裂（anal fissure）：是齿状线以下肛管皮肤层裂伤后形成的裂口或感染性溃疡，呈梭形或椭圆形，方向与肛管纵轴平行。肛裂多见于青中年人，患者自觉排便时剧烈疼痛，排出的粪便周围常附有少许鲜血，可能与长期便秘、粪便干结导致的肛管机械性损伤有关。由于肛管后壁承受的压力最大，大多数肛裂位于肛管的后正中线上，急性肛裂可见裂口呈红色，底浅，边缘整齐，无瘢痕形成。慢性肛裂因反复发作，底深且不整齐。

（4）痔（hemorrhoid）：是直肠下端黏膜下或肛管边缘皮下的内痔静脉丛或外痔静脉丛扩大和曲张所致的静脉团，多见于成年人，患者常有大便带血、痔块脱出、疼痛或瘙痒感。内痔（internal hemorrhoid）位于齿状线以上，表面被直肠下端黏膜所覆盖，在肛门内口可查到柔软的紫红色包块，排便时可突出肛门口外；外痔（externa hemorrhoid）位于齿状线以下，表面被肛管皮肤所覆盖，在肛门外口可见紫红色柔软包块；混合痔（mixed hemorrhoid）是齿状线上、下均可发现紫红色包块，下部被肛管皮肤所覆盖，具有外痔与内痔的特点。

（5）肛瘘（archosyrinx）：是指肛门周围的肉芽肿性管道，由内口、瘘管和外口组成。内口在直肠或肛管内，多为一个，外口位于肛门周围皮肤，可为一个或多个。肛瘘多为直肠肛管周围脓肿所致，由于外口生长较快，脓肿常假性愈合，导致脓肿反复发作。检查时可见肛门周围皮肤有单个或多个外口，呈红色乳头状隆起，肛周或外口沾有粪便及脓性分泌物，肛镜下有时可见瘘管内口。

（6）直肠脱垂（proctoptosis）：又称为脱肛（rectal prolaps），是指直肠壁部分或全层向下移位而脱出于肛门外。检查时患者取蹲位，注意观察肛门外有无突出物。如无突出物或突出不明显，嘱患者屏气做排便动作，如此时肛门外可见紫红色球状突出物，且随排便力气加大而突出更为明显，即为直肠不完全脱垂，又称为黏膜脱垂，停止排便动作时突出物常可回复至肛门内；如突出物呈椭圆形块状物，表面有环形皱襞，即为直肠完全脱垂，停止排便动作亦不易回复。

（二）触诊

肛门和直肠触诊通常称为肛诊或直肠指检，是简单而重要的临床检查方法，对及早发现肛管、直肠癌有重大意义。但在临床实践中，有些患者不愿意接受检查，以致发生误诊或漏诊。因此，对有检查指征的患者，应向其说明检查的目的和重要性，使之接受并配合检查，以免延误病情。

检查时患者可采取肘膝位、左侧卧位或仰卧位等。医师右手戴指套或手套，并涂以润滑剂，如肥皂液、凡士林、液状石蜡等，将示指置于肛门外口轻轻按摩，待患者肛门括约肌适应放松后，再徐徐插入肛门、直肠内。首先测试肛门及括约肌的紧张度，正常时直肠仅能伸入一指并感到肛门环缩。再检查肛管及直肠的内壁，注意有无压痛，黏膜是否光滑，有无内痔、肿块及波动感等。触及肿块时要确定大小、形状、位置、硬度及能否推动。在直肠前壁男性还可扪及直肠壁外的前列腺，女性则可扪及子宫颈，不能误认为病理性肿块。根据检查的具体要求，必要时可做直肠双合诊检查，即右手示指在直肠内，左手在下腹部，双手配合，以检查盆腔脏器的病变情况。触诊完毕抽出手指后，应注意观察指套表面有无黏液或血迹，若有血迹而未触及病变，应进一步行内镜检查，如直肠镜检或乙状结肠镜检，以助鉴别。

直肠指检可帮助我们发现一些肛门与直肠的常见疾病。

（1）直肠肛管周围脓肿：触痛伴有波动感见于肛门、直肠周围脓肿。

（2）肛裂：直肠剧烈触痛，常因肛裂及感染引起。

（3）肛瘘：沿瘘管外口向肛门方向延伸，双指合诊常可扪及条索状物或瘘管内口处小硬结。

（4）内痔：多较柔软不易扪及，如有血栓形成，可扪及硬结，有时有触痛、出血。

（5）直肠息肉（proctopolypus）：指自直肠黏膜突向肠腔的隆起性病变，年龄越大，发生率越高。检查时在直肠内可扪及质软、表面光滑可推动的球形肿物，多发息肉则可扪及大小不等的质软肿物，移动度大的息肉多可扪及蒂部。因息肉常为多发性的，见到息肉应进一步行纤维结肠镜检查。

（6）直肠癌（rectal carcinoma）：是乙状结肠与直肠交界处至齿状线之间的癌。检查时可在直肠内扪及高低不平的硬结、溃疡、菜花状肿物，肠腔可有狭窄，指套上常有脓血和黏液。

此外，直肠指检还可发现直肠肛管外的一些常见疾病，如阑尾炎、盆腔脓肿、急性附件炎、前列腺炎等。如在直肠膀胱陷凹或直肠子宫陷凹触及硬结，应考虑腹腔内肿瘤的种植转移。

第九节 脊柱、四肢

本节学习目标

（1）熟悉脊柱检查的主要内容、方法及常见体征的临床意义。

（2）熟悉四肢与关节检查的主要内容、方法及常见体征的临床意义。

一、脊　柱

脊柱（spine）是支撑体重、维持躯体各种姿势的重要支柱。脊柱检查时被检查者可处站立位和坐位，按视、触、叩诊的顺序进行。检查时应注意脊柱弯曲度、有无畸形、活动受限、压痛与叩击痛等。

（一）脊柱弯曲度

1. 生理性弯曲

（1）侧面观察：正常人直立时，从侧面观察脊柱有 4 个生理性弯曲，即颈段稍向前凸，胸段稍向后凸，腰椎明显向前凸，骶椎则明显向后凸。类似"S"形，称为生理性弯曲（图 2-9-1）。

（2）后面观察：从上至下看脊柱有无侧弯。检查方法：医师用手指沿脊椎的棘突以适当的压力往下划压，划压后皮肤出现一条红色充血痕，

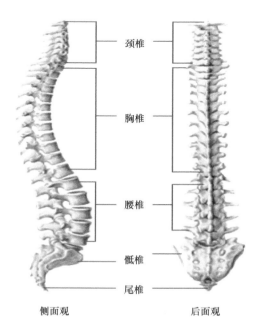

颈椎

胸椎

腰椎

骶椎

尾椎

侧面观　　　　　后面观

图 2-9-1　脊柱生理弯曲度

以此痕为标准，判断脊柱有无侧弯。

2. 病理性变形

（1）颈椎变形：观察自然姿势下有无侧偏、前屈、过度后伸和僵硬感。颈椎侧偏见于先天性斜颈，患者头向一侧倾斜，患侧胸锁乳突肌隆起。

（2）脊柱后凸（kyphosis）：脊柱后凸，也称为驼背（gibbus），多发生于胸段脊柱。其原因很多，表现也不完全相同。①佝偻病，多在儿童期发病，坐位时胸段呈明显均匀性向后弯曲，仰卧位时弯曲可消失。②结核病，多在青少年时期发病，病变常在胸椎下段及腰段。由于椎体被破坏、压缩，棘突明显向后凸出，形成特征性的成角畸形。③强直性脊柱炎，多见于成年人，脊柱胸段成弧形（或弓形）后凸，常有脊柱强直性固定，仰卧位时亦不能伸直。④脊椎退行性变，多见于老年人，椎间盘退行性萎缩，骨质退行性变，胸腰椎后凸曲线增大，造成胸椎明显后凸，形成驼背。⑤其他，如外伤所致脊椎压缩性骨折，可造成脊柱后凸。

（3）脊柱前凸（lordosis）：脊柱前凸多发生在腰椎部位，患者腹部明显向前突出，臀部明显向后突出。多见于晚期妊娠、大量腹水、腹腔巨大肿瘤、髋关节结核及先天性髋关节后脱位等。

（4）脊柱侧凸（scoliosis）：脊柱离开后正中线向左或右偏曲称为脊柱侧凸。根据侧凸发生部位不同，分为胸段侧凸、腰段侧凸及胸腰段联合侧凸；根据侧凸的性状分为姿势性和器质性两种。①姿势性侧凸（posture scoliosis）。脊柱结构无异常，弯曲度多不固定，改变体位可使侧凸得以纠正，如平卧位或向前弯腰时脊柱侧凸可消失。其原因有：儿童发育期坐、立姿势不良；代偿性侧凸可因一侧下肢明显短于另一侧所致；坐骨神经性侧凸，多因椎间盘突出，患者改变体位，放松对神经根压迫的一种保护性措施，突出的椎间盘位于神经根外侧者，腰椎突向患侧，位于神经根内侧者，腰椎突向健侧；脊髓灰质炎后遗症等。②器质性侧凸（organic scoliosis）。脊柱器质性侧凸的特点是改变体位不能使侧凸得到纠正。其病因有先天性脊柱发育不全，慢性胸膜肥厚、胸膜粘连及肩部或胸廓的畸形等。

（二）脊柱活动度

正常人脊柱各部位活动范围明显不同。颈椎段和腰椎段活动范围最大，胸椎段活动范围最小，骶椎和尾椎已融合成骨块状，几乎不活动。

检查时嘱被检查者做前屈、后伸、侧弯、旋转等运动，观察脊柱的活动情况及有无变形（表2-9-1）。已有脊柱外伤可疑骨折或关节脱位时，应避免脊柱活动，以免损伤脊髓。

表 2-9-1 脊柱各段活动度

	前屈	后伸	左右侧弯	旋转度（一侧）
颈椎	45°	45°	45°	60°
胸椎	30°	20°	20°	35°
腰椎	75°	30°	35°	30°
全脊柱	128°	125°	73°	115°

（三）脊柱压痛与叩击痛

检查压痛时，被检查者取端坐位，身体稍向前倾。医师以右手拇指从枕骨粗隆开始自上而下逐个按压脊柱棘突及椎旁肌肉，并询问被检查者有无压痛，然后标记出疼痛的脊椎体（图

2-9-2）。检查叩击痛方法有两种：①直接叩击法，即直接用叩诊锤或中指叩击各椎体棘突，多用于检查胸椎和腰椎。②间接叩击法，被检查者取坐位，医师以左手掌置于被检查者头顶部，右手半握拳以小鱼际肌部位叩击左手背，询问被检查者有无疼痛及疼痛的部位（图 2-9-3）。正常人无叩击痛。

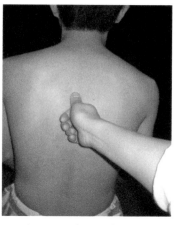

图 2-9-2 脊柱压痛检查法

（四）脊柱检查的几种特殊试验

1. 屈颈试验（Linder 征）

被检查者仰卧，也可取端坐或直立位，医师一手置于胸前，另一手置于枕后，缓慢、用力地上抬其头部，使颈前屈，若出现下肢放射痛，则为阳性，见于腰椎间盘突出症。其机制是屈颈时，硬脊膜上移，脊神经根被动牵扯，加重了突出的椎间盘对神经根的压迫，因而出现下肢的放射痛。

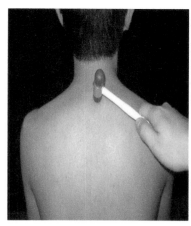
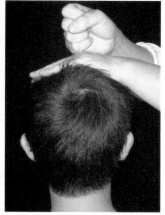

图 2-9-3 脊柱直接与间接叩击痛检查法

2. 拾物试验

将一物品放在地上，嘱被检查者拾起。腰椎正常者可两膝伸直，腰部自然弯曲，俯身将物品拾起。如被检查者先以一手扶膝蹲下，腰部挺直地用手接近物品，此即为拾物试验阳性，多见于腰椎病变如腰椎间盘脱出、腰肌外伤及炎症等。

3. 直腿抬高试验（Lasegue 征）

被检查者仰卧，双下肢平伸，医师一手握踝部，另一手置于大腿伸侧，分别做双侧直腿抬高动作（图 2-9-4），腰与大腿正常可达 80°～90° 若抬高不足 70°，且伴有下肢后侧的放射性疼痛，则为阳性，见于腰椎间盘突出症，也可见于单纯性坐骨神经痛。

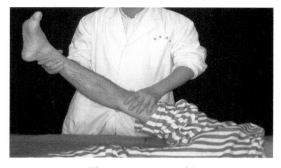

图 2-9-4 Lasegue 征

二、四肢与关节

四肢（four limbs）及其关节（arthrosis）的检查通常运用视诊与触诊，两者相配合，特殊情况下采用叩诊和听诊。

（一）上肢

1. 上肢长度（upper extremity length）

可用目测法：被检查者双上肢向前伸直，掌面并拢，比较其长度。也可用带尺测量：从肩峰至尺骨鹰嘴为上臂的长度；从鹰嘴突至尺骨茎突的距离为前臂长度；肩峰至桡骨茎突或中指指尖距离为全上肢长度。双上肢长度不一见于骨折、关节脱位、先天性短肢等。

2. 肩关节（shoulder joint）

（1）外形：被检查者脱去上衣，取坐位，对比观察双肩。正常双肩对称，呈弧形。当肩关节脱位或三角肌萎缩时，肩关节弧形轮廓消失，肩峰突出，呈"方肩"。两侧肩关节一高一低，见于先天性肩胛高耸症及脊柱侧弯。锁骨骨折，远端下垂，使该侧肩下垂，肩部突出畸形如戴肩章状，见于外伤性肩锁关节脱位，锁骨外端过度上翘所致。

（2）运动：嘱被检查者向不同方向自主活动肩关节，或医师固定肩胛骨，另一手持前臂进行各个方向活动。正常时外展90°，内收45°，前屈90°，后伸35°，旋转45°。若关节各方向活动均受限为"冻结肩"。

（3）搭肩试验：被检查者取坐位，挺胸，用患侧手掌平放于对侧肩关节前方，如不能搭上，前臂不能自然贴紧胸壁，为阳性，提示肩关节脱位。

（4）压痛点：用示、中指按压被检查者肩关节周围组织和肌肉附着处，了解有无压痛，判断相应的肌腱腱鞘有无病变。如肱骨结节间的压痛见于肱二头肌长头腱鞘炎，肱骨大结节压痛可见于冈上肌腱损伤等。

3. 肘关节（elbow joint）

（1）外形：嘱被检查者伸直双上肢，手掌向前，左右对比，观察肘关节双侧及肘窝部是否饱满、肿胀，肱骨内、外上髁及尺骨鹰嘴形成的连线，和屈肘时形成的三角解剖关系是否改变。肘关节伸直时轻度外翻，称为携物角，为5°～15°。此角＞15°为肘外翻，＜0°为肘内翻。

（2）活动度：肘关节活动正常时前屈135°～150°，后伸10°，旋前（手背向上转动）80°～90°。

（3）触诊：肘关节周围有无肿块，桡骨小头是否压痛，肱动脉搏动强弱，双侧是否对称等。

4. 腕关节及手（wrist joint and hand）

（1）外形：①手的功能位置，腕背伸30°并稍偏尺侧，拇指于外展时掌屈曲位，其余各指屈曲，呈握茶杯姿势（图2-9-5）。②手的自然休息姿势，半握拳，腕关节背伸约20°，向尺侧倾斜约10°，拇指尖靠近示指关节的桡侧，其余四肢呈半屈曲状，屈曲程度由示指向小指逐渐增大，且各指尖均指向舟骨结节处（图2-9-6）。

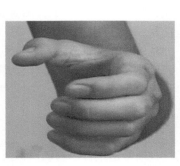
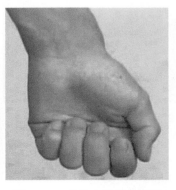

图2-9-5　手的功能位　　　　图2-9-6　手的自然休息姿势

（2）局部肿胀与隆起：可因外伤、关节炎、关节结核所致。腕关节背侧或旁侧局部隆起见于腱鞘囊肿，腕背侧肿胀见于腕肌腱腱鞘炎或软组织损伤。手指关节出现梭形肿胀，见于类风湿关节炎。单个指关节出现梭形肿胀，可能为指骨结核或内生软骨瘤。

（3）畸形：①杵状指（趾）（acropachy），手指或足趾末端增生增厚，指甲从根部到末端拱形隆起呈杵状（图2-9-7a）。其发生机制可能与肢体末端慢性缺氧、代谢障碍及中毒性损害有关。杵状指（趾）常见于：呼吸系统疾病，如慢性肺脓肿、支气管扩张和支气管肺癌；心血管疾病，如发绀型先天性心脏病、亚急性感染性心内膜炎；营养障碍性疾病，如肝硬化。②匙状甲（koilonychia），又称为反甲，表现为指甲中央凹陷，边缘翘起，指甲变薄，表面粗糙有条纹（图2-9-7b），常见于缺铁性贫血和高原疾病。③其他畸形（图2-9-7c，图2-9-7d，图2-9-7e，图2-9-7f）。腕垂症，见于桡神经损伤；猿手，见于正中神经损伤；爪形手，手指呈鸟爪样，见于尺神经损伤、进行性肌萎缩和脊髓空洞症等；餐叉样畸形，见于柯莱斯（Colles）骨折。

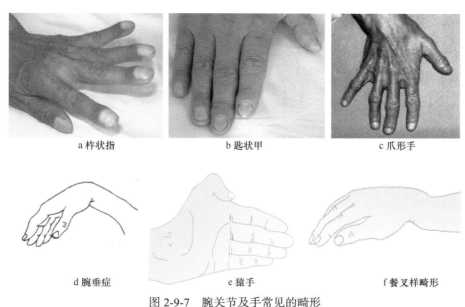

a 杵状指   b 匙状甲   c 爪形手

d 腕垂症   e 猿手   f 餐叉样畸形

图 2-9-7　腕关节及手常见的畸形

（4）运动：腕关节及各手指关节活动范围是否正常。正常腕关节可掌屈50°～60°，背伸30°～60°，内收25°～30°，外展30°～40°。手指除拇指可做内收并拢桡侧示指及外展40°外，其余四指掌指、指指关节仅能做掌屈运动。

（二）下肢

1. 髋关节（hip joint）

（1）步态：髋关节病变引起的异常步态主要有①跛行，疼痛性跛行表现为患肢膝部微屈，轻轻落下，足尖着地，然后迅速换健侧负重，步态短促不稳，并感病变髋关节及患肢疼痛，见于髋关节结核。短肢跛行表现为患侧足尖落地或健侧下肢屈膝，呈跳跃状行走，见于小儿麻痹后遗症。②鸭步，走路时两腿分开的距离宽，左右摇摆，如鸭子行走。见于先天性双髋关节脱位、髋内翻和小儿麻痹症。③呆步，步行时下肢向前甩出，转动躯干，步态呆板，见于髋关节强直等。

（2）畸形：被检查者取仰卧位，双下肢伸直，使两侧髂前上棘连线与躯干正中线保持垂直，腰部放松，腰椎平贴于床面，观察下肢有无超越中线的偏移，髋关节有无畸形。超越中线为内收畸形，离开中线向外偏移为外展畸形。

（3）活动度：髋关节屈曲 130°～140°，后伸 15°～30°，内收 20°～30°，外展 30°～45° 及旋转 45°。

（4）其他：应检查腹股沟有无异常饱满，臀肌是否丰满，臀部皱褶是否对称，髋关节周围有无肿块、瘢痕及窦道形成，髋关节周围是否有压痛等。

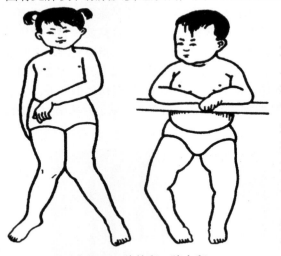

图 2-9-8　膝外翻、膝内翻

2. 膝关节（knee joint）

（1）外形：嘱被检查者直立，暴露双膝，双腿并拢，观察下肢外形，如两踝距离增宽，小腿向外偏斜呈"X"形，称为膝外翻；若被检查者双股骨内踝间距增大，小腿向内偏斜呈"O"形，称为膝内翻（图 2-9-8），见于佝偻病。若膝关节过度后伸形成向前的反屈状，为膝反张，见于小儿麻痹后遗症和膝关节结核。还应观察膝关节是否肿大，双侧膝眼是否消失，皮肤有无红肿及窦道形成，关节周围有无肌萎缩。

（2）压痛：膝关节发炎时，双膝眼处压痛；髌骨软骨炎时髌骨两侧有压痛；膝关节间隙压痛提示半月板损伤；侧副韧带损伤，压痛点多在韧带上下两端的附着处。

（3）肿块：对膝关节周围的肿块，应注意大小、硬度、活动度、有无压痛及波动感。髌骨前方肿块，并可触及囊性感，见于髌前滑囊炎；膝关节间隙处可触及肿块，且伸膝时明显，屈膝后消失，见于半月板囊肿；胫前上端或股骨下端有局限性隆起，无压痛，多为骨软骨瘤；腘窝处出现肿块，有囊状感，多为腘窝囊肿；如伴有与动脉同步的搏动，见于动脉瘤。

（4）摩擦感：医师一手置于患膝前方，另一手握住被检查者小腿做膝关节的伸屈动作，如膝部有摩擦感，提示膝关节面不光滑，见于炎症后遗症及创伤性关节炎。推动髌骨做上下左右活动，如有摩擦感，提示髌骨表面不光滑，见于炎症及创伤后遗留的病变。

（5）活动度：膝关节屈曲可达 120°～150°，伸 5°～10°，内旋 10°，外旋 20°。

（6）浮髌试验（floating patella test）：被检查者取平卧位，下肢伸直放松，医师一手虎口卡于患膝髌骨上极，并加压压迫髌上囊，使关节液集中于髌骨底面，另一手示指垂直按压髌骨并迅速抬起，按压时髌骨与关节面有碰触感，松手时髌骨浮起，即为浮髌试验阳性（图 2-9-9），提示有中等量以上关节积液（50ml）。

3. 踝关节与足（ankle joint and foot）

（1）肿胀：①匀称性肿胀，正常踝关节两侧可见内外踝轮廓，跟腱两侧各有一凹陷区，踝关节背伸时，可见伸肌腱在皮下走行，踝关节肿胀时以上结构消失，见于踝关节扭伤、结核、化脓性关节炎及类风湿关节炎。②局限性肿胀，足背或内、外踝下方局限肿胀见于腱鞘炎或腱鞘囊肿；跟骨结节处肿胀见于跟腱周围炎；第二、三跖趾关节背侧或跖骨干局限性肿胀，可能为跖骨头无菌性坏死或骨折引起。

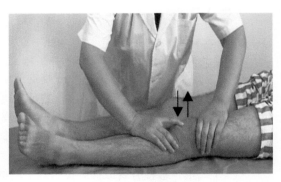

图 2-9-9　浮髌试验

（2）局限性隆起：足背部骨性隆起可见于外伤、骨质增生或先天性异常；内外踝明显突出，见于胫腓关节分离、内外踝骨折；踝关节前方隆起，见于距骨头骨质增生。

（3）畸形：足部常见畸形有如下几种（图2-9-10）。

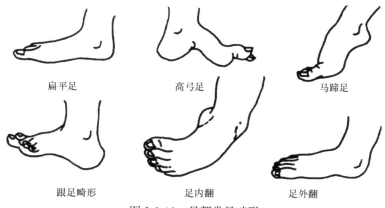

扁平足　　　　　　　　　高弓足　　　　　　　　　马蹄足

跟足畸形　　　　　　　　足内翻　　　　　　　　　足外翻

图 2-9-10　足部常见畸形

1）扁平足：足纵弓塌陷，足跟外翻，前半足外展，形成足旋前畸形，横弓塌陷，前足增宽，足底前部形成胼胝。

2）高弓足：足纵弓高起，横弓下陷，足背隆起，足趾分开。

3）马蹄足：踝关节跖屈，前半足着地，常因跟腱挛缩或腓总神经麻痹引起。

4）跟足畸形：小腿三头肌麻痹，足不能跖屈，伸肌牵拉使踝关节背伸，形成跟足畸形，行走和站立时足跟着地。

5）足内翻：跟骨内旋，前足内收，足纵弓高度增加，站立时足不能踏平，外侧着地，常见于小儿麻痹后遗症。

6）足外翻：跟骨外旋，前足外展，足纵弓塌陷，舟骨突出，扁平状，跟腱延长线落在跟骨内侧，见于胫前胫后肌麻痹。

（4）运动：嘱被检查者主动活动或医师检查时做被动活动。踝关节，背伸20°～30°，跖屈40°～50°；跟距关节，内、外翻各30°；跗骨间关节，内收25°，外展25°；跖趾关节，跖屈30°～40°，背伸45°。

第十节　神经系统

本节学习目标

（1）了解脑神经检查的方法及结果判断。

（2）熟悉运动功能的检查方法及结果判断。

（3）熟悉感觉功能的检查方法及结果判断。

（4）掌握神经反射检查的主要内容、方法及临床意义。

神经系统检查包括颅神经检查、运动功能检查、感觉功能检查、神经反射检查及自主神经功能检查。神经系统检查要求准确性高，检查时需要被检查者充分合作，耐心细致进行，才能起到满意效果。本节重点介绍神经反射检查。

一、颅　神　经

颅神经检查对颅脑损害的定位诊断极有意义。颅神经共有 12 对，检查颅神经应按先后顺序进行，以免重复和遗漏。

（一）嗅神经

嗅觉的灵敏度可通过问诊了解。检查方法：嘱被检查者闭目，并用手指压住一侧鼻孔，然后用醋、酒、茶叶、牙膏等带有气味的物品分别放于鼻孔前，让被检查者说出所嗅到的气味。同法检查对侧。嗅觉功能障碍除鼻黏膜病变引起外，常见于同侧嗅神经（olfactory nerve）损害，如嗅沟病变压迫嗅球、嗅束可引起嗅觉丧失。

（二）视神经

视神经（optic nerve）：包括视力、视野和眼底检查。视力用远视力表及近视力表进行测试。视野是指被检查者正视前方，眼球不动时所能看到的范围。一般可先用手试法，分别检查两侧视野。嘱被检查者背光与医生对坐，相距为 60 ~ 100cm，各自用手遮住相对眼睛（被检查者遮左眼，医师遮右眼），对视片刻，保持眼球不动，医师用手指分别自上、下、左、右由周边向中央慢慢移动，注意手指位置应在医师与被检查者之间，如医师视野正常，被检查者应与医师同时看到手指。如被检查者视野变小或异常时应进一步做视野计检查。眼底检查用检眼镜观察视神经的颜色、形状、边缘及生理凹陷，血管的数量、管径比例、有无动静脉交叉压迫，视网膜有无渗出物、水肿及出血等。

（三）动眼神经、滑车神经、展神经

（1）动眼神经（oculomotor nerve）：支配提睑肌、上直肌、下直肌、内直肌及下斜肌的运动，检查时如发现上睑下垂，眼球向内、上、下方向活动受限，均提示有动眼神经麻痹。

（2）滑车神经（trochlear nerve）：支配眼球的上斜肌，如眼球向下及向外运动减弱，提示滑车神经有损害。

（3）展神经（abducens nerve）：支配眼球的外直肌，检查时将目标物分别向左右两侧移动，观察眼球向外转动情况。展神经受损时眼球外展障碍。

（四）三叉神经

三叉神经（trigeminal nerve）具有运动与感觉两种功能。其检查内容包括面部感觉功能、运动功能、角膜反射及下颌反射。

1. 感觉功能

用针、棉签及盛有冷、热水的试管分别检查面部三叉神经分布区域(前额、鼻部两侧及下颌)内皮肤的痛觉、触觉及温度觉，两侧对比。观察有无减退、消失或过敏。

2. 运动功能

将双手置于被检查者两侧下颌角上面嚼肌隆起处，嘱被检查者做咀嚼动作，即可对比两侧嚼肌力量强弱的差异。也可将一手置于被检查者的颏下向上用力，然后嘱被检查者做张口动作，以感触张口动作时的肌力。正常人两侧肌力相等，张口时下颌位于中间而无偏斜。

（五）面神经

面神经（facial nerve）包括运动功能和味觉检查两部分。

1. 运动功能

首先观察被检查者在安静、说话和做表情动作时有无双侧面肌的不对称，如眼裂、鼻唇沟及口角两侧是否对称。其次可嘱被检查者做皱眉、闭眼、露齿、鼓腮或吹口哨等动作，观察左右两侧差异。受损时患侧动作有障碍，常见于面神经瘫痪及脑血管病变。

2. 味觉

准备不同的试液（如糖水、盐水、醋酸溶液等），嘱被检查者伸舌，用棉签分别依次蘸取上述试液，轻涂于被检查者舌面上，让其辨味。每试一侧后即需漱口，两侧分别试之。面神经损害时舌前 2/3 味觉丧失。

（六）位听神经

位听神经（auditory nerve）。检查听力和前庭功能。

1. 听力

粗略的检查可用耳语、表音或音叉，准确的检查需借助电测听计。

2. 前庭功能

询问被检查者有无眩晕、平衡失调、夜行困难；观察有否眼球震颤等。

（七）舌咽神经、迷走神经

舌咽神经（glossopharyngeal nerve）。与迷走神经（vagus nerve）。有许多功能关系密切。检查时嘱被检查者张口，先观察腭垂是否居中，两侧软腭高度是否一致，然后嘱被检查者发"啊"音，观察两侧软腭上抬是否有力、腭垂是否偏斜等。

（八）副神经

副神经（accessory nerve）。主要支配胸锁乳突肌和斜方肌，前者主要作用是向对侧转颈，后者作用为耸肩。检查时，需注意观察有无萎缩，有无斜颈及垂肩。检测肌力的方法是：医师将一手置于被检查者腮部，嘱被检查者向该侧转头以测试胸锁乳突肌的收缩力，然后将两手放在被检查者双肩上下压，嘱被检查者做对抗性抬肩动作。

（九）舌下神经

检查舌下神经（hypoglossal nerve）时嘱被检查者伸舌，观察有无舌偏斜、舌缘两侧厚薄不相称及颤动等。出现以上现象提示舌下神经核病变。舌向一侧偏斜常见于脑血管病变。

二、运动功能

运动包括随意和不随意运动，随意运动由锥体束支配，不随意运动（不自主运动）由锥体外系和小脑支配。

（一）肌力

肌力（muscle power）。是指肌肉运动时的最大收缩力。检查方法：令被检查者做肢体伸屈动作，医师从相反方向给予阻力，测试被检查者对阻力的克服力量，并注意两侧对比。肌力的记录采用 0～5 级的六级分级法。

（1）0 级：完全瘫痪，测不到肌肉收缩。

（2）1 级：仅测到肌肉收缩，但不能产生动作。

（3）2 级：肢体在床面上能水平移动，但不能抬离床面。

（4）3 级：肢体能抬离床面，但不能对抗阻力。

（5）4 级：能做对抗阻力动作，但较正常差。

（6）5 级：正常肌力。

根据肌力减退程度的不同可分为完全性瘫痪和不完全性瘫痪（轻瘫）。根据瘫痪的部位不同可分为：①单瘫，单一肢体瘫痪，多见于脊髓灰质炎；②偏瘫，为一侧肢体（上、下肢）瘫痪，常伴有同侧颅神经损害，多见于颅内病变或脑卒中；③交叉性偏瘫，为一侧肢体瘫痪及对侧颅神经损害，多见于脑干病变；④截瘫，为双侧下肢瘫痪，是脊髓横贯性损伤的结果，见于脊髓外伤、炎症等。

（二）肌张力

肌张力（muscle tone）。是指静息状态下的肌肉紧张度和被动运动时所遇到的阻力。检查方法：在被检查者肌肉松弛时，医师的双手握住被检查者肢体，用不同的速度和幅度，反复做被动的伸屈和旋转运动，感到的轻度阻力就是这一肢体有关肌肉的张力。同时也可用手触摸肌肉，从其硬度中测知其肌张力。

1. 肌张力增高

触摸肌肉，坚实感，伸屈肢体时阻力增加。可表现为：①痉挛性肌张力增高（spasticity），又称为折刀现象，为锥体束损害的表现；②铅管样强直（lead-pipe rigidity），为椎体外系损害表现。

2. 肌张力降低

肌肉松软，伸屈其肢体时阻力低，关节运动范围扩大。

（三）不自主运动

不自主运动（abnormal movements）。是指在患者意识清楚的情况下，随意肌不自主收缩所产生的一些无目的的异常动作，多为锥体外系损害的表现。

1. 震颤（tremor）

为两组拮抗肌交替收缩引起的不自主动作。可有下列类型：①静止性震颤（static tremor），静止时表现明显，而在运动时减轻，睡眠时消失，常伴肌张力增高，见于帕金森病；②意向性震颤（intentional tremor），又称为动作性震颤，震颤在休息时消失，动作时发生，愈近目的物愈明显，见于小脑疾患。

2. 舞蹈样运动（choreic movement）

为面部肌肉及肢体的快速、不规则、无目的、不对称的不自主运动，表现为做鬼脸、转颈、耸肩、手指间断性伸屈、摆手和伸臂等舞蹈样动作，多见于儿童脑风湿性病变。

3. 手足徐动（athetosis）

为手指或足趾的一种缓慢持续的伸展扭曲动作，见于脑性瘫痪、肝豆状核变性和皮质基底节变性。

（四）共济失调

机体任一动作的完成均依赖于某组肌群协调一致的运动，称为共济运动（coordination）。这种协调主要靠小脑的功能以协调肌肉活动、维持平衡和帮助控制姿势，也需要运动系统的正常肌力，前庭神经系统的平衡功能，眼睛、头、身体动作的协调，以及感觉系统对位置的感觉共同参与作用。这些部位的任何损伤均可出现共济失调（ataxia）。

1. 指鼻试验（finger-to-nose test）

嘱被检查者手臂外展伸直，再以示指触自己的鼻尖，由慢到快，先睁眼、后闭眼重复进行。小脑半球病变时同侧指鼻不准。

2. 跟—膝—胫试验（heel-knee-shin test）

被检查者仰卧，上抬一侧下肢，将足跟置于另一下肢膝盖下端，再沿胫骨前缘向下移动，先睁眼、后闭眼重复进行，小脑损害时，动作不稳。

3. 其他

①轮替动作（alternating movement）：嘱被检查者伸直手掌并以前臂做快速旋前、旋后动作，共济失调者动作缓慢、不协调；②闭目难立征（Romberg test）：嘱被检查者足跟并拢站立，闭目，双手向前平伸，若出现身体摇晃或倾斜则为阳性，提示小脑病变。

三、感 觉 功 能

感觉功能检查时，患者必须意识清晰，检查前让患者了解检查的目的与方法，以取得充分合作。检查时要注意左右侧和远近端部位的差别。检查感觉功能时被检查者需闭目，以避免主观或暗示作用。

（一）浅感觉检查

1. 痛觉（algesia）

用针尖均匀地轻刺被检查者皮肤以检查痛觉，注意两侧对比，记录感觉障碍类型（正常、过敏、减退或消失）与范围。

2. 触觉（thigmesthesia）

用棉签轻触被检查者的皮肤或黏膜。

3. 温度觉（thalposis）

用盛有热水（40～50℃）和冷水（5～10℃）的试管交替测试皮肤温度觉。

（二）深感觉检查

1. 运动觉（motor sensation）

轻轻夹住被检查者的手指或足趾两侧，做上或下移动，令被检查者根据感觉说出"向上"或"向下"。

2. 位置觉（position sensation）

将被检查者的肢体摆成某一姿势，请被检查者描述该姿势或用对侧肢体模仿。

3. 震动觉（vibration sensation）

用震动的音叉（128Hz）柄置于骨突起处（如内踝、外踝、手指、桡尺骨茎突、胫骨、膝盖等），询问有无震动感觉，两侧有无差别。

（三）复合感觉检查

复合感觉是大脑综合分析的结果，也称为皮质感觉。

1. 皮肤定位觉（skin topethesia）

以手指或棉签轻触被检查者皮肤某处，让被检查者指出被触部位。

2. 两点辨别觉（two-point discrimination）

以钝脚分规轻轻刺激皮肤上的两点（小心不要造成疼痛），检测被检查者辨别两点的能力，再逐渐缩小双脚间距，直到被检查者感觉为一点时，测其实际间距，两侧比较。

3. 实体觉（stereognosis）

嘱被检查者用单手触摸熟悉的物体，如钢笔、钥匙、硬币等，并说出物体的名称。先测功能差的一侧，再测另一侧。

4. 图形觉（graphesthesia）

被检查者闭目，在其皮肤上画图形（方、圆、三角形等）或写简单的字（一、二、十等），观察其能否识别。

四、神经反射

神经反射由反射弧完成，反射弧包括感受器、传入神经元、中枢、传出神经元和效应器。反射弧中任一环节有病变都可影响反射，使其减弱或消失；反射又受高级神经中枢控制，如锥体束以上病变，可使反射活动失去抑制而出现反射亢进。

（一）浅反射

刺激皮肤、黏膜或角膜引起的反射称为浅反射。

1. 角膜反射（corneal reflex）

嘱被检者睁眼向内侧注视，医师用捻成细束的棉絮避开被检查者视线，由角膜外缘向内轻触角膜（图2-10-1），该侧眼睑迅速闭合，为直接角膜反射，对侧也出现眼睑闭合，为间接角膜反射。直接与间接角膜反射均消失见于三叉神经病变（传入障碍）；直接反射消失，间接反射存在，见于患侧面神经瘫痪（传出障碍）。

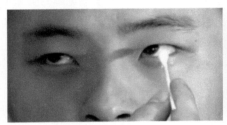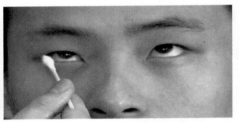

图 2-10-1　角膜反射

2. 腹壁反射（abdominal reflex）

被检查者仰卧，双下肢稍屈曲使腹壁放松，医师用钝头竹签按上、中、下3个部位轻划腹壁皮肤（图2-10-2）。正常人在该处可见腹肌收缩。上、中、下腹壁反射中枢分别位于胸髓7～8、9～10、11～12节段。反射消失分别见于上述不同平面的胸髓病损。双侧上、中、下部反射均消失见于昏迷和急性腹膜炎患者。一侧上、中、下腹壁反射均消失见于同侧锥体束病损。肥胖、老年及经产妇由于腹壁过于松弛也会出现腹壁反射减弱或消失。

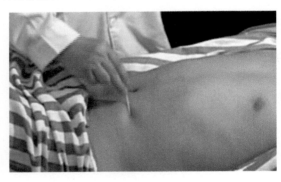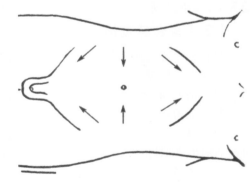

图 2-10-2　腹壁反射

3. 提睾反射（cremasteric reflex）

被检查者仰卧，下肢稍屈曲，医师用钝头竹签由下而上轻划股内侧上方皮肤（图2-10-3）。正常人可引起同侧提睾肌收缩，睾丸上提。反射中枢位于腰髓1～2节段。双侧反射消失为腰髓1～2节病损。一侧反射减弱或消失见于锥体束损害。局部病变如腹股沟疝、阴囊水肿等也可影响提睾反射。

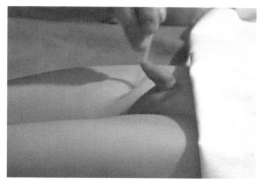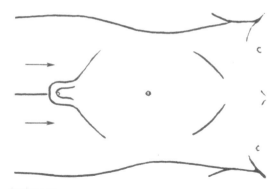

图 2-10-3　提睾反射

4. 跖反射（plantar reflex）

被检查者仰卧，下肢伸直，医师手持被检查者踝部，用钝头竹签由后向前划足底外侧至小趾跖关节处转向拇趾侧（图 2-10-4）。正常人表现足趾向跖面屈曲。反射中枢位于骶髓 1～2 节段。反射消失为骶髓 1～2 节病损。

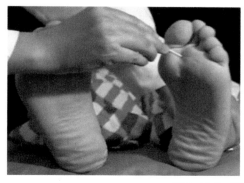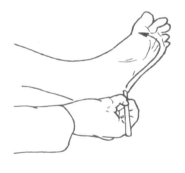

图 2-10-4　跖反射

5. 肛门反射（anal reflex）

用钝头竹签轻划肛门周围皮肤（图 2-10-5），可引起肛门外括约肌收缩。反射中枢位于骶髓 4～5 节段。反射障碍为骶髓 4～5 节或肛尾神经病损。

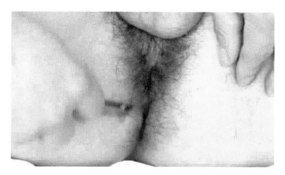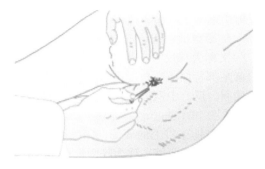

图 2-10-5　肛门反射

（二）深反射

刺激骨膜、肌腱经深部感受器完成的反射称为深反射，又称为腱反射。检查时被检查者要合作，肢体应放松。叩击力量要均等，两侧要对比。反射程度通常分为以下几级：0，反射消失；1+，肌肉收缩存在，但无相应关节活动，为反射减弱；2+，肌肉收缩并导致关节活动，为正常反射；3+，反射增强，可为正常或病理状况；4+，反射亢进并伴有阵挛，为病理状况。

1. 肱二头肌反射（biceps reflex）

被检查者前臂屈曲，医师以左手拇指置于被检查者肘部肱二头肌肌腱上，右手持叩诊锤叩击左拇指（图 2-10-6）。正常反应为肱二头肌收缩，前臂快速屈曲。反射中枢位于颈髓 5 ～ 6 节段。

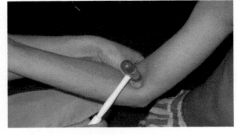

图 2-10-6　肱二头肌反射

2. 肱三头肌反射（triceps reflex）

被检查者外展上臂，半屈曲肘关节，医师用左手托住其上臂，右手用叩诊锤直接叩击鹰嘴上方的肱三头肌腱（图 2-10-7），正常反应为肱三头肌收缩，前臂稍外展。反射中枢位于颈髓 6 ～ 7 节段。

3. 桡骨膜反射（radioperiosteal reflex）

被检查者前臂置于半屈半旋前位，医师左手托前臂，使腕关节自然下垂，再以叩诊锤轻叩桡骨茎突（图 2-10-8），正常反应为前臂旋前，屈肘。反射中枢位于颈髓 5 ～ 6 节段。

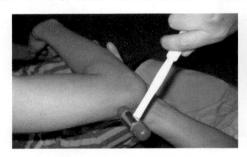　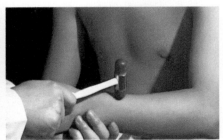

图 2-10-7　肱三头肌反射　　　　　图 2-10-8　桡骨膜反射

4. 膝反射（knee reflex）

被检查者取坐位，小腿自然下垂；或取仰卧位，医师以左手托起其膝关节使之屈曲约 120°，用右手持叩诊锤叩击膝盖髌骨下方股四头肌肌腱（图 2-10-9）。正常反应为小腿伸展。反射中枢位于腰髓 2 ～ 4 节段。

5. 跟腱反射（achilles tendon reflex）

又称为踝反射。被检查者仰卧，髋、膝关节稍屈曲，下肢取外旋外展位。医师左手将被检者足部背屈成直角，再以叩诊锤叩击跟腱（图 2-10-10）。正常反应为腓肠肌收缩，足向跖面屈曲。反射中枢位于骶髓 1 ～ 2 节段。

6. 阵挛（clonus）

在锥体束以上的病变，深反射亢进时，用力使相关的肌肉处于持续性紧张状态，该组肌肉发生节律性收缩，称为阵挛，常见的有以下两种。

（1）踝阵挛（ankle clonus）：被检查者仰卧，髋与膝关节稍屈，医师一手持被检查者腘窝部，另一手持足底前端，用力使踝关节背伸（图 2-10-11）。阳性表现为腓肠肌与比目鱼肌发生连续性节律性收缩。

（2）髌阵挛（patellar clonus）：被检查者下肢伸直，医师用拇指与示指捏住髌骨上缘，用力向远端方向快速连续推动数次后保持推力（图2-10-12）。阳性表现为股四头肌发生节律性收缩，使髌骨上下移动。

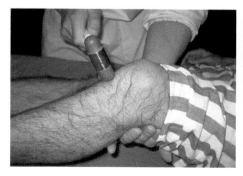

图 2-10-9　膝反射

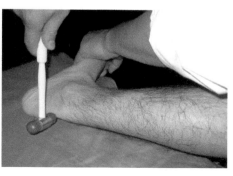

图 2-10-10　跟腱反射

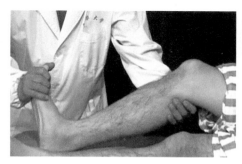

图 2-10-11　踝阵挛

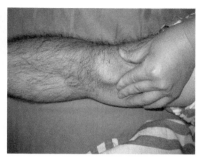

图 2-10-12　髌阵挛

（三）病理反射

病理反射指锥体束病损时，大脑失去了对脑干和脊髓的抑制作用而出现的异常反射。

1. Babinski 征（巴宾斯基征）

检查方法同跖反射。被检查者仰卧，下肢伸直，医师一手持被检查者踝部，另一手用竹签沿着被检查者足底外侧缘，由后向前至小趾根部时转向内侧（图2-10-13a）。阳性表现为拇趾背伸，其余四趾呈扇形展开。

2. Oppenheim 征（奥本海姆征）

医师用拇指及示指沿胫骨前缘用力由上向下滑压（图2-10-13b）。阳性表现同巴宾斯基征。

3. Gordon 征（戈登征）

医师用拇指和其他四指分置于腓肠肌两侧，以适当的力量捏压（图2-10-13c）。阳性表现同巴宾斯基征。

4. Hoffmann 征（霍夫曼征）

一般认为是病理反射，但也有认为是深反射亢进的表现。医师左手持被检查者腕部，右手中指与示指夹住被检查者中指并向上提，使腕部处于轻度过伸位，用拇指迅速弹刮被检查者的中指指甲（图2-10-13d）。由于中指深屈肌受到牵引而引起其余四指的轻度掌屈反应则为阳性。反射中枢位于颈髓7节～胸髓1节段。

（四）脑膜刺激征

脑膜刺激征为脑膜受激惹的体征，见于脑膜炎、蛛网膜下腔出血和颅内压增高等。

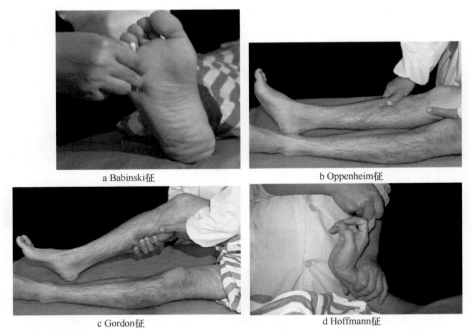

a Babinski征　　　　　　　　　b Oppenheim征

c Gordon征　　　　　　　　　d Hoffmann征

图 2-10-13　病理反射检查法

1. 颈强直（neck stiffness）

被检查者仰卧，颈部放松，医师左手托被检查者枕部，右手置于胸前做被动屈颈动作以测试颈肌抵抗力。若被动屈颈时抵抗力增强，即是颈强直。

2. Kernig 征（凯尔尼格征）

被检查者仰卧，先将一侧髋膝关节屈成直角，再用手抬高小腿，伸膝，正常人可将膝关节伸达 135° 以上（图 2-10-14a）。阳性表现为在 135° 以内伸膝受限，并伴疼痛，屈肌痉挛。

3. Brudzinski 征（布鲁津斯基征）

被检查者仰卧，下肢自然伸直，医师左手托被检查者枕部，右手按压其胸前，使头部被动前屈（图 2-10-14b）。阳性表现为双侧膝关节和髋关节屈曲。

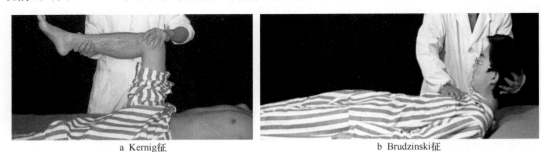

a Kernig征　　　　　　　　　b Brudzinski征

图 2-10-14　脑膜刺激征检查法

五、自主神经功能

自主神经又称为植物神经，可分为交感与副交感两个系统，主要功能是调节内脏、血管与腺体等活动。临床常用检查方法有以下几种。

（一）眼心反射

被检查者仰卧，双眼自然闭合，计数脉率。医师用左手中指、示指分别置于眼球两侧，逐渐加压，以不痛为限。加压20～30秒后，计数脉率，正常可减少10～12次／分，超过12次／分，提示副交感（迷走）神经功能增强，迷走神经麻痹则无反应。如压迫后脉率非但不减慢反而加速，则提示交感神经功能亢进。

（二）卧立位试验

平卧位计数脉率，然后起立站直，再计数脉率。如由卧位到立位脉率增加超过10～12次／分，为交感神经兴奋性增强。由立位到卧位，脉率减慢超过10～12次／分，则为迷走神经兴奋性增强。

（三）皮肤划痕试验

用钝头竹签在皮肤上适度加压划一条线，数秒钟后，皮肤先出现白色划痕（血管收缩），高出皮面，以后变红，属于正常反应。如白色划痕持续较久，超过5分钟，提示交感神经兴奋性增高。如红色划痕迅速出现、持续时间较长、明显增宽甚至隆起，提示副交感神经兴奋性增高或交感神经麻痹。

（四）竖毛反射

竖毛肌由交感神经支配。将冰块置于颈后或腋窝，数秒钟后可见竖毛肌收缩，毛囊处隆起如鸡皮。根据竖毛反射障碍的部位来判断交感神经功能障碍的范围。

第十一节　全身体格检查

本节学习目标

（1）了解全身体格检查的重要性。
（2）熟悉全身体格检查的基本要求。
（3）掌握全身体格检查的基本内容、顺序。

全身体格检查是每位临床医生和医学生必备的基本功，也是评价和考核每位医生基本临床技能的重要组成部分。在分段学习各器官系统检查之后，学生应学会融会贯通、综合应用，面对具体病例能够从头到足全面系统地、井然有序地进行全身体检，以提高体格检查的技能和质量。

一、基本要求

（1）内容务求全面系统。这是为了收集尽可能完整的客观资料，起到筛查的作用，亦便于完成住院病历规定的各项要求。此外，对于重点深入检查的内容应心中有数，使每例全身体检不是机械地重复，而是有所侧重，使检查内容既能涵盖住院病历要求条目，又能重点深入患病的器官系统。

（2）顺序应从头到足进行，强调一种合理、规范的逻辑顺序，不仅可最大限度地保证体检的效率和速度，而且也可大大减少患者的不适和不必要的体位变动，但为检查的方便，某些器官系统，如皮肤、淋巴结、神经系统，采取分段检查，统一记录。

（3）遵循全身检查内容和顺序的同时，经过长期训练，可以形成自己的体检习惯。在体检中可对个别检查顺序做适当调整，例如，传统的腹部检查是按视、触、叩、听的顺序，但为了避免触诊对肠鸣音的影响，加上心肺听诊之后继续听诊腹部更方便，采取视、听、叩、触顺序更好。在检查中，关键是检查者认真细致，及时综合总结，切忌粗枝大叶，草率从事。

（4）具体病例特别注意原则的灵活性。对急诊、重症病例可简单体检后即进行抢救或治疗，遗留的内容待病情稳定后补充。不能坐起的患者，背部检查只能侧卧进行，也不能进行步态和脊柱运动功能的检查。肛门直肠、外生殖器的检查应根据病情需要确定是否检查，如确需检查应特别注意保护患者隐私。

（5）全身体格检查顺序

1）以卧位患者为例：一般情况和生命征→头颈部→前、侧胸部（心肺）→（患者取坐位）后背部（包括肺、脊柱、肾区、骶部）→（卧位）腹部→上肢→下肢→肛门直肠→外生殖器→神经系统（最后站立位）。

2）以坐位患者为例：一般情况和生命征→上肢→头颈部→后背部（包括肺、脊柱、肾区、骶部）→（患者取卧位）前、侧胸部（心、肺）→腹部→下肢→肛门直肠→外生殖器→神经系统（最后站立位）。按照以上两种检查顺序可保证分段而集中的体格检查顺利完成，同时患者只有 2 ～ 3 次体位变动。

（6）边查边想，正确评价；边问边查，核实补充。对于客观检查结果的正确限度、临床意义，需要医生的学识和经验，才能做出正确的分析和判断。初学者可能需要重复检查和核实，才能获得完整而正确的资料。检查过程中与患者的适当交流，不仅可以补充病史资料，而且可以融洽医患关系。例如，补充系统回顾的内容，查到哪里，问到哪里，简单几个问题可十分自然而简捷地获取各系统患病的资料。

（7）掌握检查的进度和时间。熟悉检查项目之后，可以使体检从容不迫、井然有序地进行。为了避免检查给患者带来的不适或负担，一般应尽量在 30 ～ 40 分钟内完成。

（8）检查结束时应与患者简单交谈，说明重要发现，以及患者应注意的事项或下一步检查计划。但如对体征的意义把握不定，不要随便解释，以免增加患者思想负担或给医疗工作造成紊乱。

二、基本项目

全身体格检查的基本项目根据上述要求拟定，遵循这一基本内容和逻辑顺序，有利于初学者养成良好职业习惯和行为规范。这些看似机械、繁琐的项目是全身筛查必不可少的，亦极有利于保质保量完成住院病历规定的各项要求。学生按这些项目要求学习，反复实践，即使以后勿需书写住院病历，亦能根据临床工作要求适当取舍。

1. 一般检查及生命征

（1）准备和清点器械。

（2）自我介绍（说明职务，姓名，并进行简短交谈以融洽医患关系）。

（3）观察发育、营养、面容、表情和意识等一般状态。

（4）当患者在场时洗手。

（5）测量体温（腋温，10 分钟）。

（6）触诊桡动脉至少 30 秒。

（7）用双手同时触诊双侧桡动脉，检查其对称性。

（8）计数呼吸频率至少 30 秒。

（9）测右上肢血压两次。

2. 头颈部

（1）观察头部外形、毛发分布、异常运动等。

（2）触诊头颅。

（3）视诊双眼及眉毛。

（4）分别检查左右眼的近视力（用近视力表）。

（5）检查下睑结膜、球结膜和巩膜。

（6）检查泪囊。

（7）翻转上睑，检查上睑、球结膜和巩膜。

（8）检查面神经运动功能（皱额、闭目）。

（9）检查眼球运动（检查6个方位）。

（10）检查瞳孔直接对光反射。

（11）检查瞳孔间接对光反射。

（12）检查集合反射（包括调节与辐辏反射）。

（13）观察双侧外耳及耳后区。

（14）触诊双侧外耳及耳后区。

（15）触诊颞颌关节及其运动。

（16）分别检查双耳听力（摩擦手指或用手表音）。

（17）观察外鼻。

（18）触诊外鼻。

（19）观察鼻前庭、鼻中隔。

（20）分别检查左右鼻道通气状态。

（21）检查上颌窦，注意有无肿胀、压痛、叩痛等。

（22）检查额窦，注意有无肿胀、压痛、叩痛等。

（23）检查筛窦，注意有无压痛。

（24）观察口唇、牙齿、上腭、舌质和舌苔。

（25）借助压舌板检查颊黏膜、牙齿、牙龈、口底。

（26）借助压舌板检查口咽部及扁桃体。

（27）检查舌下神经（伸舌）。

（28）检查面神经运动功能（露齿、鼓腮或吹口哨）。

（29）检查三叉神经运动支（触双侧嚼肌或以手对抗张口动作）。

（30）检查三叉神经感觉支（上、中、下三支）。

（31）暴露颈部。

（32）观察颈部外形和皮肤、颈静脉充盈和颈动脉搏动情况。

（33）检查颈椎屈曲及左右活动情况。

（34）检查副神经（耸肩及对抗头部旋转）。

（35）触诊耳前淋巴结。

（36）触诊耳后淋巴结。

（37）触诊枕后淋巴结。

（38）触诊颌下淋巴结。

（39）触诊颏下淋巴结。

（40）触诊颈前淋巴结浅组。

（41）触诊颈后淋巴结。

（42）触诊锁骨上淋巴结。

（43）触诊甲状软骨。

（44）触诊甲状腺峡部（配合吞咽）。

（45）触诊甲状腺侧叶（配合吞咽）。

（46）分别触诊左右颈动脉。

（47）触诊气管位置。

（48）听诊颈部（甲状腺、血管）杂音。

3. 前、侧胸部

（1）暴露胸部。

（2）观察胸部外形、对称性、皮肤和呼吸运动等。

（3）触诊左侧乳房（4个象限及乳头）。

（4）触诊右侧乳房（4个象限及乳头）。

（5）用右手触诊左侧腋窝淋巴结。

（6）用左手触诊右侧腋窝淋巴结。

（7）触诊胸壁弹性、有无压痛。

（8）检查双侧呼吸动度（上、中、下，双侧对比）。

（9）检查双侧触觉语颤（上、中、下，双侧对比）。

（10）检查有无胸膜摩擦感。

（11）叩诊双侧肺尖。

（12）叩诊双侧前胸和侧胸（自上而下，由外向内，双侧对比）。

（13）听诊双侧肺尖。

（14）听诊双侧前胸和侧胸（自上而下，由外向内，双侧对比）。

（15）检查双侧语音共振（上、中、下，双侧对比）。

（16）观察心尖、心前区搏动，切线方向观察。

（17）触诊心尖搏动（两步法）。

（18）触诊心前区。

（19）叩诊左侧心脏相对浊音界。

（20）叩诊右侧心脏相对浊音界。

（21）听诊二尖瓣区（频率、节律、心音、杂音、摩擦音）。

（22）听诊肺动脉瓣区（心音、杂音、摩擦音）。

（23）听诊主动脉瓣区（心音、杂音、摩擦音）。

（24）听诊主动脉瓣第二听诊区（心音、杂音、摩擦音）。

（25）听诊三尖瓣区（心音、杂音、摩擦音）。

听诊先用膜型胸件，酌情用钟型胸件补充。

4. 背部

（1）请患者坐起。

（2）充分暴露背部。

（3）观察脊柱、胸廓外形及呼吸运动。

（4）检查胸廓活动度及其对称性。

（5）检查双侧触觉语颤。

（6）检查有无胸膜摩擦感。

（7）请患者双上肢交叉。

（8）叩诊双侧后胸部。

（9）叩诊双侧肺下界。

（10）叩诊双侧肺下界移动度（肩胛线）。

（11）听诊双侧后胸部。

（12）听诊有无胸膜摩擦音。

（13）检查双侧语音共振。

（14）触诊脊柱有无畸形、压痛。

（15）直接叩诊法检查脊椎有无叩击痛。

（16）检查双侧肋脊点和肋腰点有无压痛。

（17）检查双侧肋脊角有无叩击痛。

5. 腹部

（1）正确暴露腹部。

（2）请患者屈膝、放松腹肌、双上肢置于躯干两侧，平静呼吸。

（3）观察腹部外形、对称性、皮肤、脐及腹式呼吸等。

（4）听诊肠鸣音至少1分钟。

（5）听诊腹部有无血管杂音。

（6）叩诊全腹。

（7）叩诊肝上界。

（8）叩诊肝下界。

（9）检查肝脏有无叩击痛。

（10）检查移动性浊音（经脐平面先左后右）。

（11）浅触诊全腹部（自左下腹开始，逆时针触诊）。

（12）深触诊全腹部（自左下腹开始，逆时针触诊）。

（13）训练患者做加深的腹式呼吸2～3次。

（14）在右锁骨中线上单手法触诊肝脏。

（15）在右锁骨中线上双手法触诊肝脏。

（16）在前正中线上双手法触诊肝脏。

（17）检查肝-颈静脉回流征。

（18）检查胆囊点有无触痛。

（19）双手法触诊脾脏。

（20）如未能触及脾脏，嘱患者右侧卧位，再触诊脾脏。

（21）双手法触诊双侧肾脏。

（22）检查腹部触觉（或痛觉）。

（23）检查腹壁反射。

6. 上肢

（1）正确暴露上肢。

（2）观察上肢皮肤、关节等。

（3）观察双手及指甲。

（4）触诊指间关节和掌指关节。

（5）检查指关节运动。

（6）检查上肢远端肌力。

（7）触诊腕关节。

（8）检查腕关节运动。

（9）触诊双肘鹰嘴和肱骨髁状突。

（10）触诊滑车上淋巴结。

（11）检查肘关节运动。

（12）检查屈肘、伸肘的肌力。

（13）暴露肩部。

（14）视诊肩部外形。

（15）触诊肩关节及其周围。

（16）检查肩关节运动。

（17）检查上肢触觉（或痛觉）。

（18）检查肱二头肌反射。

（19）检查肱三头肌反射。

（20）检查桡骨骨膜反射。

（21）检查 Hoffmann 征。

7. 下肢

（1）正确暴露下肢。

（2）观察双下肢外形、皮肤、趾甲等。

（3）触诊腹股沟区有无肿块、疝等。

（4）触诊腹股沟淋巴结横组。

（5）触诊腹股沟淋巴结纵组。

（6）触诊股动脉搏动，必要时听诊。

（7）检查髋关节屈曲、内旋、外旋运动。

（8）检查双下肢近端肌力（屈髋）。

（9）触诊膝关节和浮髌试验。

（10）检查膝关节屈曲运动。

（11）检查髌阵挛。

（12）触诊踝关节及跟腱。

（13）检查有无凹陷性水肿。

（14）触诊双足背动脉。

（15）检查踝关节背屈、跖屈活动。

（16）检查双足背屈、跖屈肌力。

（17）检查踝关节内翻、外翻运动。

（18）检查屈趾、伸趾运动。

（19）检查下肢触觉（或痛觉）。

（20）检查膝腱反射。

（21）检查跟腱反射。

（22）检查 Babinski 征。

（23）检查 Chaddock 征。

（24）检查 Oppenheim 征。

（25）检查 Gordon 征。

（26）检查 Kernig 征。

（27）检查 Brudzinski 征。

（28）检查 Lasegue 征。

（29）检查踝阵挛。

8. 肛门直肠（仅必要时检查）

（1）嘱患者左侧卧位，右腿屈曲。

（2）观察肛门、肛周、会阴区。

（3）戴上手套，示指涂以润滑剂行直肠指检。

（4）观察指套有无分泌物。

9. 外生殖器（仅必要时检查）

（1）解释检查的必要性，消除顾虑，保护隐私。

（2）确认膀胱已排空，患者取仰卧位。

男性：①视诊阴毛、阴茎、冠状沟、龟头、包皮；②视诊尿道外口；③视诊阴囊，必要时做提睾反射；④触诊双侧睾丸、附睾、精索。

女性：①视诊阴毛、阴阜、大小阴唇、阴蒂；②视诊尿道口及阴道口；③触诊阴阜、大小阴唇；④触诊尿道旁腺、前庭大腺。

10. 共济运动、步态与腰椎运动

（1）请患者站立。

（2）指鼻试验（睁眼、闭眼）。

（3）检查双手快速轮替运动。

（4）检查 Romberg 征（闭目难立征）。

（5）观察步态。

（6）检查屈腰运动。

（7）检查伸腰运动。

（8）检查腰椎侧弯运动。

（9）检查腰椎旋转运动。

第三章 实验室检测

第一节 血液一般检测

本节学习目标

（1）熟悉红细胞计数（red blood cell count，RBC）、血红蛋白测定（Hb）、白细胞计数（white blood cell count，WBC）及白细胞分类计数（differential count，DC）的操作步骤。

（2）掌握红细胞计数、血红蛋白测定、白细胞计数及白细胞分类计数的参考值和临床意义。

（3）了解红细胞、白细胞形态改变的临床意义。

血液一般检测包括血液细胞成分的常规检测（简称为血液常规检测）、网织红细胞检测和红细胞沉降率检测。传统的血常规检测只包括红细胞计数、血红蛋白测定、白细胞计数、白细胞分类计数四项。随着医学科学技术的发展与更新，血液常规检测由过去的手工操作，到目前使用全自动血液分析仪进行检测。检测的项目增多，包括血红蛋白测定、红细胞计数、红细胞平均值测定和红细胞形态检测，白细胞计数和分类计数，血小板计数、血小板平均值测定和血小板形态检测。既节约了时间，减轻了劳动强度，又提高了分析的准确性。

一、红细胞计数

红细胞计数是取一定微量血液，经稀释后，计数出红细胞的数目，再换算成每升血液内所含红细胞的数目，每升血液有红细胞 4.5×10^{12} 个，可写为 $4.5 \times 10^{12}/L$。

（一）器材及试剂

器材及试剂包括：①计数板与盖玻片：由一块厚玻璃制成，板上刻度分为 9 个大方格，每个大方格面积为 $1mm^2$，中央大方格用于红细胞计数，被双线等分成 25 个中方格，每个中方格又划分为 16 个小方格（图3-1-1）。计数板与盖玻片组成计数池，计数池深度为 0.1mm，一个大方格体积为 $0.1\ mm^3$。②一次性 20μl 微量采血吸管、2ml 刻度吸管、一次性塑料小试管，试管架。③一次性刺血针。④光学显微镜。⑤红细胞稀释液。⑥75% 酒精棉球及消毒干棉球。

（二）检测方法

1. 备液

以 2ml 的吸管精确吸取红细胞稀释液 1.99ml 放入一次性小试管内，备用。

2. 采血

选择环指、中指指腹或耳垂，用 75% 酒精棉球消毒局部皮肤，待干后，用一次性刺血针刺入皮肤，深约 2mm，待血液从针孔流出，用消毒干棉球擦去第一滴血，轻轻挤压，使血液流出形成绿豆大小血滴，操作者用右手持微量采血吸管，将吸管口浸入血滴中，缓缓吸血至第一个刻度线标记处（10μl），用干棉球擦净吸管外黏附的血液。

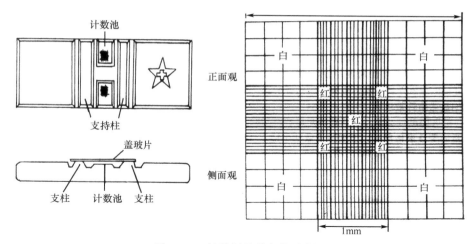

图 3-1-1 计数板及其方格示意图

3. 稀释

将吸管内血液立即挤入上述试管的稀释液内，并来回吸取少量稀释液数次，以便将残余在吸管内的血液全部洗净入稀释液中。轻轻摇动试管，充分混匀。此时血液被稀释 200 倍。

4. 充池

先将计数板及盖玻片擦干净，将盖玻片覆盖于计数池上面；用微量采血吸管吸取稀释的血液一滴，滴于盖玻片的下方边缘处，稀释血液即充填入计数池中，注意勿发生气泡；静置 2 ～ 3 分钟，待红细胞完全下沉稳定后进行计数。

5. 计数

平放计数板于显微镜台上，先用低倍镜找到计数池的中央大方格。观察红细胞是否均匀，并调整至视野中央，再转换高倍镜计数。镜下红细胞为圆形或盘形稍带黄色的细胞，应将上侧和左侧线上的红细胞计数在内，而下侧和右侧线上的红细胞则不计入（图 3-1-2）。计数 5 个中方格（即四角的及中央的中方格）内红细胞总共的个数，将其结果乘以 10 000，即得每一立方毫米血液中所含红细胞的数目。如 5 个中方格红细胞总数为 R，则 R×5（即为 0.1mm^3）×10（即为 1mm^3）×200（稀释倍数）=R×10 000，再换算成每升血液所含红细胞的数目，以 10^{12}/L 的方式表示。

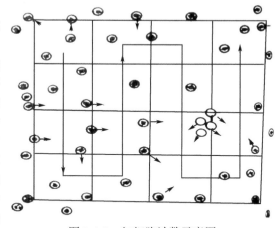

图 3-1-2 红细胞计数示意图

6. 清洁仪器

计数后，将盖玻片及计数板用水冲洗清洁后擦干。

（三）参考值

成年男性：（4.0 ～ 5.5）×10^{12}/L；成年女性：（3.5 ～ 5.0）×10^{12}/L；新生儿：（6.0 ～ 7.0）×10^{12}/L。

二、血红蛋白测定

红细胞中的血红蛋白经盐酸作用后，变成酸性血红素，呈棕褐色，与特制玻璃柱比色，即可得到每升血液所含血红蛋白的量（以克数表示），例如，每升血液中含血红蛋白 140g，写为 140g/L。

（一）器材及试剂

器材与试剂包括：①血红蛋白计，装有特制棕褐色玻璃柱，供比色用；②比色管，其上有克数和百分率（%）两种刻度；③一次性 20μl 微量采血吸管，一次性刺血针；④ 1/10 当量盐酸；⑤蒸馏水；⑥ 75% 酒精棉球及消毒干棉球。

（二）检测方法

1. 备液

用胶头滴管吸取 1/10 当量盐酸滴入清洁比色管内至"2"刻度处（即最低刻度处）。

2. 采血

穿刺取血同红细胞计数操作，用微量采血吸管准确吸取血液至第二个标记线标记处（20μl），擦去吸管外黏附的血液，将此血液挤入比色管 1/10 当量盐酸中，让吸管在比色管反复冲洗，使吸管内全部血液进入比色管中。

3. 混匀

将比色管的血液与盐酸摇匀，放置 10 分钟，混合液渐变为棕褐色。

4. 比色

徐徐滴加蒸馏水，同时摇动，直至比色管内混合液体的颜色与比色计上的棕褐色玻璃柱颜色相同为止。

5. 读数

读取相当于液体凹面最低点水平的刻度数，即为 100ml 血液内血红蛋白的克数，再换算成每升血液所含血红蛋白的克数。

（三）参考值

成年男性：120～160g/L；成年女性：110～150g/L；新生儿：170～200g/L。

三、白细胞计数

白细胞计数是取一定微量血液，经稀释将其中的红细胞破坏后，计数出白细胞的数目，再换算成每升血液内所含白细胞的数目，每升血液内有白细胞 7.4×10^9 个，可写为 7.4×10^9/L。

（一）器材及试剂

器材及试剂包括：①计数板与盖玻片；②一次性 20μl 微量采血吸管、0.5ml 刻度吸管、一次性塑料小试管；③刺血针；④光学显微镜；⑤白细胞稀释液；⑥ 75% 酒精棉球及消毒干棉球。

（二）检测方法

1. 备液

以 0.5ml 的吸管精确吸取白细胞稀释液 0.38ml 放入一次性小试管内，备用。

2.采血

局部皮肤消毒，穿刺采血，用微量采血吸管吸取血液 20μl。

3.稀释

将吸管内血液立即挤入小试管内，并充分混匀。此时，血液被稀释 20 倍。

4.充池

充池后，置 2 ～ 3 分钟。

5.计数

在低倍镜下，白细胞呈圆形，有核，稍有折光。计数四角的 4 个大方格内白细胞总共个数（W 表示），乘以 50 即得每微升血液所含白细胞数目。每毫升血液中白细胞数目 $=W×1/4×10×20 = W×50$，再换算成每升血液内所含白细胞的数目，以 $10^9/L$ 的方式表示。

（三）参考值

成人：（4 ～ 10）$×10^9/L$；新生儿：（15 ～ 20）$×10^9/L$；6 月～ 2 岁：（11 ～ 12）$×10^9/L$。

四、白细胞分类计数

（一）器材及试剂

器材及试剂包括：①载玻片、推玻片，玻璃蜡笔；②瑞氏染液；③磷酸盐缓冲液；④光学显微镜；⑤香柏油、乙醇加乙醚混合液及擦镜纸；⑥一次性刺血针；⑦75% 酒精棉球及消毒干棉球。

（二）检测方法

1.涂片

从采血针孔处挤出绿豆大小血滴，用清洁玻片的一端轻轻接触血滴，使血滴附于载玻片面上（注意勿触及皮肤，否则血在玻片上不能成滴）。将推玻片的一端边缘斜立在玻片血滴的前方，再稍向后拉，使血滴沿推片端的边缘均匀展开，推片与载玻片间保持约 45°夹角，轻轻用力，均匀而迅速地将推片沿载玻片表面推至玻片的另一端，直至血液推完为止，成为舌形血膜（图 3-1-3）。立即将玻片摇动，使其迅速干燥。

2.染色

取已干燥的血涂片，用蜡笔在血膜外划两条直线，滴瑞氏染液 3 ～ 5 滴，以遮盖全部血膜，放置约 30 秒钟，再加等量缓冲液，轻轻摆动玻片，使染液与缓冲液混匀，放置染色 3 ～ 8 分钟，用流水冲去染液，待干后可镜检。

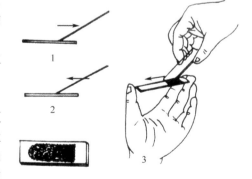

图 3-1-3　血涂片的制备

3.镜检

（1）先用低倍镜观察全片，以了解涂片、染色及细胞分布情况，选择厚薄适合，染色良好，细胞分布均匀的部分，再在油镜下按"弓"字形顺序进行检测。

（2）白细胞分类计数，计数 100 ～ 200 个白细胞，计算出各类白细胞的百分率，并注意有无异常或未成熟的白细胞。

（3）白细胞形态特点见表 3-1-1。

表 3-1-1　白细胞形态特点

白细胞	细胞大小与形状	细胞核	细胞质
中性粒细胞	直径 10～13μm，圆形	深紫红色，分 2～5 叶或呈杆状	粉红色，有弥散细小淡红色颗粒
嗜酸性粒细胞	直径 13～15μm，圆形	深紫色，常分 2 叶	含橘红色颗粒，粗大，圆形，大小一致
嗜碱性粒细胞	直径 10～12μm，圆形	分叶常模糊不清	紫红色，含蓝黑色颗粒，大小不等，分布不匀
淋巴细胞	大淋巴细胞直径 10～15μm，小淋巴细胞直径 6～10μm，圆形或椭圆形	深紫色，圆或椭圆，染色质似块状	淡蓝色，无颗粒或少数紫红色颗粒
单核细胞	直径 14～20μm，圆形或不规则形	肾形、马蹄形等，染色质似线状	灰蓝色，可有细小紫红色颗粒

（三）注意事项

（1）做血涂片时勿用伤口第一滴血，以免混有来自受损微血管的内皮细胞。

（2）血涂片要薄厚适度。过厚时细胞簇集影响形态观察，过薄则白细胞太少不易分类。影响血涂片薄厚的因素为：①血滴过大、夹角过大、推片速度过快则厚；②血滴过小、夹角过小、推片过慢则薄。

（3）加瑞氏染液或加缓冲液之后，切勿干涸，否则血涂片中有残渣，将干扰镜检。

（4）染色时间的长短，视染液性能而定，以低倍镜观察其染色良好为度。要以流水冲去染液，而不可先弃去染液再冲水，以免留有残渣。

（5）分类时要用油浸镜观察，以便同时观察白细胞有无形态学改变及红细胞有无形态变化。

（6）分类计数时不可只在某一局部，而应按规定方向推动血涂片来进行观察，因胞体较大的白细胞如嗜酸性粒细胞、单核细胞、中性粒细胞于涂片的上下边缘处多见。而胞体较小的如淋巴细胞则以涂片中心地带为多。

（四）参考值

白细胞正常百分比和绝对值见表 3-1-2。

表 3-1-2　白细胞正常百分比和绝对值

白细胞	百分率（%）	绝对值（×10^9/L）
中性粒细胞（N）		
杆状核（st）	0～5	0.04～0.05
分叶核（sg）	50～70	2～7
嗜酸性粒细胞（E）	0.5～5	0.05～0.5
嗜碱性粒细胞（B）	0～1	0～0.1
淋巴细胞（L）	20～40	0.8～4
单核细胞（M）	3～8	0.12～0.8

五、全自动血液分析检测

（一）概述

全自动血液分析检测是采用不同型号的血液分析仪进行血液的检测，它是临床工作中最重要的实验方法之一。使用血液分析仪替代了繁重的手工操作，还开发了多种手工难以办到的参数，不但提高了效率，也提高了医学检验的水平，为临床提供了更多有用的实验指标。该检验方法目前已在多数医院广泛使用。

（二）功能特点

（1）多参数分析，大多数分析仪能测定近20个参数，较先进的仪器能检测近40项参数。

（2）精确度高，各参数的检测变异系数一般均小于5%～10%。

（3）操作简易速度快，一般每小时测定标本50～100份。

（4）标本用血量少，总需血量一般小于250μl。

（5）自动打印结果，简明直观，仪器除能提供各种检测参数的数值外，还提供相应的直方图和（或）散点图。

（6）具备质量控制功能，各种血液分析仪均有不同层次的质量控制功能，以保证各参数测定的可靠性。

（7）设置清洗功能，各检测标本的互染率小于1%。

（8）完善的报警功能，仪器对异常的检测结果能显示相应的报警信号，以提醒检测人员重新分析。

（9）有效地筛检正常人群的功能，这是现代自动血液分析的最大长处，同时，还能提供异常人群疾病的诊断线索。

（三）理论基础

现代血液分析仪主要应用了以下两大检测原理。

1. 电阻抗检测原理

（1）电阻抗原理：即 coulter 原理，血细胞是相对不良导体，当其悬浮于电解质溶液中通过检测微孔时，会改变微孔内外原来恒定的电阻，结果产生电脉冲。脉冲的大小代表了通过微孔血细胞体积的大小，脉冲的数量代表通过微孔血细胞的数量。

（2）直方图：根据电阻抗检测血细胞的原理，分析仪在不同的检测通道，按细胞大小或类似颗粒的大小来区别血细胞。以横坐标表示细胞（颗粒）体积大小。纵坐标表示一定体积细胞的相对频率（%）。直方图可显示特定细胞群体的细胞平均体积，细胞分布情况，是否存在明显的异常细胞群。

2. 电光检测原理

（1）电光原理：单个血细胞随着流体动力聚集形成的鞘流液在通过激光（由氦、氖等惰性物质经激发产生的单色光）照射的检测区时，使光束发生折射、衍射和散射，散射光由光检测器接收所产生脉冲。脉冲的大小与被照细胞的大小成正比，脉冲的数量代表被照射细胞的数量。

（2）散点图：主要用以反映各种类型白细胞。横坐标表示散射光测定的特征性信息，纵坐标表示细胞体积的大小。在散点图上，根据各种正常细胞占据不同的圆形范围，从而区别各种血细胞。

（四）操作规程

（1）接通电源，打开仪器开关，40秒后看仪器是否处于准备状态。若仪器处于未准备状态，按一下选择开关，等仪器恢复准备状态。

（2）若标本是抗凝静脉血，请在全血模式下检测，即画面上出现 WB 字样。若画面上不是 WB，按一下 MODE 键，然后将全血混匀，将进样针插入标本中，按一下选择开关，待报警时，拿开标本，等待结果。

（3）如果标本是预先稀释，请在稀释模式下检测，即画面上出现 PD 字样。如果不是 PD 字样，按一下 MODE 键，再按一下右边光标键，再按一下 ENTER 键，然后采末梢血 20μl，放入盛有 500μl 特殊稀释液的子弹头中混匀，将进样针插入子弹头中，按一下选择开关，待报警停止时，拿开子弹头，等待结果（自动打印）。

（4）检测完后必须用清洗剂当作样品检测一次。

（5）关好开关，拨开电源。

（五）血细胞分析仪检测项目及参考值

血细胞分析仪检测项目及参考值见表 3-1-3。

表 3-1-3　血细胞分析仪检测项目及参考值

英文	中文	参考值	英文	中文	参考值
WBC	白细胞计数	（4～10）×10^9/L	MPV	平均血小板体积	7～11fl
RBC	红细胞计数	男（4.0～5.5）×10^{12}/L；女（3.5～5.0）×10^{12}/L	LYM%	淋巴细胞百分含量	20%～40%
HGB	血红蛋白	男 120～160g/L；女 110～150g/L	LYM	淋巴细胞数量	（1.5～4.0）×10^9/L
HCT	红细胞压积	男 0.37～0.51L/L；女 0.35～0.47L/L	MON%	单核细胞百分含量	4%～10%
MCV	平均红细胞体积	80～100fl	MON	单核细胞数量	（0.2～0.8）×10^9/L
MCH	平均血红蛋白含量	27～34pg	GRA%	粒细胞百分含量	54%～60%
MCHC	平均血红蛋白浓度	320～360g/L	GRA	粒细胞数量	（2～7）×10^9/L
RDW	红细胞体积分布宽度	11.5%～14.5%	PDW	血小板分布宽度	15%～17%
PLT	血小板计数	（100～300）×10^9/L	PCT	血小板压积	0.145～0.209L/L

第二节　骨髓细胞学检测

本节学习目标

（1）掌握各系列各阶段血细胞的形态特征。

（2）熟悉常见血液病的骨髓象和血象特点。

（3）了解骨髓细胞学检测的送检要求。

一、检测方法和内容

（一）取材

采用骨髓穿刺术抽取骨髓液（具体方法见常用诊疗技术章节）。骨穿时注意事项包括以下几点。

（1）严格无菌操作，详细记录操作过程及患者有无不良反应。

（2）穿刺部位常选择髂后上棘或髂前上棘，定位后勿移动体位或牵拉皮肤以免穿刺点偏离，导致穿刺失败。

（3）骨髓液抽取量一般应小于 0.3ml，以免稀释而影响检测结果。如需同时做骨髓干细胞培养、染色体分析或细菌培养等检测，应先抽取涂片液，然后再抽取其他检测所需的骨髓液。

（4）如血小板小于 $20 \times 10^9/L$ 时，穿刺后应局部压迫止血，至少 10 分钟。

（5）骨髓涂片应及时进行染色，尤其是细胞化学染色。

（二）涂片及染色

骨髓液的涂片与染色要求比较严格，否则会造成细胞鉴别上的困难，影响检测的结果。当骨髓液取出后应立即涂片，以免凝固，所用的玻片需绝对干净，涂片方法与血片的制作相同。涂膜厚薄应适宜，细胞分布均匀，若太厚会有细胞重叠、挤压而出现变形。染色方法通常选用瑞氏染色法。对各种骨髓细胞的形态特点是以瑞氏染色法所反映的特点来描述的。

（三）显微镜检测

1. 低倍镜检测

（1）观察骨髓涂片的取材、制片和染色是否满意。选择取材满意，涂膜厚薄适宜，细胞分布均匀（头、体、尾三部无显著厚薄差异），染色良好的涂片进行检测。

（2）确定骨髓增生程度。在涂片中段选择几个细胞分布均匀的视野（成熟红细胞既不重叠也不过于稀疏）观察成熟红细胞与有核细胞的大致比例，可将增生程度分为五级，若比值在上下两级之间，则算上一级的增生程度（表 3-2-1）。

表 3-2-1　骨髓增生程度分级

骨髓增生程度	有核细胞：成熟红细胞	常见原因
增生极度活跃	1：1	各类型白血病
增生明显活跃	1：10	各类型白血病，增生性贫血
增生活跃	1：20	正常骨髓或某些贫血
增生降低	1：50	再生障碍性贫血（慢性型），粒细胞减少或缺乏病
增生极度降低	1：200	再生障碍性贫血（急性型）

（3）观察计数巨核细胞。注意其数量、成熟程度、血小板功能及其形态等，先低倍镜下观察巨核细胞的数量，应逐一视野浏览全片，尤其注意涂片的两端和上下边缘，计数全部膜片上的巨核细胞。低倍镜下见到巨核细胞后，即转油镜观察，进行分类计数，并注意观察巨核细胞及血小板的形态有无异常。分类计数通常至少观察 30 个以上的巨核细胞，根据不同发育阶段巨核细胞的比例，可以判断巨核细胞的成熟程度及产血小板的功能。

（4）注意有无特殊的异常细胞。特别注意片尾及上、下两侧有无体积大、成堆出现的特殊细胞，如转移癌细胞、尼曼 - 匹克细胞、高雪细胞等。

2. 油镜检测

（1）有核细胞分类：选择染色好、细胞分布均匀、结构清楚的部位，计数 200 ～ 500 个有核细胞，计算出各类细胞百分比。

（2）形态学观察：注意细胞形态、大小、着色、结构及细胞核与胞质成分的变化。

（3）注意有无特殊形态的异常细胞出现，必要时还需注意有无寄生虫。

3. 骨髓细胞形态学特点

骨髓细胞种类较多，初次接触会感到辨认困难，首先需掌握血细胞发育演变的一般规律，有利于对细胞的识别。同时还应注意各系统及各阶段细胞的个性，掌握其鉴别的要点，就能逐步识别。

（1）红细胞系统（erythrocyte series）

1）原始红细胞（normoblast）：细胞圆形或椭圆形，直径为 15 ～ 22μm，细胞边缘可见半球状或瘤状突起。胞核圆形，约占细胞直径的 4/5，核染色质呈细沙状或细粒状，核仁 1 ～ 5 个，呈暗蓝色，界限不甚清晰。胞质量少，不透明，深蓝色，可有核周淡染区，胞质内不含颗粒。

2）早幼红细胞（basophilic normoblast）：体积变小。核染色质开始凝集成块状，核仁消失。胞质量增多，呈不透明深蓝色。

3）中幼红细胞（polychromatic normoblast）：体积较前显著变小。胞核变小，染色质凝集成团块状或粗索状，似车轮状排列，其间有明显的淡染区域，核仁已完全消失。胞质量较多，呈着色不均匀的不同程度的嗜多色性。

4）晚幼红细胞（orthochromatic normoblast）：圆形。胞核圆形，更小，居中，核染色质凝聚成大块或固缩成团，呈紫褐色或紫黑色。胞质量多，呈均匀的淡红色或极淡的灰紫色。

（2）粒细胞系统（granulocyte series）

1）原始粒细胞（myeloblast）：细胞圆形或椭圆形，直径 11 ～ 18μm。胞核较大，占细胞的 2/3 以上，圆形或椭圆形，核染色质呈淡紫红色细粒状，排列均匀平坦如薄纱，核仁 2 ～ 5 个，清楚易见，呈淡蓝色或无色。胞质量少，呈透明天蓝色，不含颗粒。

2）早幼粒细胞（promyelocyte）：常较原始粒细胞稍大。核圆或椭圆形，较大，核仁仍存在或已开始消失，染色质开始聚集呈粗网状，分布不均匀。胞质量较多，淡蓝色或蓝色，核周的一侧可出现淡染区，内含大小、形态和数目不一，分布不均的紫红色非特异性嗜天青颗粒。

3）中幼粒细胞（myelocyte）：可分为中性中幼粒细胞、嗜酸性中幼粒细胞和嗜碱性中幼粒细胞。

A. 中性中幼粒细胞（neutrophilic myelocyte）：圆形。胞核内侧缘开始变扁平或呈凹陷，占细胞 1/2 ～ 2/3，染色质凝聚成粗索状或小块状，核仁消失。胞质量多，淡红色，内含细小、分布均匀、淡紫红色的特异性中性颗粒。

B. 嗜酸性中幼粒细胞（eosinophilic myelocyte）：圆形。胞核与中性中幼粒细胞相似。胞质内充满粗大、均匀排列紧密、有折光感的橘红色特异性嗜酸性颗粒。

C. 嗜碱性中幼粒细胞（basophilic myelocyte）：圆形。胞核与上述细胞相似，但轮廓不清楚，染色质结构模糊，胞质内含有数量不多、大小不一较粗大、分布散乱的紫黑色特异性嗜碱性颗粒，颗粒也可覆盖在细胞核上。

4）晚幼粒细胞（metamyelocyte）：圆形或椭圆形。胞核明显凹陷呈肾形，但其凹陷不超过假设核直径的一半，染色质粗糙呈块状，排列更紧密。胞质量多，有多量特异性颗粒。

5）杆状核粒细胞（stab granulocyte）：圆形。胞核狭长弯曲呈带状，两端钝圆，核染色质粗糙呈块状，染深紫红色。胞质内充满特异性颗粒（中性、嗜酸性、嗜碱性）。

6）分叶核粒细胞（segmented granulocyte）：可分为中性分叶核粒细胞、嗜酸性分叶核粒细胞和嗜碱性分叶核粒细胞。

A. 中性分叶核粒细胞：圆形。胞核分叶状，常分为 2 ～ 5 叶，叶与叶之间有细丝状相连或完全断开，核染色质浓集或呈小块状，深紫红色。胞质丰富，呈淡红色，布满细小，紫红色的中性颗粒。

B. 嗜酸性分叶核粒细胞：胞核多分近似对称的两叶。胞质中充满密集粗大、大小均匀的橘红色嗜酸性颗粒。

C. 嗜碱性分叶核粒细胞：胞核分叶不明显，或融合呈堆积状。胞质中有稀疏的大小不一、分布不均匀、呈紫黑色的嗜碱性颗粒，颗粒常掩盖在核上，致使核的轮廓和结构模糊不清。

（3）淋巴细胞系统（lymphocyte series）

1）原始淋巴细胞（lymphoblast）：细胞圆形或椭圆形，直径为 10～18μm。胞核大，圆形或椭圆形，稍偏位，核染色质细致，呈颗粒状，着色较深，染色质在核膜内层及核仁周围有浓集现象，使核膜浓厚而清晰，核仁多为 1～2 个，小而清楚，呈淡蓝色或无色。胞质量少，呈透明天蓝色，不含颗粒。

2）幼淋巴细胞（prolymphocyte）：圆形或椭圆形与原始淋巴细胞大小相仿。胞核圆形或椭圆形，偶有浅凹陷，核染色质较为紧密、粗糙，核仁模糊或消失。胞质量较少呈淡蓝色，一般不含颗粒，或有少许嗜天青颗粒。

3）淋巴细胞（lymphocyte）：有大淋巴细胞和小淋巴细胞之分。

A. 大淋巴细胞：圆形，直径为 13～18μm。胞核圆形或椭圆形，偏于一侧核着边，染色质常致密呈块状，排列均匀，深染呈深紫红色。胞质丰富，呈透明天蓝色，可有少量大而稀疏的嗜天青颗粒。

B. 小淋巴细胞：圆形或椭圆形，直径为 6～10μm。胞核圆形或椭圆形，核着边，染色质粗糙致密呈大块状，染深紫红色。胞质量极少，仅在核的一侧见到少量淡蓝色胞质，有时几乎不见而似裸核，一般无颗粒。

（4）浆细胞系统

1）原浆细胞（plasmablast）：圆形或椭圆形，直径为 15～20μm。胞核圆形，占细胞的 2/3 以上，常偏位。核染色质呈粗颗粒网状，紫红色。核仁 2～5 个。胞质量多，呈灰蓝色，不透明，核的一侧可有半圆形淡染区，不含颗粒。

2）幼浆细胞（proplasmacyte）：细胞多呈椭圆形，直径为 12～16μm。胞核圆形，占细胞的 1/2，偏位。核染色质开始聚集，染深紫红色，可呈车轮状排列，核仁基本消失。胞质量多，呈不透明灰蓝色，近核处有淡染区，有时可见空泡或少数嗜天青颗粒。

3）浆细胞（plasmacyte）：细胞呈圆形或卵圆形，直径为 8～20μm。胞核圆形，偏位。核染色质凝聚成块，深染，排列呈车轮状。胞质丰富，呈不透明深蓝色或蓝紫色，核的一侧常有明显的淡染区。常可见小空泡，偶见少数嗜天青颗粒。

（5）单核细胞系统（monocyte series）

1）原始单核细胞（monoblast）：圆形或椭圆形，直径为 15～25μm。胞核较大，圆形或椭圆形，核染色质纤细疏松呈网状，染淡紫红色，核仁 1～3 个，大而清楚。胞质丰富，呈浅灰蓝色，半透明如毛玻璃样，边缘常不整齐，有时可有伪足状突起，不含颗粒。

2）幼单核细胞（promonocyte）：圆形或不规则形。胞核圆形或不规则形，可有凹陷，切迹，扭曲或折叠，染色质较原始单核细胞稍粗，但仍呈疏松丝网状，核仁模糊或消失。胞质增多，灰蓝色，可见多数细小的分布均匀的淡紫红色嗜天青颗粒。

3）单核细胞（monocyte）：圆形或不规则形，直径为 12～20μm，边缘常见伪足突出。胞核形状不规则，常呈肾形、马蹄形、笔架形、"s"形等，并有明显扭曲折叠，染色质疏松细致，呈淡紫红色丝网状。胞质丰富，呈淡灰蓝色或淡粉红色，可见多数细小、分布均匀、细尘样淡紫红色颗粒。

（6）巨核细胞系统（megakaryocyte series）

1）原始巨核细胞（megakaryoblast）：圆形或椭圆形，胞体较大，边缘常有不规则突起。胞核大，占细胞的极大部分，呈圆形或椭圆形，染色质呈深紫红色粒状，排列紧密，可有 2～3 个核仁，淡蓝色，不甚清晰。胞质量较少，呈不透明深蓝色。

2）幼巨核细胞（promegakaryocyte）：比前者稍大，圆形或不规则。核开始分叶，核形不规则并有重叠，染色质凝集呈粗颗粒状或小块状，排列紧密，核仁模糊或消失。胞质量增多，呈黄色或灰蓝色，近核处可出现淡蓝色或淡红色淡染区，可有少数嗜天青颗粒。

3）颗粒巨核细胞（granular megakaryocyte）：胞体明显增大，不规则形。胞核增大，高度分叶，形状不规则，分叶常层叠呈堆集状，染色质粗糙，排列很紧密，呈团块状深紫红色。胞质丰富，淡紫红色，充满大量细小紫红色颗粒，有时可见边缘处颗粒聚集成簇，但周围无血小板形成。

4）产血小板型巨核细胞（thrombocytogenous megakaryocyte）：不规则形。胞质中颗粒聚集成簇，有血小板形成，胞质周缘部分已裂解为血小板脱落，使细胞边缘不完整，其内侧和外侧常有成簇的血小板出现。

5）巨核细胞裸核（naked nucleus）：胞质已完全转化为血小板，细胞退化而成为裸核。亦可由于巨核细胞脆弱，在抽骨髓及涂片过程中受到损伤，使核排出而成。

6）血小板（platelet）：呈圆形、卵圆形或不规则形状，较小。胞质着紫色或淡红色，其中心见一些小紫红色嗜天青颗粒，血小板常聚集成团。

（四）参考值

骨髓中各系列各阶段细胞比例如下。

1. 粒细胞系

占有核细胞 50% ～ 60%，原粒细胞 < 1%，早幼粒细胞 < 5%，中幼粒、晚幼粒细胞各 < 15%，杆状核粒细胞多于分叶粒细胞，所占比例最高。嗜酸性粒细胞 < 5%，嗜碱性粒细胞 < 1%。

2. 红细胞系

幼红细胞约占有核细胞 20%，原红细胞 < 1%，早幼红细胞 < 5%，中幼红、晚幼红细胞各占 10%。粒红细胞比例（G：E）为 2 ～ 4：1。

3. 淋巴细胞系

约占有核细胞 20%，以成熟淋巴细胞为主。原淋巴细胞与幼淋巴细胞罕见。

4. 单核细胞

一般 < 4%，系成熟单核细胞。

5. 浆细胞

一般 < 2%，以成熟浆细胞为主。

6. 巨核细胞

1.5cm×3cm 单位面积的骨髓涂片中有 7 ～ 35 个。

7. 其他细胞

极少量网状细胞、内皮细胞、组织嗜碱细胞等非造血细胞。

二、常见血液病的血液学特点

（一）缺铁性贫血

缺铁性贫血（iron deficiency anemia）典型的血液学特征是呈小细胞低色素性贫血，为贫血中最常见的一种。

（1）血象：①红细胞、血红蛋白均减少，以血红蛋白减少更为明显；②轻度贫血时成熟红细胞的形态无明显异常，中度以上贫血才显示小细胞低色素性特征，红细胞体积减小，淡染，中央苍白区扩大；③网织红细胞轻度增多或正常；④白细胞及血小板计数一般正常。严重贫血时，白细胞和血小板可轻度减少。

（2）骨髓象：①骨髓增生明显活跃。②红细胞系统增生活跃，幼红细胞百分率常＞30%，粒红细胞比例降低。红细胞系以中幼及晚幼红细胞为主。③贫血程度较轻时，幼红细胞形态无明显异常，中度以上贫血时，细胞体积减小，胞质量少，着色偏嗜碱性。有时细胞边缘可见不规则突起，核畸形，晚幼红细胞的核固缩呈小而致密的紫黑色"炭核"。成熟红细胞形态的变化同血象。④粒细胞系相对减少，但各阶段细胞的比例及形态大致正常。巨核细胞系正常。

（二）溶血性贫血

溶血性贫血（hemolytic anemia）是由于各种原因使红细胞寿命缩短，破坏增加，所引起的一组贫血，主要表现为红细胞系明显的代偿性增生。

（1）血象：①红细胞、血红蛋白减少，两者呈平行性下降。②红细胞大小不均，易见大红细胞、嗜多色性红细胞及有核红细胞（以晚幼红或中幼红细胞为主），以及可见 Howell-Jolly 小体、Cabot 环、点彩红细胞等。异形红细胞增多，如球形细胞、靶细胞、裂细胞等，对病因诊断具有一定意义。③网织红细胞增多，尤其是急性溶血时常明显增多。④急性溶血时白细胞和血小板计数常增多。中性粒细胞比例增高，并有中性粒细胞核左移现象。

（2）骨髓象：①骨髓增生明显活跃。②红细胞系显著增生，幼红细胞常大于30%，急性溶血时甚至＞50%，粒红细胞比例降低或倒置，各阶段幼红细胞均增多，但以中幼及晚幼红细胞增多为主，核分裂型幼红细胞多见，并可见幼红细胞胞质边缘不规则突起、核畸形、Howell-Jolly 小体、嗜碱点彩等。成熟红细胞形态也可见到与血象相同的变化。③粒细胞系相对减少，各阶段细胞的比例形态大致正常。④巨核细胞系一般正常。

（三）再生障碍性贫血

再生障碍性贫血（aplastic anemia）是由于多种原因所致骨髓造血干细胞减少和（或）功能异常，导致红细胞、粒细胞和血小板生成减少的一组综合征。其主要临床表现为贫血、感染和出血。

1. 急性型

急性型再生障碍性贫血（AAA），起病急，发展迅速，常以严重出血和感染为主要表现。

（1）血象：呈全血细胞减少。①红细胞、血红蛋白显著减少，呈正常细胞色素性贫血。②网织红细胞明显减少，甚至为 0。③白细胞明显减少，多数病例为（1.0～2.0）×10^9/L；淋巴细胞相对增高。④血小板明显减少，常＜20×10^9/L。

（2）骨髓象：①骨髓增生明显减低，骨髓小粒呈粗网结构空架状，细胞稀少，造血细胞罕见，大多为非造血细胞；②粒、红两系细胞极度减少，淋巴细胞相对增高，可达80%以上；③巨核细胞显著减少，多数病例常无巨核细胞可见；④浆细胞比值增高，有时还可有肥大细胞（组织嗜碱细胞）、网状细胞增高。

2. 慢性型

慢性型再生障碍性贫血（CAA），起病和进展缓慢，以贫血和轻度皮肤、黏膜出血多见。

（1）血象：表现为二系或三系细胞不同程度减少。①红细胞、血红蛋白平行性下降，呈正常细胞正常色素性贫血；②网织红细胞减少，绝对值低于正常，常小于15×10^9/L，部分病例骨髓呈局灶性增生者，可有轻度增高；③白细胞减少，多在（2.0～3.0）×10^9/L，中性粒细胞减少，淋巴细胞相对增高；④血小板减少，多在（30～50）×10^9/L。

（2）骨髓象：慢性型再障的骨髓中可出现一些局灶性代偿性造血灶，故需多部位穿刺检测及配合骨髓活检，才能获得较可靠的诊断依据。①骨髓多为增生减低。②巨核细胞、粒细胞、红细胞三系细胞均不同程度减少。巨核细胞减少常早期就出现，治疗有效时恢复也最慢，故在诊断上的意义较大。③淋巴细胞相对增多，浆细胞、肥大细胞和网状细胞也可增高。

（四）白血病

白血病（leukemia）是造血系统的一种恶性肿瘤。其特点为造血组织中白血病细胞异常增生与分化成熟障碍，并浸润其他器官和组织，而正常造血功能则受抑制。临床上出现不同程度的贫血、出血、感染和浸润症状。根据白血病的细胞分化程度和自然病程，白血病可分为急性和慢性两大类。成人急性白血病中以急粒白血病最多见，儿童则以急淋白血病较多见。慢性白血病中慢粒白血病较慢淋白血病为多见。

1. 急性白血病

（1）血象：①红细胞及血红蛋白减少，呈正常细胞正常色素性贫血，成熟红细胞形态无明显异常。②白细胞计数不定：白细胞数增多者，多在（10～50）×10^9/L 之间，也有白细胞计数在正常范围或减少。分类可见一定数量的白血病细胞，所占百分率不定，一般占30%～90%，也有高达 95% 以上者。白细胞数减少的病例，血象中也可不出现原始细胞。③血小板计数减少。

（2）骨髓象：①骨髓增生明显活跃或极度活跃；②一系或二系原始细胞明显增多；③其他系列血细胞均受抑制而减少；④涂片中分裂型细胞和退化细胞增多。在急淋白血病中，"篮细胞"较其他类型白血病中多见，在急粒和急单白血病中可见到 Auer 小体。

2. 慢性白血病（粒细胞性）

（1）血象：①红细胞及血红蛋白早期正常或轻度减少，随病情发展贫血逐渐加重，一般为正常细胞正常色素性贫血，贫血较重时可见有核红细胞、嗜多色性红细胞及点彩红细胞；②白细胞显著增高为突出表现，高者可达 500×10^9/L 以上，分类计数粒细胞比例增高，可见各阶段粒细胞，以中性中幼粒细胞以下阶段为主，尤以中性晚幼粒细胞为多见，原粒细胞和早幼粒细胞小于 10%，嗜碱性粒细胞增高为慢性粒细胞的特征之一，嗜酸性粒细胞也可增高；③血小板早期增多或正常，疾病加速期及急变期，血小板可进行性下降。

（2）骨髓象：①骨髓增生极度活跃；②粒细胞系显著增生，常在 90% 以上，粒红细胞比例明显增高，各阶段粒细胞均见增多，以中性中幼粒细胞阶段为主，原粒和早幼粒细胞小于 10%，嗜碱性粒细胞和嗜酸性粒细胞也增多，一般均小于 10%，粒细胞常见形态异常，细胞大小不一，核染质疏松胞质中空泡，分裂象增加等；③幼红细胞增生受抑制，成熟红细胞形态一般无明显异常；④巨核细胞早期增多，晚期减少。

第三节　出血性疾病检测

本节学习目标

（1）熟悉出血性疾病常用检测项目的原理与方法。
（2）掌握出血性疾病常用检测项目的参考值及临床意义。

一、血管壁检测

（一）毛细血管脆性试验

1. 原理

毛细血管脆性试验（capillary fragility test，CFT）是对毛细血管壁施加压力，观察血管壁、血管内皮细胞、血小板等的综合止血作用。

2. 器材

血压计、听诊器、直尺、秒表等。

3. 方法

步骤为：①在前臂屈侧肘弯下 4cm 处，画一直径为 5cm 的圆圈，仔细观察圆圈内有无出血点，如有则用墨水笔标出；②用血压计袖带束于该侧上臂，先测定血压，然后充气，使气囊内压强保持在收缩压与舒张压之间，持续 8 分钟，然后解除压力（若尚未到 8 分钟，但圆圈内新增加的出血点数已超过 10 个，应立即解除压力，并判断为阳性结果）；③待皮肤颜色恢复正常（约 2 分钟后），计数圆圈内皮肤出血点数目（要减去原有的出血点数）。

4. 参考值

5cm 直径圆圈内新出血点数目，成年男性小于 5 个，成年女性及儿童小于 10 个，若多于 10 个出血点为阳性。

5. 临床意义

CFT 阳性见于：血管壁结构和（或）功能缺陷，如遗传性出血性毛细血管扩张症、过敏性紫癜及其他血管性紫癜；血小板异常，如原发性和继发性血小板减少症、血小板增多症、先天性和获得性血小板功能缺陷症；血管性血友病等。

（二）出血时间测定

1. 原理

将皮肤毛细血管刺破后，血液自然流出到自然停止所需的时间称为出血时间（bleeding time，BT）。其主要受血小板数量和功能及受血管壁的通透性和脆性的影响，而受血浆凝血因子的影响较小。

2. 器材

刺针、滤纸、秒表等。

3. 方法

有 3 种：Duke 法、IVY 法和出血时间测定器法。Duke 法被弃用，目前推荐出血时间测定器法。

4. 参考值

出血时间测定器法：（6.9±2.1）分钟，超过 9 分钟为异常。

5. 临床意义

BT 延长见于：①血小板明显减少，如原发性、继发性血小板减少性紫癜；②血小板功能异常，如血小板无力症和巨大血小板综合征；③严重缺乏某些血浆凝血因子，如冯·维勒布兰德因子（vWD）、弥散性血管内弥血（DIC）等；④血管异常，如遗传性出血性毛细血管扩张症；⑤药物影响，如阿司匹林、肝素等。

二、血小板检测

（一）血小板计数

1. 原理

血小板计数（platelet count，PC）是计数单位容积（L）周围血液中血小板的数目，可以采用镜下目视法，但目前多采用自动化血细胞分析仪检测。

2. 器材

血小板计数板、5ml 刻度吸管、刺血针、显微镜、20μl 微量采血吸管、血小板稀释液等。

3. 方法

步骤为：①取清洁小试管，精确放入血小板稀释液 0.38ml。②用刻度吸管准确取 20μl 血，立即置于上述血小板稀释液中，摇匀后，静置 3 ～ 5 分钟，使红细胞全部溶解，此时血液被稀释 20 倍。③取一滴滴入计数池，并静置 5 分钟。④计数血小板，高倍镜下血小板呈带屈光性的卵圆形或逗点状小体，直径为红细胞的 1/5 ～ 1/3。按红细胞的计数区域，数 5 个中方格内血小板的总个数，乘以 1000，即为每立方毫米血液中所含血小板数。每立方毫米血液中所含血小板数目 = 5 个中方格内血小板的总个数 ×5×10×20，再换算为每升血液所含血小板数目，以 ×10^9/L 表示。

4. 参考值

正常人：（100 ～ 300）×10^9/L。

5. 临床意义

临床意义有：①血小板小于 $100×10^9$/L 为血小板减少，常见于血小板生成障碍，如再生障碍性贫血、放射性损伤、急性白血病等；血小板破坏或消耗过多，如特发性血小板减少性紫癜、DIC 及血液被稀释（输入大量库存血或大量血浆）等。②血小板多于 $400×10^9$/L，为血小板增多。原发性增多见于骨髓增生性疾病，如慢性粒细胞性白血病、真性红细胞增多症等；反应性增多见于急性感染、急性溶血、某些癌症患者等。

（二）血块收缩试验

1. 原理

血块收缩试验（clot retraction test，CRT）是血液凝固后，由于血小板释放出血小板收缩素使纤维蛋白发生收缩，血块收缩的程度主要与血小板的数量和功能有关。

2. 方法

将凝血时间测定完毕的凝固标本加塞，静置于 37℃水浴箱中，于 1/2 小时、1 小时、24 小时分别观察血块收缩情况。

3. 结果判断

（1）完全收缩：血块完全收缩与血管壁分离，血清析出量占全血的 1/3 ～ 1/2。

（2）部分收缩：血块大部分收缩，但尚有部分血块和管壁相贴，血清析出量不到 1/3。

（3）收缩不良：血块略有收缩，仅有少量血清析出。

（4）不收缩：血块维持原样，无血清析出（图 3-3-1）。

4. 参考值

正常人于 0.5 ～ 1 小时开始收缩，24 小时内收缩完全。

5. 临床意义

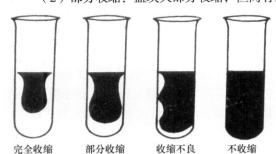

完全收缩　部分收缩　收缩不良　不收缩

图 3-3-1　血块收缩示意图

血块收缩不良见于：①血小板减少或功能异常，如特发性血小板减少性紫癜、血小板无力症等；②严重的纤维蛋白原减少和凝血功能障碍。

三、凝血因子检测

（一）凝血时间测定

1. 原理

将静脉血放入玻璃试管中，观察自采血开始至血液凝固所需时间。反应因子XI被负电荷表面（玻璃）激活，至纤维蛋白形成，一连串的复杂酶反应所需时间，凝血时间测定（clotting time，CT）为主要反映内源性凝血系统各凝血因子总的凝血功能的筛选试验。

2.器材

干空针，内径 8mm 试管 3 个，秒表，水浴箱，玻片、刺血针等。

3.方法

试管法：①取内径 8mm 试管 3 个，编号；②常规消毒，采静脉血 3ml（自血液进入针筒开始计时），除去针头，沿管壁每管缓慢注入 1ml 血，将试管放置 37℃水浴箱中；③ 3 分钟后，每隔半分钟将第一试管倾斜一次，直至将试管倒置而血液不流动为止；④再用同样方法观察第二试管，凝固后再依同法观察第三管，第三管血液的凝固时间就是凝血时间。应注意：静脉采血时针头要锋利，并要一针见血，尽量减少组织液的混入；在倾斜试管时，动作要轻，尽量减少血液与试管壁的接触，以免加速血凝；应注意保温在 37℃，因温度降低可使血凝减慢。目前凝血时间测定基本上被活化部分凝血活酶时间（APTT）所取代。

4.参考值

正常人 4 ～ 12 分钟。

5.临床意义

临床意义为：① CT 延长，主要见于因子Ⅷ、Ⅸ、Ⅺ缺乏，如 A、B 型血友病等，还可见于严重的肝损伤、纤维蛋白原缺乏症等；② CT 缩短，主要见于血栓前状态和血栓性疾病，如DIC 的高凝期、心肌梗死、脑血栓形成等。

（二）活化部分凝血活酶时间测定

1.原理

在被检血浆中加入活化部分凝血活酶时间（activated partial thromboplastin time，APTT）试剂（接触因子激活剂和部分磷脂）和 Ca^{2+} 后，观察血浆凝固所需要的时间。它是内源性凝血系统较为灵敏和最为常用的筛选试验。

2.参考值

手工法：为 31 ～ 43 秒，也可用血液凝固分析仪检测。本试验需设正常对照值，测定值与正常对照值比较，延长超过 10 秒以上为异常。

3.临床意义

临床意义为：① APTT 延长，见于因子Ⅻ、Ⅺ、Ⅸ、Ⅷ、Ⅹ、Ⅴ、Ⅱ、PK（激肽释放酶原）、HMWK（高分子量激肽原）和纤维蛋白原缺乏，尤其用于 FⅧ、Ⅸ、Ⅺ缺乏及它们对应的抗凝物质增多；此外，APTT 是监测普通肝素的常用试验。② APTT 缩短：血栓性疾病和血栓前状态，但灵敏度和特异性差。

（三）血浆凝血酶原时间测定

1.原理

在被检血浆中加入 Ca^{2+} 和组织因子，测定血浆的凝固时间即血浆凝血酶原时间（prothrombin time，PT）。外源性凝血系统中因子Ⅰ、Ⅱ、Ⅴ、Ⅶ、Ⅹ等质和量异常时影响此试验。PT 是外源性凝血活性的综合性检测和最常用的筛选试验。

2.器材及试剂

离心机、5ml 刻度吸管、试管、水浴箱、秒表、3.8% 柠檬酸钠溶液、凝血活酶溶液、0.025mol/L 氯化钙溶液等。

3.方法

步骤为①在小试管内预放 3.8% 柠檬酸钠溶液 0.2ml，加入静脉血 1.8ml 混匀；②分离血浆；③取内径 8mm、长 7.5cm 的试管 2 支，各加入 0.1ml 凝血活酶液 0.1ml，置于 37℃水浴箱预温 1 分钟；④加 37℃ 0.025mol/L 氯化钙液 0.1ml，混匀，立即开动秒表计时，将试管不断倾斜进行观察，当试管内出现凝胶状纤维蛋白，液面不动时停表，这段时间即凝血酶原时间，为了结果正确，应重做一次；⑤每次测定应以正常血浆作对照。

4. 参考值

（1）手工法和血液凝固仪法正常值为 11～13 秒。测定值超过正常对照值 3 秒以上为异常。

（2）凝血酶原时间比值（prothrombin ratio，PTR）：受检血浆的凝血酶原时间（s）/正常人血浆的凝血酶原时间（s）的比值。参考值为 1.0±0.05（0.82～1.15）秒。

（3）国际正常化比值（international normalized ratio，INR）：一般为 1.0±0.1。

5. 临床意义

PT 延长见于先天性、后天性凝血因子缺乏如 I 、II 、V 、VII 、X 因子缺乏，严重肝病等。PT 缩短见于血液高凝状态和 DIC 早期，心肌梗死，脑血栓形成等。

第四节 尿 液 检 测

本节学习目标

（1）了解尿液常规检测的原理、方法。

（2）掌握尿液常规检测的参考值及临床意义。

一、一般性状检测

1. 外观

外观包括颜色和透明度。尿的颜色可随机体生理和病理的代谢情况而变化。正常新鲜尿液呈淡黄色，透明，颜色根据尿液的色泽报告为淡黄色、棕褐色、红色等，透明度根据尿液的混浊度报告为清晰、微浊、混浊等。

2. 尿量

正常人的尿量变化较大，主要与饮水与排汗等因素有关，一般健康成人尿量为 1000～2000ml/24h，平均为 1500ml/24h。

3. 气味

正常尿液的气味来自尿中挥发性的酸性物质。尿的气味可因食物、病理及搁置过久而发生变化，如糖尿病酮症出现酮体，尿中可闻到烂苹果味。

4. 比重

（1）原理：尿液内含有一定数量的溶质，其比重大于水，可用比重计测知。

（2）仪器：尿比重计 1 支；比重筒 1 个，容量约为 50ml。

（3）方法：①斜持比重筒，将尿液沿筒壁缓缓倒入，避免激起泡沫，至可将比重计浮起为度。若有气泡可用吸水纸或吸管将泡沫除去；②将比重计轻轻放入并加以捻转，使之能游离悬浮于尿液之中，再读取尿液凹面的刻度为尿比重；③一般尿比重计是以 16℃ 为标准制成，尿液的温度可影响比重，如需精测比重，应将读得结果加以校正，即温度较标准温度每高 3℃，尿比重应加 0.001，每低 3℃ 则应减 0.001；④尿蛋白超过 1g/100ml 以上，也需校正，蛋白质每增加 1g/100ml，可使比重增加 0.003，如有尿糖则每增加 1g/100ml，可使比重增加 0.004；⑤尿量过少不足以浮起比重计时，可用等量蒸馏水将尿稀释，然后将读数小数点后的数字乘 2，即为报告数值或尿液的实际比重。

（4）正常值：一般为 1.015～1.025，晨尿一般大于 1.020，婴幼儿尿比重偏低。

二、化学检测

用尿液分析仪检测项目包括尿胆原、胆红素、酮体、血、蛋白质、亚硝酸盐、白细胞、葡萄糖、比重、pH 共 10 项。

（一）测试操作程序

（1）正确连接好电源线，装好打印纸，打开电源，仪器即进行系统自检。载物台移出，停在工作位置，自检正常，仪器即可正常工作，此时按下 Menu 键，屏幕显示主菜单。

（2）将沾尿试纸平放在测试槽上。按 Start 键，仪器开始测试，每条测试结束时迅速按 Enter 键，仪器将停止测试，再次按 Enter 键，可翻屏查看测试结果。

（二）结果分析（参考值）

1. 尿蛋白（urine protein）

正常人尿蛋白小于 40mg/24h（20 ～ 130mg/24h），成人上限是 150 ～ 200mg/24h（非糖尿病患者），下限是 10mg/24h，定性试验为阴性。

2. 尿糖（urine glucose）

正常人尿内含糖量为 0.56 ～ 5.0mmol/24h，定性试验为阴性。若定性方法测定尿糖为阳性，此时尿糖水平常达到或超过 50mg/dl，称为糖尿，一般指葡萄糖尿。

3. 酮体（ketone bodies）

尿中酮体为 0.34 ～ 0.85mmol/24h（20 ～ 50mg/24h），一般检测法结果为阴性。

4. 尿胆红素（urobilirubin）**与尿胆原**（urobilinogen）

正常人尿胆红素含量为 ≤ 2mg/L，定性为阴性。尿胆原含量为 ≤ 10mg/L，定性为阴性或弱阳性。

5. 尿隐血（occult blood）

正常人尿隐血试验阴性，如尿中含红细胞时，即可显示阳性结果或数量。

6. 尿亚硝酸盐（nitrite）

正常人尿中存在亚硝酸盐，肠杆菌科细菌能将硝酸还原为亚硝酸盐。尿路感染多为大肠杆菌，肠杆菌科细菌引起的阳性反应；变形杆菌有时呈弱阳性；其他如粪链球菌、淋病双球菌、葡萄球菌、结核分枝杆菌则为阴性反应。

7. 酸碱反应（pH）

正常人新鲜尿液多呈弱酸性，尿 pH 约为 6.5，波动为 4.5 ～ 8.0。

三、显微镜检测

（一）仪器

显微镜检测仪器有试管、普通离心机、吸管、滴管、载玻片、显微镜等。

（二）方法

取新鲜混匀尿液 10ml 于试管内，以每分钟 2000 转的速度离心 5 分钟，弃去上清液，约剩 0.2ml 沉淀，倾于玻片上覆以盖片后镜检，先用低倍镜观察全片，注意有无细胞、管型及结晶体，以免遗漏少而有意义的物体，再用高倍镜仔细辨认并计数各类细胞在 10 个视野内所见的最低和最高数目，以 +，++，+++，++++ 表示，即大于 5 个为 +，大于 10 个为 ++，大于 15 个为 +++，大于 20 个为 ++++。管型则观察 20 个低倍视野内所见到的最低及最高数，也可用不沉淀的随机混匀尿液检测，但以离心沉淀法的镜检较为客观。

（三）尿沉渣中有形成分的形态特点与临床意义

1. 细胞（cell）

各种细胞形态特点见图（3-4-1）。

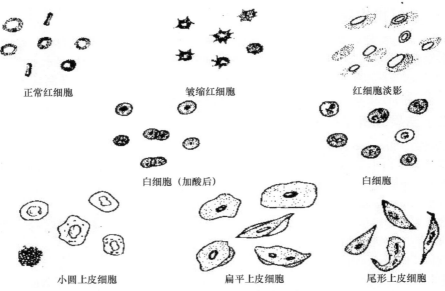

正常红细胞	皱缩红细胞	红细胞淡影
	白细胞（加酸后）	白细胞
小圆上皮细胞	扁平上皮细胞	尾形上皮细胞

图 3-4-1　尿内常见的各种细胞

（1）红细胞（erythrocyte）：正常人 0～3/HP。典型红细胞为浅黄色双凹圆盘形，但随环境条件不同可有多种改变，高渗尿中红细胞常皱缩成表面带刺、颜色较深的球形，低渗尿中红细胞吸水胀大，血红蛋白从红细胞中脱出，成为一个无色的圆圈，即红细胞淡影。

（2）白细胞（leukocyte）和脓细胞（pus cell）：正常尿沉渣白细胞不超过 5 个 /HP，以中性粒细胞为主。白细胞变性破坏称为脓细胞，见于炎症时。

（3）肾小管上皮细胞（称为小圆上皮细胞，renal tubular epithelial cell）：正常尿中不见肾小管上皮细胞，如在尿中出现，常表示肾小管有病变，如急性肾小球肾炎、肾小管坏死。

（4）移行上皮细胞（transitional epithelial cell）：正常尿偶可见到，在输尿管、膀胱、尿道炎症时可出现。大量出现时应警惕移行上皮细胞癌。

（5）复层鳞状上皮细胞（squamous epithelial cell）：细胞形态扁平而大，似鱼鳞样，不规则，核呈圆或卵圆形，成年女性尿中易见，少量出现无临床意义，尿道炎时可大量出现。

2. 管型（cast）

各种管型的形态特点见图 3-4-2。

（1）细胞管型（cellular cast）：正常人尿中无此管型。管型内含有细胞和细胞碎片等物质，常以蛋白为基质而嵌入，其所含细胞量超过管型体积 1/3 时称为细胞管型，分为红细胞管型、白细胞管型和上皮细胞管型。

（2）颗粒管型（granular cast）：正常人尿中见不到。管型内含有颗粒量超过 1/3，分为粗颗粒管型和细颗粒管型。

（3）透明管型（hyaline cast）：正常人 0～偶见 /LP，为无色透明内部结构均匀的圆柱状体，较细，两端钝圆，折光性低。

（4）蜡样管型（waxy cast）：正常人尿中见不到，常呈淡灰或蜡黄色，有折光性，质地较厚，外形宽大，易断裂，边缘常见裂纹。

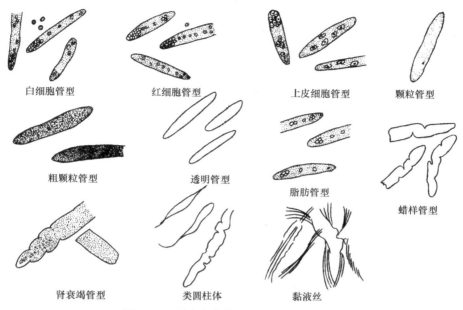

白细胞管型　　　红细胞管型　　　上皮细胞管型　　颗粒管型

粗颗粒管型　　　透明管型　　　脂肪管型　　　蜡样管型

肾衰竭管型　　　类圆柱体　　　黏液丝

图 3-4-2　尿内各种管型和类似管型的物体

（5）脂肪管型（fatty cast）：正常人尿中见不到。管型中含多数脂肪滴，呈大小不等的卵圆形，折光性强。

（6）肾衰竭管型（renal failure cast）：正常尿中见不到。管型中有大量颗粒，外形宽大而长，不规则，易折断，可呈扭曲状。

3. 结晶（crystal）

尿液中常见的结晶有尿酸、尿酸盐和草酸钙结晶，磷酸盐类结晶一般无临床意义。与疾病相关的异常结晶有亮氨酸、酪氨酸、胱氨酸、胆红素及胆固醇结晶。

（1）亮氨酸结晶（leucine crystal）：浅黄色小球状，折光性很强。

（2）酪氨酸结晶（tyrosine crystal）：呈现黑色针状晶体，成束或羽毛状。

（3）胱氨酸结晶（cystine crystal）：为无色的六角形结晶，在先天性胱氨酸病时可大量出现，有结石可能。

（4）胆固醇结晶（cholesterol crystal）：呈无色缺角的方形薄片状结晶，大小不一，单个或叠层，浮于尿液表面成一薄膜，能溶于氯仿、乙醚和乙醇。

（5）磺胺结晶（sulfamine crystal）：因磺胺嘧啶、磺胺甲基异噁唑的乙酰化率较高，易在酸性尿液中形成结晶，形态为棕黄色不对称和麦秆束状或球形，或为无色透明呈长方形的六面体似玻璃块结晶。

第五节　粪便检测

本节学习目标

（1）了解粪便常规检测的原理、方法。

（2）掌握粪便常规检测的参考值及临床意义。

一、一般性状检测

1. 量

正常人大多每日排便一次，量为 100 ～ 300g，随食物种类、进食量及消化器官功能状态而异。

2. 颜色与性状

正常成人的粪便排出时为黄褐色、圆柱形、软便，婴儿粪便呈黄色或金黄色糊状便。久置后，粪便因胆色素被氧化而颜色加深，病理状态下其颜色和性状也可发生改变，如鲜血便可见于直肠息肉、直肠癌、肛裂及痔疮等；柏油样便多见于上消化道出血；白陶土样便见于各种原因引起的胆管阻塞患者。

3. 气味

正常粪便因含蛋白质分解产物而有臭味，肉食者味重，素食者味轻。脂肪及糖类消化不良时粪便呈酸臭味，患慢性肠炎、胰腺疾病、结肠或直肠癌溃烂时有恶臭，阿米巴肠炎粪便呈血腥臭味。

4. 酸碱反应

正常人的粪便为中性、弱酸性或弱碱性。食肉多时粪便呈碱性，细菌性痢疾、血吸虫病粪便也呈碱性；食糖类或脂肪多时粪便呈酸性，阿米巴痢疾粪便也呈酸性。

5. 寄生虫体

蛔虫、蛲虫、带绦虫等较大虫体或其片段肉眼即可分辨，钩虫虫体需将粪便冲洗过筛方可看到。服驱虫剂后应查找有无虫体，驱绦虫后应仔细寻找其头节。

6. 结石

粪便中可见到胆石、胰石、粪石等，最重要且最多见的是胆石。常见于应用排石药物或碎石术之后，较大者肉眼可见到，较小者需用铜筛淘洗粪便后仔细查找才能见到。

二、显微镜检测

（一）仪器

显微镜检测仪器有显微镜、载玻片、盖玻片、洁净容器、竹签等。

（二）方法

一般采用生理盐水涂片法，用竹签在粪便的不同部位取少许粪块，混悬于载有少量生理盐水的载玻片上，涂成薄层，厚度以能透视纸上字迹为宜，后覆以盖玻片镜检，先用低倍镜观察全片有无虫卵、原虫包囊、寄生虫幼虫及血细胞等，再用高倍镜详细检查病理成分的形态及结构。粪便中一些正常或异常可见物见图 3-5-1。

（三）粪便中有形成分正常值与临床意义

1. 细胞

（1）白细胞：正常粪便中不见或偶见，主要是中性分叶核粒细胞。肠道炎症时增多，其数量多少与炎症轻重及部位有关。小肠炎症时白细胞数量一般 < 15/HP，细菌性痢疾可见大量白细胞、脓细胞或小吞噬细胞。过敏性肠炎、肠道寄生虫病时可见较多嗜酸性粒细胞。

（2）红细胞：正常粪便中无红细胞。粪便中新鲜红细胞为草黄色、稍有折光性的圆盘状。当下消化道出血、痢疾、溃疡性结肠炎、结肠和直肠癌时，粪便中可见到红细胞。细菌性痢疾红细胞少于白细胞，多分散存在且形态正常；阿米巴痢疾者红细胞多于白细胞，多成堆存在并有残碎现象。

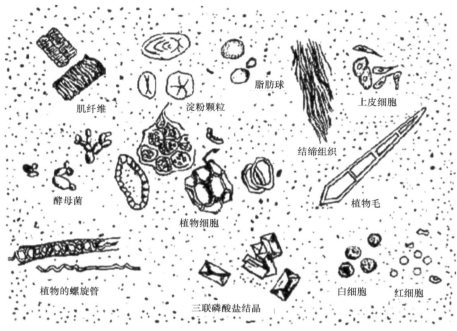

肌纤维　淀粉颗粒　脂肪球　上皮细胞　结缔组织　酵母菌　植物细胞　植物毛　植物的螺旋管　三联磷酸盐结晶　白细胞　红细胞

图 3-5-1　粪便中的可见物

（3）巨噬细胞：为一种吞噬较大异物的单核细胞，其胞体为中性粒细胞的 3 倍或更大，呈圆形、卵圆形或不规则形，胞质内常含有吞噬颗粒及细胞碎屑，若其胞质有缓慢伸缩时，应特别注意与溶组织内阿米巴滋养体区别，见于细菌性痢疾和溃疡性结肠炎。

（4）肠黏膜上皮细胞：正常粪便中见不到，结肠炎、假膜性结肠炎时可见增多。

（5）肿瘤细胞：取乙状结肠癌、直肠癌患者的血性粪便及时涂片染色，可能见到成堆的具异形性的癌细胞。

在进行细胞镜检时，至少要观察 10 个高倍镜视野，然后就所见对各类细胞的多少给予描述，具体描述方式见表 3-5-1。

表 3-5-1　粪便中镜检细胞报告方式

10 个以上高倍镜视野所见	报告方式（/Hp）
仅看到一个某种细胞	偶见
有时不见细胞，最多见到 2～3 个	0～3
最少可见 5 个细胞，最多 10 个	5～10
大多超过 10 个以上细胞	多数
细胞均匀布满视野不能计数	满视野

2. 食物残渣

正常粪便中的食物残渣均系已充分消化后的无定形细小颗粒，仅可偶见淀粉颗粒和脂肪小滴等未经充分消化的食物残渣。淀粉颗粒一般为具有同心性纹或不规则放射线纹的大小不等的圆形、椭圆形或棱角状颗粒，无色，具有一定折光性。腹泻者的粪便中常易见到，在慢性胰腺炎、胰腺功能不全、糖类消化不良时可在粪便中大量出现，并常伴有较多的脂肪小滴和肌肉纤维。在胃蛋白酶缺乏时粪便中较多出现结缔组织。肠蠕动亢进，腹泻时，肌肉纤维、植物细胞及植物纤维增多。

3. 结晶

在正常粪便可见到少量磷酸盐、碳酸钙结晶，均无病理意义。夏科 - 莱登结晶为无色透明的菱形结晶，两端尖长，大小不等，折光性强，常在阿米巴痢疾、钩虫病及过敏性肠炎粪便中出现，同时可见到嗜酸性粒细胞。

4. 寄生虫和寄生虫卵

肠道寄生虫病时，从粪便中能见到相应病原体，主要包括阿米巴、鞭毛虫、孢子虫和纤毛虫几类单细胞寄生虫；蠕虫包括吸虫、绦虫、线虫等成虫虫体或虫卵。

三、化 学 检 测

隐血试验（occult blood test，OBT）：指通过化学法或免疫学等方法来检测证实隐血的试验。隐血指消化道出血量少于 5ml，肉眼和显微镜均不能证实的出血。

（一）邻 - 甲苯胺法

1. 原理

血红蛋白中的亚铁血红素有类似过氧化物酶活性，能催化过氧化氢放出新生态的氧，将邻 - 甲苯胺氧化为邻 - 甲偶氮苯，呈现蓝色。

2. 试剂

邻 - 甲苯胺冰乙酸溶液（取 AR 级邻 - 甲苯腊 150ml，加冰乙酸至 1000ml）、1mol/L 过氧化氢溶液。

3. 方法

用竹签挑取少许粪便于白瓷板、玻片或滤纸上，滴加邻 - 甲苯胺冰乙酸溶液 2～3 滴，再加过氧化氢溶液 2～3 滴，混匀后立即观察结果，也可用棉签涂取少许粪便，然后将邻 - 甲苯胺冰乙酸溶液和过氧化氢溶液直接滴加在棉签上，立即观察结果。

4. 结果判断

（1）++++：加入试剂后立即出现黑蓝色。

（2）+++：加入试剂后立即出现蓝褐色。

（3）++：加入试剂后初显浅蓝色，逐渐呈明显蓝褐色。

（4）+：加入试剂 10 秒后，初显浅蓝色渐变为蓝色。

（5）-：加入试剂 2 分钟后仍不变色。

5. 参考值

阴性（-）。

6. 注意事项

（1）过氧化氢易分解失效，要经常检查。方法是将其滴加在血膜上，若逐渐产生较多小气泡表示有效，否则要重新配制。

（2）试验前 3 天禁食动物血、肉、肝及铁剂、中药或生食富含叶绿素食物等，以免引起假阳性；粪便脓汁中的中性粒细胞内过氧化物酶也可引起假阳性，可将标本用生理 盐水制成糊状煮沸 2 分钟，冷却后再进行试验。

（3）维生素 C 等还原性物质可干扰过氧化氢对显色物的氧化，引起假阴性。

（4）用正常粪便或在其中加入少量溶血液制备阴性或阳性质控标本，每日与待检标本平行测定进行质控。试验用具应加热去除污染的过氧化物酶，避免对试验的影响。

（二）免疫胶体金试纸法

1. 原理

在特制的纤维试纸条上预包被金标记抗人血红蛋白抗体（Au-Ab1），在检测线和控制线上分别固定抗人血红蛋白抗体（Ab2）和针对金标记抗人血红蛋白抗体的第二抗体（Ab3）。检测时，若存在人血红蛋白（Hb），由于渗透作用，在检测线与控制线上均出色带，呈阳性反应；若不存在 Hb，则仅在控制线处出现一条色带。

2. 试剂

粪便隐血试纸条。

3. 方法

（1）取一洁净干燥载玻片，滴加蒸馏水 1～2 滴。

（2）用竹签挑取少许粪便，均匀涂抹于蒸馏水中，使成混合液，并让混合液集中。

（3）将粪便隐血检测试带的反应端浸入混合液中，5 分钟内观察结果。

4. 结果判断

（1）阳性：控制线和反应线均显示色带（即出现两条色带）。

（2）阴性：仅在控制线出现一条色带。

（3）无效：不出现色带或控制线不出现色带为无效，应重做试验。

5. 参考值

阴性。

6. 注意事项

（1）试带应低温保存，不能冰冻，用前先复温。

（2）粪便必须多部位多层面采集，尤其对硬质粪便。

（3）用蒸馏水涂片，试带浸入时不要超过标记线。

（4）若粪便外观呈柏油样而试验为阴性时，可能是由于血红蛋白过多，出现抗原过剩（前带现象），此时应将粪便混合液稀释后再进行检测。

7. 临床意义

粪便隐血检查对消化道出血的诊断有重要价值。在消化性溃疡时，阳性率为 40%～70%，呈间断性阳性。消化道癌症时，阳性率可达 95%，呈持续性阳性，常作为消化道恶性肿瘤诊断的一个筛选指标，尤其对中老年人早期发现消化道恶性肿瘤有重要价值。流行性出血热患者的粪便中隐血试验也有 84% 的阳性率，可作为该病的重要佐证。

四、细菌学检测

粪便中细菌极多，占干重 1/3，多属正常菌群。大肠埃希菌、厌氧菌和肠球菌是成人粪便中主要菌群，产气杆菌、变形杆菌、铜绿假单胞菌多为过路菌，此外还有少量芽孢菌和酵母菌。上述细菌出现均无意义。肠道致病菌检测主要通过粪便直接涂片镜检和细菌培养。

第六节 浆膜腔积液检测

本节学习目标

（1）熟悉浆膜腔积液的内容。

（2）熟悉渗出液与漏出液的鉴别要点。

一、一般性状检测

1. 颜色

漏出液多为淡黄色，渗出液的颜色随病因而变化，可为淡红色、红色或暗红色、淡黄色脓性、绿色、乳白色等。

2. 透明度

漏出液多为清晰透明，渗出液因含有大量细胞、细菌而呈不同程度混浊。

3. 比重

漏出液比重多在 1.018 以下；渗出液比重多高于 1.018。

4. 凝固性

漏出液一般不易凝固，渗出液因含有纤维蛋白原等凝血因子、细菌和组织裂解产物，往往自行凝固或有凝块出现。

二、化学检测

1. 黏蛋白定性试验（Rivalta 试验）

浆膜上皮细胞在炎性反应刺激下，黏蛋白分泌增加。黏蛋白为一种酸性糖蛋白，等电点为 pH3～5，因此在稀酸溶液中出现白色沉淀。漏出液黏蛋白含量很少，多为阴性反应，渗出液中因含有大量黏蛋白，多呈阳性反应。

2. 蛋白定量试验

总蛋白是鉴别渗出液和漏出液最有用的试验。漏出液蛋白总量常小于 25g/L，而渗出液的蛋白总量常在 30g/L 以上。蛋白质如为 25～30g/L，则难以判明其性质。

3. 葡萄糖测定

漏出液中葡萄糖含量与血糖相似，渗出液中葡萄糖常因细菌或细胞酶的分解而减少，如化脓性胸（腹）膜炎、化脓性心包炎，积液中葡萄糖含量明显减少，甚至无糖。结核性渗出液、癌性积液中葡萄糖含量可减少。类风湿性浆膜腔积液糖含量常 < 3.33mmol/L，红斑狼疮积液糖基本正常。

4. 乳酸测定

浆膜腔积液中乳酸含量测定有助于渗出液与漏出液的鉴别诊断，当乳酸含量 > 10 mmol/L以上时，高度提示为细菌感染，尤其在应用抗生素治疗后的胸腔积液，一般细菌检测又为阴性时更有价值。风湿性、心功能不全及恶性肿瘤引起的积液中乳酸含量可见轻度增高。

三、显微镜检测

漏出液含细胞很少，一般少于 100×10^6/L。渗出液含细胞较多，一般常多于 500×10^6/L。白细胞较多时应进行分类检测。若其中分叶核中性粒细胞占多数，则表示有化脓性感染；若淋巴细胞占多数，则多为慢性感染，如结核病。

1. 细胞总数（total cellular score）

取穿刺液于计数池内，计数 5 个大方格内的细胞总数，然后求得每 1L 液体内细胞总数。每 1L 液体中细胞总数 = 细胞总数 $/5 \times 10 \times 10^6$。

2. 白细胞计数（white blood cell count）

用一小试管吸取少量冰醋酸润湿管腔，再加少量穿刺液，摇匀后滴入计数池内。此时因红细胞完全破坏，白细胞胞核更明显。按上法计数 5 个大方格内白细胞总数，求得每升液体中白细胞数目。

3. 白细胞分类计数（differential count of WBC）

在白细胞计数后，改用高倍镜观察细胞形态，或做涂片染色，进行分类，并求得百分率。

四、漏出液与渗出液的鉴别

漏出液与渗出液的鉴别见表 3-6-1。

表 3-6-1　漏出液与渗出液的鉴别要点

鉴别要点	漏出液	渗出液
原因	非炎症所致	炎症、肿瘤、化学或物理刺激
外观	淡黄，浆液性	不定，可为血性、脓性、乳糜性等
透明度	透明或微混	多混浊
比重	＜ 1.018	＞ 1.018
凝固	不自凝	能自凝
黏蛋白定性	阴性	阳性
蛋白定量	＜ 25g/L	＞ 30g/L
葡萄糖定量	与血糖相近	常低于血糖
细胞计数	$< 100 \times 10^6$/L	$> 500 \times 10^6$/L
细胞分类	以淋巴细胞、间皮细胞为主	以中性粒细胞或淋巴细胞为主
细菌学检测	阴性	可找到病原菌

第七节　脑脊液检测

本节学习目标

（1）熟悉脑脊液检测的正常结果及临床意义。

（2）了解常见脑及脑膜疾病的脑脊液特点。

脑脊液主要是由脑室的脉络膜产生，经由侧孔及中孔，流入小脑延髓池，然后分布于蛛网膜下腔内，以后回到血液内。脑脊液的检测对中枢神经系统疾病的诊断及观察病情的转归，均有重要意义。

一、一般性状检测

1. 压力

在做腰椎穿刺采取脑脊液时，应做压力测定。正常脑脊液压力为 70 ～ 180mmH$_2$O（40 ～ 60 滴 / 分钟），儿童为 50 ～ 100mmH$_2$O。脑脊液压力增高见于颅内感染（脑膜炎、脑炎、结核等）或颅内肿瘤等。

2. 颜色

正常脑脊液无色，如因腰椎穿刺时损伤而有出血时，则流出时为不均匀血性，离心沉淀后，上层液体仍无色。蛛网膜下腔出血时，脑脊液呈均匀红色，离心后上层液体呈淡红色或黄色。若流出的脑脊液为黄色，则表明蛛网膜下腔有陈旧性出血或脑脊液循环有梗阻。

3. 透明度

正常脑脊液透明如蒸馏水。当脑脊液内细胞数目增多时则变混浊。结核性脑膜炎因细胞数目增多，脑脊液稍混浊呈毛玻璃样；化脓性脑膜炎的脑脊液可为脓样。

4. 凝固物形成（coagulum formation）

正常脑脊液不凝固，无薄膜形成。在病理情况下，脑脊液的蛋白含量增多，可凝固而形成薄膜。如结核性脑膜炎的脑脊液静置 12 ～ 24 小时后，可见薄膜形成。

二、化 学 检 测

1. 蛋白质试验

正常脑脊液的蛋白质含量很少，为 20 ～ 40mg/100ml。

有脑组织和脑膜疾患时，脑脊液蛋白质含量增多，脑脊液中增加的蛋白质与饱和石炭酸作用后出现白色沉淀，为阳性反应，正常脑脊液为阴性反应。此试验通常称为潘迪（Pandy）试验，其方法如下：取试管加入饱和石炭酸溶液 1 ～ 2ml，用滴管滴入脑脊液 1 ～ 2 滴，若出现白色云雾状混浊，即为阳性反应，否则为阴性反应。阳性反应表示脑脊液中蛋白质含量增加，见于脑膜炎、脑炎、脑肿瘤等。如穿刺时损伤而脑脊液中混有血液时，蛋白质也可增高，则无诊断意义，应加以区别。

2. 糖试验

脑脊液的糖含量与血糖成正比，约为血糖的 60%，正常糖含量为 50 ～ 70mg/100ml。试验原理与尿糖测定相同。

脑脊液中糖含量的半定量试验方法如下：取小试管 5 支，每管内放入糖定性试剂 1ml，然后依次分别加入脑脊液 0.05ml、0.10ml、0.15ml、0.20ml、0.25ml。将此 5 管置于水槽内煮沸 5 分钟，然后取出观察结果。如有黄绿色沉淀，即为阳性。按阳性试管数来估计糖含量（表3-7-1）。

表 3-7-1　脑脊液糖含量半定量试验结果

试管	脑脊液量（ml）	反应					
1	0.05	+	−	−	−	−	−
2	0.10	+	+	−	−	−	−
3	0.15	+	+	+	−	−	−
4	0.20	+	+	+	+	−	−
5	0.25	+	+	+	+	+	−
糖含量（mg%）		> 50	40 ～ 50	30 ～ 40	20 ～ 30	10 ～ 20	< 10

3. 氯化物测定

正常脑脊液中的氯化物含量平均为 120 ～ 130mmol/L。流行性脑膜炎的脑脊液中的氯化物减少，结核性脑膜炎者显著减少，而病毒性脑炎者可能正常。氯化物的测定为定量测定，方法从略。

三、显 微 镜 检 测

显微镜检测包括细胞总数、白细胞计数及分类计数检测，方法与浆膜腔穿刺液检测相同。

正常脑脊液细胞数极少，成人为（0～8）×10⁶/L，儿童为（0～15）×10⁶/L，主要为淋巴细胞。当脑或脑膜有病变时，脑脊液中白细胞增多，且必须做分类计数。如病毒性脑炎时细胞数常轻度增加 [（10～200）×10⁶/L]，其中以淋巴细胞为主；结核性脑膜炎时常中度增加 [（100～1000）×10⁶/L]，主要是淋巴细胞增多；流行性脑膜炎时细胞数明显增加 [（1000～5000）×10⁶/L]，主要是中性粒细胞增加。

正常脑脊液中无红细胞。若有大量红细胞，则可能为蛛网膜下腔出血或由于穿刺时损伤所致。

脑脊液检测的临床意义见表 3-7-2。

表 3-7-2　常见脑及脑膜疾病的脑脊液改变

检测项目	正常人	化脓性脑膜炎	结核性脑膜炎	病毒性脑膜炎
颜色	无色	乳白色	常无色	无色
透明度	透明	混浊脓性	透明或微混（毛玻璃状）	透明
凝块或薄膜	无	可有凝块	静置后可有薄膜形成	无
蛋白质试验	阴性	+++ 以上	+～+++	+～++
糖试验	正常	显著减少	减少	正常
氯化物测定	正常	稍低	明显减少	正常
细胞计数（×10⁶/L）	（0～8）	明显增加＞1000	中度增加＜500	轻度增加（10～200）
白细胞分类	淋巴细胞为主	中性粒细胞为主	早期中性粒细胞为主，晚期淋巴细胞为主	早期中性粒细胞增加，晚期淋巴细胞增加
细菌	（－）	可见致病菌	可发现结核杆菌	（－）

第八节　肝功能检测

本节学习目标

（1）熟悉肝功能试验的基本原理、正常值、临床意义和选择原则。

（2）掌握血清胆红素定性试验、尿内胆红素、尿内尿胆原检测方法。

一、血清总胆红素和结合胆红素检测

1. 原理

（用改良 J-G 法）血清与醋酸钠 - 咖啡因 - 苯甲酸钠试剂混合后，加入偶氮苯磺酸，生成紫色的偶氮胆红素。其中醋酸钠缓冲液用以保持偶氮反应的 pH。咖啡因、苯甲酸钠加速偶氮苯磺酸的偶联反应，抗坏血酸（或叠氮钠）破坏剩余偶氮试剂，终止偶氮反应。最后加入强碱酒石酸钠溶液，使紫色偶氮胆红素变成蓝色偶氮胆红素，在 600nm 波长下比色，测定蓝色偶氮胆红素的生成量。

2. 试剂

咖啡因试剂、碱性酒石酸钠溶液、偶氮试剂、5g/L 叠氮钠溶液、5g/L 对氨基苯磺酸溶液、342μmol/L 胆红素标准液。收集不溶血，无黄疸血清作为混合血清稀释剂。

3. 方法

取 16mm×100mm 试管，按表 3-8-1 进行操作。

表 3-8-1　J-G 法胆红素测定操作步骤

加入物	总胆红素管	结合胆红素管	空白管
血清（ml）	0.2	0.2	0.2
咖啡因试剂（ml）	1.6		1.6
5g/L 对氨基苯磺酸溶液（ml）			0.4
偶氮试剂（ml）	0.4	0.4	

　　结合胆红素管在加入偶氮试剂混合后准确放置 1 分钟，加入 5g/L 叠氮钠溶液 0.05ml 和咖啡因试剂 1.6ml，总胆红素管室温放置 10 分钟，然后向各管加入碱性酒石酸钠 1.2ml，混匀，用分光光度计 600nm 波长，以空白管调零，读取各管吸光度，从标准曲线上查出总胆红素、结合胆红素的浓度。

　　4. 胆红素标准曲线的绘制

　　按表 3-8-2 配制 5 种不同浓度的胆红素标准液，表中各管充分混匀。然后按照血清总胆红素方法进行测定。每一浓度平行做三管，求平均值。与相应胆红素浓度做图，绘制标准曲线。

表 3-8-2　标准曲线的绘制

加入物	对照管	1	2	3	4	5
342μmol/L 胆红素标准液（ml）	0	0.4	1.0	2.0	3.0	4.0
混合血清稀释剂（ml）	4.0	3.6	3.0	2.0	1.0	
相当于胆红素的浓度（μmol/L）		34.2	85.5	171	256.5	342
相当于胆红素的浓度（mg/dl）		2	5	10	15	20

　　5. 参考值

　　血清总胆红素（serum total bilirubin, STB）：3.4～17.1μmol/L；血清结合胆红素（conjugated bilirubin, CB）：0～6.8μmol/L；血清非结合胆红素（unconjugated bilirubin, UCB）：1.7～10.2μmol/L。

二、尿胆红素检测

　　1. 原理

　　使用通常检验方法不能发现尿胆红素。当血中结合胆红素浓度超过肾阈（＞34μmol/L）时，结合胆红素可自尿排出，用氯化钡吸附尿液中胆红素后，滴加酸性三氯化铁试剂，使胆红素氧化成胆绿素而呈绿色反应。

　　2. 试剂

　　酸性三氯化铁试剂（fouchet）试剂、100g/L 氯化钡溶液或氯化钡试纸。

　　3. 方法

　　步骤为：①取尿液约 5ml，加 100g/L 氯化钡溶液 3～5 滴，此时出现白色沉淀物。或用氯化钡溶液试条将一边浸入尿中，浸入部分至少 30mm，5～10 秒钟后，取出沉淀条，平铺于吸水纸上，吸去多余的尿液；②将上述混浊尿离心或用滤纸过滤，取离心沉淀物或过滤在滤纸上的沉渣（上清尿液可进行尿胆原检测），加入三氯化铁试剂数滴，呈绿、蓝色反应者为阳性，否则为阴性。如用吸附尿的氯化钡试纸，即可在浸没尿的沉渣上滴加酸性三氯化铁试剂 2～3 滴，呈绿、蓝色反应者为阳性，色泽深浅与胆红素含量成正比。

4. 临床意义

尿胆红素实验阳性提示血中结合胆红素增加，如在肝实质性或阻塞性黄疸时，尿中可出现胆红素，在溶血性黄疸患者的尿中，一般不见胆红素。

三、尿胆原定性试验

1. 原理

尿胆原在酸性溶液中与对二甲氨基苯甲醛反应生成红色化合物。

2. 试剂

对二甲氨基苯甲醛试剂、100g/L 氯化钡试剂。

3. 方法

步骤为：①尿内如含胆红素，应除去胆红素（取 100g/L 氯化钙 1 份与尿液 4 份混合，离心沉淀，取上清液备用）；②取新鲜无胆红素尿液 2ml，加尿胆原试剂 0.2ml，静置 10 分钟，观察结果。

4. 结果判断

强阳性（+++）：立即深红色；阳性（++）：放置 10 分钟后呈樱红色。弱阳性（+）：放置 10 分钟后呈微红色；阴性（-）：在白色背景下从管口直视管底不呈红色，经过加温后仍不呈红色。阳性在 ++ 以上应将尿液稀释 1：10、1：20、1：40、1：80、1：160。如超过 1：160 以上仍为阳性，则不再稀释，以最高稀释度呈阳性者报告。

5. 临床意义

正常人为弱阳性反应，尿液稀释 20 倍后多为阴性；尿胆原阴性常见于完全阻塞性黄疸；尿胆原增加常见于溶血性疾病及肝实质性病变如肝等。

第九节　肾功能检测

本节学习目标

（1）熟悉肾功能试验的基本原理、正常值、临床意义和选择原则。

（2）掌握血尿素氮（BUN）、血肌酐（Cr）、内生肌酐清除率（Ccr）、β_2- 微球蛋白（β_2-MG）检测方法。

由于肾脏在人体代谢及维持生命活动中具有重要的地位，如何正确评价肾功能，关系着肾脏病患者预后判断和治疗方法的选择。由于肾脏具有强大的储备能力和左右肾的相互代偿能力，所以精确地判定肾功能尚存在许多问题。以下仅介绍目前常用的肾功能化验检查方法及其临床意义。

一、血尿素氮检测

1. 原理

尿素在强酸条件与二乙酰脲（Diacotylmonoxim）和氨硫脲（Thio-Semi- carbazixe）共沸，生成红色复合物，其颜色的深浅与尿素氮的含量成正比。与同样处理的尿素标准液比较，可求得血尿素氮的含量。

2. 试剂及器材

待测血浆、二乙酰 - 肟液、尿素氮标准液、酸混合液、蒸馏水、分光光度计、恒温水浴箱、刻度吸管（0.1ml、2ml、10ml）、试管。

3. 方法

（1）备液：取血 5ml，离心 5 分钟（2000r/min）。分离血清，用滴管将血清吸出，移入干燥小试管备用。

（2）加样：取 3 支试管，按表 3-9-1 进行操作。

表 3-9-1 二乙酰 - 肟法血尿素氮测定加样

试剂（ml）	测定管	标准管	空白管
血清	0.02		
蒸馏水	0.5	0.12	0.52
尿素氮标准液		0.4	
DAM-TSC 液	0.5	0.5	0.5
酸混合液	4.0	4.0	4.0

（3）测定：准确加样混匀后，置沸水浴中加热 10 分钟（注：加入尿素氮标准液后，不超过 1～2 分钟，应放入沸水中水浴），置于流水中冷却 3 分钟。用 520nm 波长绿色滤光板比色，以空白管调零（煮沸及冷却时间应准确，否则颜色反应消退）。

（4）血清尿素氮浓度计算：公式如下。

$$\frac{测定管光密度（D_u）}{标准管光密度（D_s）} \times 0.002 \times \frac{100}{0.02} = \frac{D_u}{D_s} \times 10 = 血清尿素氮（mg\%）$$

$$尿素氮（mg/dl）\times 0.357 = 尿素氮（mmol/L）$$

4. 参考值

成人：3.2～7.1mmol/L（9～20mg/dl）；婴儿、儿童：1.8～6.5mmol/L。

5. 临床意义

严重创伤、甲状腺功能亢进、高蛋白饮食等可使血尿素氮升高，但血肌酐一般不高。心力衰竭、肝肾综合征等导致的血容量不足、肾血流量减少灌注不足导致少尿，此时尿素氮升高，但肌酐升高不明显。血尿素氮测定不能作为早期肾功能指标，但对慢性肾衰竭，尤其以尿毒症尿素氮增高程度一般与病情严重性一致。

二、血清肌酐检测

1. 原理

肌酐与碱性苦味酸试剂反应生成橙红色苦味酸肌酐复合物，其颜色强度与样品中肌酐含量成正比。通过与同样处理的标准液比较，可计算出血清肌酐含量。

2. 试剂及器材

碱性苦味酸试剂、待测血浆、肌酐标准液、分光光度计、恒温水浴箱、刻度吸管、试管。

3. 方法

取 3 支试管，按表 3-9-2 进行操作。

表 3-9-2　苦味酸法血清肌酐测定操作步骤

试剂（ml）	测定管	标准管	空白管
样品	0.1		
标准液		0.1	
蒸馏水			0.1
碱性苦味酸试剂	1.5	1.5	1.5

混匀，37℃水浴 9 分钟，用空白管调零，分光光度计 510nm 处，读取测定管和标准管的吸光度（注意控制温度，温度 < 10℃会抑制反应，温度过高可使碱性苦味酸溶液颜色加深）。

根据下列公式计算血清肌酐浓度。

$$血清肌酐浓度（μmol/L）= \frac{测定管吸光度}{标准管吸光度} × 标准液浓度（μmol/L）$$

4. 参考值

全血肌酐为 88.4 ~ 176.8μmol/L；血清或血浆肌酐，男性为 53 ~ 106μmol/L，女性为 44 ~ 97μmol/L。

5. 临床意义

血肌酐增高见于急性或慢性肾衰竭，是器质性损害的指标。老年人、肌肉消瘦者肌酐可能偏低，一旦血肌酐上升，就要警惕肾功能减退，应进一步做内生肌酐清除率检测。

三、内生肌酐清除率检测

1. 原理

内生肌酐清除率是指肾脏在单位时间内把若干毫升血液中内在肌酐全部清除。人体血液中肌酐的生成可有内源性、外源性两种，如在严格控制饮食条件和肌肉活动相对稳定的情况下，血肌酐的生成量和尿的排出量主要受内源性肌酐的影响，而且肌酐的分子质量为 113Da，大部分从肾小球滤过，不被肾小管重吸收。

2. 方法

因留 24 小时尿不方便，易导致留不准（少）且高温时需冷藏，影响肌酐检测，因此常引起误差（偏低）。在严格控制条件下，24 小时内血浆和尿液肌酐含量较恒定，为临床应用方便，故可用 4 小时尿及空腹一次性取血进行肌酐测定，先计算每分钟尿量（ml/min），再按下列公式计算清除率。

$$内生肌酐清除率（ml/min）= \frac{尿肌酐浓度（μmol/L）× 每分钟尿量（ml/min）}{血浆肌酐浓度（μmol/L）}$$

为排除个体差异可进行体表面积的校正，公式如下。

矫正清除率 = 实际清除率 × 标准体表面积（1.73m^2）/ 受试者的体表面积

3. 参考值

成人 80 ~ 120ml/min，老年人随年龄增长，有自然下降趋势。西咪替丁、甲苄嘧啶、长期限制剧烈运动均使内生肌酐清除率下降。

4. 临床意义

临床上可根据内生肌酐清除率测定值判断肾小球损害程度，评估肾功能并指导治疗，临床根据内生肌酐清除率一般可将肾功能分为 4 期：肾衰竭代偿期，内生肌酐清除率为 80 ~

51ml/min；肾衰竭失代偿期，内生肌酐清除率为 50 ～ 20ml/min；肾衰竭期，内生肌酐清除率为 19 ～ 10ml/min；尿毒症期或终末期肾衰竭，内生肌酐清除率＜ 10ml/min。

四、β_2- 微球蛋白检测

1. 原理

乳胶增强免疫比浊法主要是样品中的被检物质和被乳状液粒吸附的抗体引起抗原抗体免疫反应，形成免疫复合物，在 700nm 波长处检测浓度的变化，其变化强度与被检物质含量成正比。

2. 试剂及器材

β_2- 微球蛋白试剂盒、待测血清、β_2- 微球蛋白标准品、微量加样枪、分光光度仪、恒温水浴箱、试管。

3. 方法

取 3 支试管按表 3-9-3 操作。

表 3-9-3 乳胶增强免疫比浊法 β_2- 微球蛋白测定步骤

试剂	测定管	标准管	空白管
样品（μl）	10		
标准液（μl）		10	
蒸馏水（μl）			10
β_2- 微球蛋白抗体（ml）	1	1	1

混匀，37℃水浴 10 分钟，用空白管调零，分光光度计 700nm 处，读取测定管和标准管的吸光度。根据下列公式计算 β_2- 微球蛋白浓度。

$$\beta_2\text{-微球蛋白浓度（mg/L）} = \frac{\text{样本管吸光度}}{\text{标准管吸光度}} \times \text{标准管浓度（mg/L）}$$

4. 参考值

成人血清为 1 ～ 2mg/L。

5. 临床意义

正常人血液 β_2- 微球蛋白浓度很低，可自由通过肾小球，然后在近端小管内几乎被全部吸收，因此 β_2- 微球蛋白浓度可评估肾小球滤过功能受损程度。

第十节　痰液检测

本节学习目标

（1）了解痰液检测的基本内容、方法。

（2）掌握痰液检测的参考值与临床意义。

一、一般性状检测

1. 量

以 24 小时为准，正常人无痰或仅咳少量泡沫或黏液样痰。当呼吸道有病变时痰量增多；

在病程中如痰量逐渐减少，表示病情好转，反之则表示病情有所发展。在肺脓肿或脓胸向支气管破溃时，痰量可突然增加并呈脓性，因此观察痰量可了解病情的变化。

2. 颜色

正常为无色或灰白色，病理情况下可见黄色浓痰，见于肺炎、支气管扩张等。铁锈色痰见于大叶性肺炎、肺梗死等。棕褐色痰见于阿米巴脓肿、肺吸虫等。

3. 性状

黏液性痰黏稠，外观呈灰白色，见于支气管炎、支气管哮喘和早期肺炎等。浆液性痰稀薄而有泡沫，是肺水肿的特征。脓性痰将痰静置，分为3层，上层为泡沫和黏液，中层为浆液，下层为脓细胞及坏死组织，见于呼吸系统化脓性感染。血性痰中混有血丝或血块，常提示肺组织有破坏或肺内血管高度充血。

4. 气味

正常无特殊气味。血腥味痰为出血所致，见于肺结核、肺癌等。恶臭味见于肺脓肿、支气管扩张合并厌氧菌感染等。

二、显微镜检测

1. 直接涂片

于玻片上滴加等渗盐水一滴，挑取少许新鲜的可疑痰液混合制成薄厚适宜的涂片，镜下观察有形成分的种类、数目及形态变化（表3-10-1）。

表3-10-1　痰液中常见有形成分特点及临床意义

有形成分	特点	临床意义
红细胞	可见到红细胞，若其被破坏可用隐血试验证实	支气管扩张、肺癌、肺结核
白细胞	常为圆形或不规则形，多已退化变形或分解	中性粒细胞增多见于化脓性感染；嗜酸性粒细胞增多见于支气管哮喘、过敏性支气管炎、肺吸虫病；淋巴细胞增多见于肺结核
上皮细胞	可见鳞状上皮、柱状上皮、肺上皮	无临床意义，增多见于呼吸系统炎症
肺泡巨噬细胞	吞噬了尘粒或其他异物后形成了尘细胞，含炎细胞及含铁血黄素细胞	肺炎、肺淤血、肺梗死、肺出血
寄生虫及虫卵	阿米巴滋养体、卡氏肺孢子虫、卫氏并殖吸虫	寄生虫病
夏科 - 莱登结晶	两端锐利约无色菱形结晶，折光性强，大小不一	支气管哮喘、肺吸虫病

2. 染色涂片

（1）脱落细胞检测：选取有意义的痰液标本经涂片、固定后可用巴氏染色或苏木精 - 伊红（H-E）染色法进行染色。如临床疑为肺癌，应连续多次查痰找癌细胞，最好用巴氏染色法。正常痰涂片以鳞状上皮细胞为主，若痰液确系肺部咳出，则多见纤毛柱状细胞和尘细胞。肺癌患者患者痰中可带有脱落的癌细胞，如取材适当，检查方法正确，阳性率较高，对肺癌有较大诊断价值。

（2）细菌学检测：痰涂片细菌染色检查，常做革兰染色和抗酸染色，是呼吸道疾病细菌检查重要的手段，下面介绍细菌的革兰染色法。

1）原理：革兰染色法原理有3种主要解释，即等电点、化学和通透性。革兰阳性菌等电点比革兰阴性菌低，含有多量核糖核酸镁盐，细胞壁结构致密，肽聚糖壁厚，因而与结晶紫结合牢固，不易被乙醇脱色而使其染成紫色，为革兰阳性菌，而被乙醇脱色复染成红色或黄色者，为革兰阴性菌，从而将细菌分成两大类。

2）试剂：结晶紫溶液、碘液、95%乙醇、稀释复红液。

3）方法：①涂片自干后经火焰固定，加结晶紫溶液染1分钟，水洗；②加碘液媒染1分钟，水洗，去残留水分；③加脱色液，不时摇动，至无紫色脱落为止，水洗；④加复染液，染半分钟，水洗；⑤干后镜检。

4）参考值：无致病菌。

5）临床意义：检出肺炎链球菌、葡萄球菌、肺炎杆菌或抗酸杆菌，对诊断相应的疾病较有意义，尤其仅见单一的某一种细菌时更有意义。

疑为呼吸道感染性疾病时，可分别做细菌、真菌、支原体等的培养。用咳痰法留取标本时，应先用消毒液充分嗽口，并在结果判定时考虑到污染的可能性；进行厌氧菌培养时，不能用咳出之痰，必须用环甲膜穿刺取痰。必要时可采集支气管肺泡灌洗液进行病原菌培养。

第十一节　临床常用生物化学检测

本节学习目标

（1）熟悉常用免疫学检测的基本方法、参考值。

（2）掌握生物化学检测的临床意义。

一、血糖及其代谢产物检测

（一）血糖检测

（1）方法：应用酶学方法测定血液葡萄糖是临床化学中的主流方法。最常用的酶学方法有葡萄糖氧化酶法和己糖激酶法，此外还可以采用葡萄脱氢酶法。

葡萄糖氧化酶法有极谱分析法和比色法两类。两者的初始反应都是在葡萄糖氧化酶的催化下，葡萄糖被氧化成葡萄糖酸，同时消耗溶液中的氧，产生过氧化氢。极谱分析法是用氧电极监测溶液中氧的消耗量，氧消耗量与葡萄糖浓度成正比。比色分析法是用葡萄糖氧化酶和辣根过氧化物酶的偶联反应系统。初始反应中过氧化氢的生成量与葡萄糖浓度成正比。在辣根过氧化物酶催化下，过氧化氢与各种色原（联大茴香胺或4-氨基安替比林偶氮酚）反应，生成有色化合物，可进行比色测定。

（2）参考值：健康成年人，空腹血清葡萄浓度为3.9～6.1mmol/L。

（3）临床意义

1）病理性血糖增高主要见于：①原发性糖尿病；②内分泌疾病如嗜铬细胞瘤、甲状腺毒症、库欣综合征等；③胰腺疾病：急性或慢性胰腺炎、胰腺肿瘤等。

2）病理性低血糖主要见于：①胰岛细胞瘤、胰高血糖素缺乏；②对抗胰岛素的激素分泌不足。

（二）口服葡萄糖耐量试验

（1）方法：检查前3天正常饮食（每日糖类量一般控制在250～300g），实验前1天晚餐后不再进食，空腹过夜（8～14小时）。次日晨抽取空腹静脉血2ml，测定空腹血浆葡萄含量（fasting plasma glucose，FPG）。将无水葡萄糖75g溶于200～300ml水中，5分钟内饮完。对于儿童可给予1.75g葡萄糖/千克体重，直至达到75g为止。口服葡萄糖后2小时采取静脉血 2ml。如需要观察糖耐量曲线，在口服葡萄糖后 30 分钟、1 小时、2 小时、3 小时时间点各取静脉血 1ml，测定餐后血糖（postprandial glucose，PG）浓度。

（2）参考值及异常值

1）正常糖耐量（normal glucose tolerance，NGT）：FPG ＜ 6.1mmol/L，且 2 小时 PG ＜ 7.8mmol/L。

2）空腹血糖受损（impaired fasting glucose IFG）：6.1mmol/L ＜ FPG ＜ 7.0mmol/L，2 小时 PG ＜ 7.8mmol/L。

3）糖耐量受损（impaired glucose tolerance，IGT）：FPG ＜ 7.0mmol/L 和 7.8mmol/L ＜ 2 小时 PG ＜ 11.1mmol/L。

4）糖尿病（diabetes mellitus，DM）：FPG ＞ 7.0mmol/L，2 小时 PG ＞ 11.1mmol/L。

（3）临床意义

1）糖尿病空腹时血糖值往往超过正常，服糖后血糖更高，而且维持高血糖时间很长，每次尿标本尿糖均阳性。

2）肾性糖尿由于肾小管重吸收功能减低，肾糖阈下降，以致肾小球滤液中正常浓度的葡萄糖也不能完全重吸收，此时出现的糖尿，称为肾性糖尿病。

3）其他内分泌疾病垂体前叶功能亢进时，生长激素或促肾上腺皮质激素分泌过多或患肾上腺皮质、肾上腺髓质肿瘤时，肾上腺皮质激素或肾上腺髓质激素分泌过多等，都会导致高血糖和糖尿。原发性慢性肾上腺皮质功能减退症患者，因肾上腺皮质功能减退，血糖浓度较正常人低，进食大量葡萄糖后，血糖浓度升高不明显，短时间内即可恢复原值。

（三）糖化血红蛋白测定

（1）方法：患者无需空腹，使用 EDTA、草酸盐或氟化物的样本采集管。样本的稳定性取决于检测方法。糖化血红蛋白的检测方法有 30 多种，金标准是离子交换高效液相色谱分析法。结果是以糖化血红蛋白占总的血红蛋白百分比例表示。

（2）参考值：健康成年人糖化血红蛋白的参考区间：均值 6.5%；范围 5.0% ～ 8.0%。

（3）临床意义

1）用于糖尿病的诊断：2010 年 ADA 首先将糖化血红蛋白 ≥ 6.5% 作为糖尿病的诊断指标。

2）用于评价糖尿病的控制程度：当糖尿病控制不佳时，糖化血红蛋白浓度可高至正常 2 倍以上。本试验已成为反映糖尿病较长时间血糖控制水平的良好指标。糖化血红蛋白所占比率能反映测定前 1 ～ 2 个月内平均血糖水平。

二、血脂检测

（一）总胆固醇测定

（1）检测方法：血清总胆固醇（total cholesterol，TC）测定一般可分为化学法和酶法两大类。目前建议酶法如胆固醇氧化酶 - 过氧化物酶 -4- 氨基安替比林和酚法（CHOD-PAP 法）作为临床实验室测定血清三酰甘油（triglyceride，TG）的常规方法。

（2）参考值：成人：2.85 ～ 6.22mmol/L（110 ～ 240mg/dl）。

（3）临床意义：高胆固醇血症和动脉粥样硬化（atherosclerosis，AS）的发生有密切关系。TG 升高可见于各种高脂蛋白血症、梗阻性黄疸、肾病综合征、甲状腺功能低下、慢性肾衰竭、糖尿病等时。此外，吸烟、饮酒、紧张、血液浓缩等也都可使 TC 升高。

（二）甘油三酯测定

（1）检测方法：血清中的 TG 含量测定，从方法学上大致可分为化学法和酶法两类。目前建议甘油磷酸氧化酶 - 过氧化物酶 4- 氨基安替比林和酚法（GPO-PAP 法）作为临床实验室测定血清 TG 的常规方法。

（2）参考值：参考区间成人为 0.45 ～ 1.69mmol/L（40 ～ 150mg/dl）。

（3）临床意义：TG 水平也受遗传和环境因素的双重影响。测定血清 TG 水平主要用于了解机体内 TG 代谢状况、高三酰甘油血症诊断和评价冠心病危险、代谢综合征的诊断等。

（三）高密度脂蛋白胆固醇测定

（1）检测方法：通常需根据各种脂蛋白的密度、颗粒大小、电荷等应用超速离心法、色谱法、电泳法、化学或免疫沉淀法将高密度脂蛋白（high density lipoprotein，HDL）与其他脂蛋白分离开，测定 HDL 组分中高密度脂蛋白胆固醇（HDL-C）含量。目前建议用双试剂的直接匀相测定法作为临床实验室测定血清 HDL-C 的常规方法。

（2）参考值：成年男性：1.16 ～ 1.42mmol/L（45 ～ 55mg/dl）；女性：1.29 ～ 1.55mmol/L（50 ～ 60mg/dl）。

（3）临床意义：研究表明，HDL 能将外周组织如血管壁内胆固醇转运至肝脏进行分解代谢，提示 HDL 具有抗 AS 作用。流行病学研究表明 HDL-C 与冠心病的发展成负相关关系。

（四）低密度脂蛋白胆固醇测定

（1）检测方法：通常需根据各种脂蛋白密度、颗粒大小、电荷或载脂蛋白（Apo）B 含量等，应用超速离心法、色谱法、电泳法、化学或免疫沉淀法将低密度脂蛋白（low density lipoprotein，LDL）与其他脂蛋白分离开，然后测定 LDL 组分中胆固醇含量（low-density lipoprotein cholesterol，LDL-C）。目前建议用匀相测定法作为临床实验室测定血清 LDL-C 的常规方法。

（2）参考值：成人：2.07 ～ 3.11mmol/L（80 ～ 120mg/dl）。

（3）临床意义：血清 LDL-C 水平随年龄增加而升高。一般情况下，LDL-C 与 TC 相平行，但 TC 水平也受 HDL-C 水平的影响，故最好用 LDL-C 取代 TC 作为对冠心病及其他 AS 性疾病的危险性评估。LDL-C 升高还可见于家族性高胆固醇血症、家族性载脂蛋白 B 缺陷症、混合性高脂血症、糖尿病、甲状腺功能低下、肾病综合征、梗阻性黄疸、慢性肾衰竭、库欣综合征、妊娠、多发性肌瘤、某些药物的使用等。LDL-C 降低可见于家族性低 β 脂蛋白血症、营养不良、甲状腺功能亢进、消化吸收不良、肝硬化、慢性消耗性疾病、恶性肿瘤等。

三、电解质检测

（一）血钾测定

（1）检测方法：钾测定可通过原子吸收分光光度法（atomic absorption spectrophotometry，AAS）、火焰发射分光光度法（flame emission spectrophotometry，FES）、离子选择电极法（ion-selective electrode，ISE）或紫外可见光分光光度法进行。临床实验室常采用的是 ISE 和紫外可见光分光光度法。离子选择电极法 ISE 法是利用电极电位和离子活度的关系来测定被测离子活度的一种电化学技术。其核心是采用对被测离子选择性响应的敏感膜。钾电极为由缬氨霉素和聚氯乙烯（PVC）等组成的膜电极，利用 K^+ 与缬氨霉素的强络合力而达到高选择性响应。

（2）参考值：血清钾浓度为 3.5 ～ 5.5mmol/L。

（3）临床意义：血清钾超过 5.5mmol/L 为高钾血症，可见于摄入过多、排出减少及细胞内钾外移等情况。血清钾低于 3.5mmol/L 为低钾血症，可见于摄入不足、丢失过多等情况。

（二）血钠测定

（1）检测方法：钠测定临床实验室常采用的是 ISE 和紫外可见光分光光度法。离子选择电极法 ISE 法是利用电极电位和离子活度的关系来测定被测离子活度的一种电化学技术。其核心是采用对被测离子选择性响应的敏感膜。钠电极是一种含铅硅酸钠的玻璃膜电极，由特殊玻璃毛细管等组成，对 Na^+ 具有高度的选择性响应，对 Na^+ 选择性比 K^+ 高数千倍，产生的电位与钠离子的浓度成比例。

（2）参考值：血清钠浓度为 135 ～ 145mmol/L。

（3）临床意义：血清钠超过 145mmol/L，并伴有血液渗透压过高者，为高钠血症，可见于水分摄入不足、水分丢失过多等情况。

（三）血钙测定

（1）检测方法：血钙分为游离钙和结合钙。蛋白结合钙含量和血浆白蛋白浓度有关，如血浆白蛋白明显下降，非扩散性钙也减少，以致血清总钙量下降，但因游离钙不减少，所以临床上不出现缺钙症状。

1）离子钙测定：离子钙可采用钙离子选择性电极进行测定。

2）总钙测定：血液总钙测定方法主要有原子吸收分光光度法、染料结合法和滴定法等。

其中较普遍应用的是络合滴定法，其优点是操作简便，不需要特殊设备，用血量少，准确性符合要求。常用的指示剂有钙黄绿素与钙红。

（2）参考值：总钙：2.25 ～ 2.58mmol/L；离子钙：1.10 ～ 1.34mmol/L。

（3）临床意义：血清总钙超过 2.58mmol/L 称为高钙血症。血清总钙低于 2.25mmol/L 称为低钙血症。高钙血症与溶骨作用增强、肾功能损害、摄入过多等有关，低钙血症与成骨作用增强、吸收不良、肾衰竭等相关。

（四）血氯测定

（1）检测方法：临床上目前常用的方法是硫氰酸汞比色法及离子选择性电极法检查血氯。

（2）参考值：95 ～ 105mmol/L。

（3）临床意义：血清氯含量超过 105mmol/L 称为高氯血症，其原因有排出减少：如肾衰竭少尿期、血液浓缩；如频繁呕吐、腹泻、吸收增加；如肾上腺皮质功能亢进、代偿性增高；如呼吸性碱中毒过度通气、低蛋白血症等。血清氯含量低于 95mmol/L 称为低氯血症，其原因有摄入不足：如严重呕吐腹泻、丢失过多；如慢性肾衰竭、糖尿病及长期使用噻嗪类利尿剂、慢性肾上腺皮质功能不全、呼吸性酸中毒等。

四、心肌损伤标志物检测

（一）肌酸激酶与肌酸激酶同工酶测定

（1）检测方法：血清和血浆标本均可用于肌酸激酶（creatine kinase，CK）分析。测定 CK 的方法大致可分为四大类，即比色法、连续监测法、荧光法和化学发光法。IFCC 推荐以 N- 乙酰半胱氨酸（NAC）做激活剂，偶联 HK，以 G6PD 做指示酶，连续监测 NADPH 在 340nm 的吸光度上升速度来计算酶活性的连续监测法。该法也是我国检验学会的推荐方法。CK 同工酶多用电泳和免疫抑制法测定，但两法均会受溶血和巨 CK 的干扰。目前已推荐化学发光免疫分析法直接测定 CK-MBmass，可避免溶血和巨 CK 的干扰。CK 同工酶亚型（CK-MM

亚型和 CK-MB 亚型）多用琼脂糖凝胶高压电泳和等电聚焦电泳等。

（2）参考值：CK：男性：19 ～ 226IU/L；女性：20 ～ 140IU/L；CK-MB：＜ 5%。

（3）临床意义：CK 及其同工酶和亚型测定，主要用于心肌、骨骼肌和脑疾患的诊断、鉴别诊断及预后判断。在急性心肌梗死（acute myocardium infarction，AMI）时，反应最快，消失也快，其活性变化和持续时间与心肌组织坏死程度成正比。在梗死后 3 ～ 8 小时即升高，10 ～ 24 小时达峰值，3 ～ 4 天恢复正常。CK-MB 为 CK 的同工酶，主要存在于心肌细胞中。CK-MB 对 AMI 有高度特异性，其活性到达峰值的时间与病情严重程度有最大相关，为目前诊断 AMI 的较敏感和可靠的依据之一。但心脏损伤和骨骼肌损害时也升高。在 AMI 发生后 3 ～ 8 小时即可在血中检测到 CK-MB 升高，9 ～ 30 小时可达峰值，血中维持升高 2 ～ 3 天。CK-MB 的特异性和敏感性高于总 CK，目前临床倾向用 CK-MB 替代 CK 作为心肌损伤的常规检查项目。

（二）肌红蛋白检测

（1）检测方法：肌红蛋白（myohemoglobin，Mb）测定可采用全血、血清、肝素或 EDTA 抗凝血浆、尿液标本，以血清标本较常用。Mb 测定目前主要采用固相免疫层析法、免疫透射比浊法、免疫散射比浊法和化学发光免疫测定法等。

（2）参考值：男性：19 ～ 92μg/L；女性 12 ～ 76μg/L（根据试验方法不同应有不同的参考值）。

（3）临床意义：动态变化：血清 Mb 在 AMI 发病后 0.5 ～ 1 小时即可升高，8 ～ 12 小时上升至峰值，高峰可超过参考值上限 10 倍以上，24 ～ 48 小时恢复正常。由于 Mb 经肾脏排泄，所以 AMI 发病后尿中 Mb 浓度也可明显升高。

（三）肌钙蛋白检测

（1）检测方法：全血标本主要用于定性分析，血清或血浆标本主要用于定量检测。cTnI 定量测定多采用基于双抗体夹心的化学发光免疫分析法。cTnT 测定方法：快速定性试验，采用固相免疫层析法原理，有快速、操作简单等特点；定量分析法，cTnT 的 ELISA 分析法，三代检测方法为基于 ELISA 的电化学分析法。

（2）参考值：cTnT 参考区间上限值均＜ 0.01g/L，定性试验为阴性，全血和血浆的参考值范围相同，无性别和年龄差异。

（3）临床意义：cTn 被认为是目前用于 ACS 诊断最特异性的生化标志物，最早可在症状发作后 2 小时出现，窗口期较宽：cTnI（4 ～ 10 天），cTnT（5 ～ 14 天），且在窗口期，其增高幅度要比 CK-MB 高 5 ～ 10 倍。cTnI 对心肌梗死诊断及再灌注的判断：cTnI 是一个非常敏感和特异的 AMI 标志物。在 AMI 心肌细胞损伤时，游离于心肌细胞质内的 cTnI 迅速释出，血清水平于 4 ～ 8 小时或更早即可升高，常于 11 ～ 24 小时后达峰值，约 1 周后降至正常。

cTnT 对心肌梗死的诊断、梗死面积的判断及再灌注的检测：通常，血清 cTnT 在 AMI 后 3 ～ 6 小时开始升高，一般在 2 ～ 5 天形成比较一致的平坦高峰。cTnT 一旦升高往往持续 4 ～ 10 天。在胸痛发生后 10 小时～ 5 天内，cTnT 诊断的临床敏感性为 100%。cTnT 的临床特异性也优于 Mb 和 CK-MB 质量检测。

第十二节　临床常用免疫学检测

本节学习目标

（1）熟悉常用免疫学检测的基本原理、正常值。

（2）掌握免疫学检测的临床意义。

一、血清免疫球蛋白的检测

（1）原理：血清免疫球蛋白的检测用单向免疫扩散法（RID）。将抗 Ig 血清均匀地混合于加热溶化琼脂糖胶内冷却后，打孔。将待检血清（内含待测的 Ig）加入孔内，则血清内的 Ig（抗原）呈辐射状向含抗体的琼脂胶内扩散，在一定的温度、湿度条件下，经过一定时间，扩散至抗原抗体的量达到适当比例时，则形成肉眼可见的沉淀环，此为单向免疫扩散法（RID）。一定条件下沉淀环的直径或面积与相应的抗原（IgG、IgA、IgM）含量成正比。

（2）试剂：0.05mol/L，pH8.2 巴比妥钠 -HCl 缓冲液，24g/L 琼脂，0.1g/L 硫柳汞生理盐水，IgG、IgA、IgM 抗血清。

（3）方法：步骤为：①浇注琼脂板；②按模式图用直径 3mm 的金属管打孔，6cm×12cm 免疫扩散板打孔 28 个，6cm×8cm 免疫扩散板打孔 16 个；③待测血清用硫柳汞生理盐水稀释；④标准曲线（从略）。

（4）结果判断：根据待测血清在含抗 Ig 血清免疫扩散板上形成的沉淀环直径，查标准曲线即可得相应 Ig 的含量，可以 mg/dl 或 g/L 为单位。

二、病毒性肝炎血清标志物检测

（1）原理：甲型肝炎病毒（hepatitis A virus，HAV）IgM 抗体的检测用 ELISA 法。采用捕捉 ELISA 法，即包括抗人 μ 链单克隆抗体。捕捉待检血清中的 IgM 抗体，然后加入 HAV 抗原，再加入酶标记抗 HAV-IgG，加底物显色，亦有加入待检血清后，再加酶标记 HAV 抗原，加底物显色。

（2）试剂：① HAV 抗，用 HAV 组织培养抗原；②抗人 μ 链，用抗人 μ 链单克隆抗体或动物免疫抗体；③ HRP 标记 HAV-IgG，自恢复期甲型肝炎患者取血清（SPRIA 效价 > 10^4）提取 IgG 后标记 HRP。

（3）方法：①用包被液将抗人 μ 链进行适当稀释，每孔 100μl，4℃过夜后弃去包被液，加 1% 牛血清白蛋白，37℃ 1 小时，洗 3 次；②被检血清做 1 ∶ 1000 稀释，每孔 100μl，室温 6 小时，洗 3 次；③加入 4 个抗原单位（以 ELISA "2$^+$" 的稀释度为 1 单位）的纯化 HAV，每孔 100μl，4℃过夜，洗 3 次；④加适当稀释的 HRP 标记抗 HAV-IgG（稀释液含 10% 或抗 HAV 阴性正常人血清及 10% 小牛血清），37℃ 2 小时，洗 4 次；⑤加底物（邻苯二胺 -H_2O_2）溶液，每孔 100μl，37℃ 20 分钟，用 2mol/L H_2SO_4 50μl 终止反应。

（4）结果判断：于酶标检测仪上测 492nm 吸光度值，以 P/N > 4 为阳性。

（5）参考值：正常人抗 HAV-IgG 为阴性。

（6）临床意义：抗 HAV-IgM 在 HAV 感染后亚临床期已出现，其滴度迅速上升。感染 1～3 周达到高峰，3～6 个月后消失，1 年后则检测不到。抗 HAV-IgM 是 HAV 急性感染的标志，已被公认为早期诊断甲型肝炎的依据。

三、蛋白质肿瘤标记物检测

（一）甲胎蛋白检测

甲种胎儿球蛋白（alpha fetoprotein，AFP 或 aFP）是在胎儿早期由肝脏合成的一种糖蛋白，出生后，AFP 的合成很快受到抑制，当肝细胞或生殖腺胚胎组织发生恶性病变时，有关基因重新被激活，使原来已丧失合成 AFP 能力的细胞又重新开始合成，以致血中 AFP 含量明显升高，因此血中 AFP 浓度检测对诊断肝细胞癌及滋养细胞恶性肿瘤有重要的临床价值，临床上常用方法为 RIA 法和 ELISA 法。这里着重介绍 ELISA 法。

（1）原理：同一般 ELISA 双抗体夹心技术，将抗 AFP 抗体包被聚苯乙烯反应板微孔，加检样（AFP），再加酶标记抗 AFP 抗体和酶底物，出现呈色反应。呈色强弱与检样中 AFP 含量呈正相关。

（2）试剂：①有关试剂可自生物制品单位购买，也可用 70% 饱和硫酸铵自胎儿血、肌、皮中提取，过抗人 AFP-Sepharose4B 柱，再用 3mol/L 硫氰酸钠解吸，即可得到纯化 AFP，此 AFP 可免疫动物制备抗 AFP 血清。也可于定量后做标准参考品。②抗 AFP，可购多抗或单抗试剂。③包被抗体与酶标记抗体。④其他试剂，包被液、洗涤液、稀释液、底物溶液均同 ELISA 常法。

（3）方法：①用最适浓度的包被抗体包被聚苯乙烯反应板微孔，每孔 100μl，4℃过夜后用洗涤液洗 3 次，每次 3 分钟；②加入 1：10 稀释的待测血清至包被孔，每孔 100μl，37℃ 1 小时后洗涤；③取 AFP 标准品稀释成 3ng/ml、6ng/ml、12ng/ml、25ng/ml、50ng/ml、100ng/ml，与待测血清同法检测，制备标准曲线；④各孔加最适工作浓度 HRP 标记抗 AFP100μl，37℃ 1 小时后洗涤；⑤各孔加底物溶液（邻苯二胺 H_2O_2）100μl，37℃避光反应 30 分钟，加 2mol/L H_2SO_4 终止反应。

（4）结果判断：目测时，将待查血清孔的呈色与 AFP 标准品孔的呈色比较，再乘以稀释倍数，即可做出半定量报告。如用酶联检测仪测定，则以 492nm 波长吸光度值，查标准曲线（吸光度为纵坐标，AFP 含量为横坐标）得出检样中 AFP 含量，乘以稀释倍数后发出定量报告。

（5）参考值：< 25μg/L。

（二）癌胚抗原检测（ELISA 法）

癌胚抗原（carcinoembryonic antigen，CEA）是一种富含多糖的蛋白复合物，最初发现于成人结肠癌组织中。胚胎期主要在胎儿的胃肠管、胰腺和肝脏，出生后组织内含量很低，但在部分恶性肿瘤患者的血清中又可发现 CEA 含量有异常升高，如胃肠道恶性肿瘤、乳腺癌、肺癌，因此 CEA 是一种广谱肿瘤标志物，它对肿瘤的诊断、预后、复发判断有意义。

（1）试剂：有关生物制品研究单位有成套（CEA-ELA）诊断试剂盒供应。

（2）方法：①取 0.5ml 待测血清，加 0.2mol/L pH5.0 醋酸盐缓冲液，37℃水浴 15 分钟后 2500r/min 离心 15 分钟，取上清液待测；②在 20 孔反应板上每孔加待测血清（已处理）或 CEA 标准液各 200μl（复孔），再加一个 CEA 固相抗体珠，将板置于 37℃水浴（漂浮状态）2 小时；③用 0.05%Tween-PBs 液冲洗，将辣根过氧化物酶标记的抗 CEA 抗体稀释至最适浓度后至各孔，每孔 200μl，37℃水浴（漂浮状态）2 小时；④再用 0.05%Tween-PBs 液冲洗，然后将抗体珠按编号投入 75mm×12mm 的试管内，各管（包括 2 支空白试管）加入 0.3ml 底物（邻苯二胺 -H_2O_2）溶液，避光室温反应 30 分钟；⑤各管加 2mol/L H_2SO_4（或 1mol/L HCL）2ml 终止反应。用分光光度计于 429nm 测吸光度（光程 1cm），空白管调零。

（3）结果判断：按标准 CEA 抗原 0.3ng/ml、10ng/ml、20ng/ml 的吸光度值制作标准曲线，吸光度为纵坐标 CEA 含量为横坐标，各测定管（复管）吸光度均值从标准曲线即可得出 CEA 含量（ng/ml）。

（4）参考值：< 15μg/L。

四、自身免疫检测

类风湿因子（rheumatoid factor，RF）测定有胶乳凝集试验、RIA 或 ELISA 检测方法。这里着重介绍胶乳凝集试验。

（1）原理：RF 是变性 IgG 刺激机体产生的一种自身抗体，主要存在于类风湿关节炎患者的血清和关节液内，它有 IgM 型，也有 IgG、IgA、IgD 和 IgE 型。用胶乳凝集试验是将变性 IgG 包被于聚苯乙烯胶乳颗粒上，此致敏胶乳在与待测血清中的 RF 相遇时，即可发生肉眼可见的凝集。

（2）试剂：① 1% 聚苯乙烯胶乳；②阳性对照血清，可用 WHO RF 标准品，也可收集 RF 阳性血清混合后用作对照，或用抗人 IgG 血清。

（3）方法：按试剂盒说明书指示操作，血清 56℃ 30 分钟灭活（灭活 C1q 以阻止假阳性凝集）。将待测血清用 0.1mol/L，pH 为 8.2 甘氨酸缓冲液盐水做 1：20 ～ 1：80 稀释，取此稀释血清 1 滴，加于涂黑方格玻片的方格内，加胶乳 RF 试剂 1 滴，充分混匀后立即摇动反应板，于直射光下观察。每次试验均设阳性与阴性对照。

（4）结果判断：于 3 分钟内出现明显凝集者为阳性。必要时阳性标本可进一步做双倍连续稀释，测定 RF 滴度。

（5）参考值：正常用此法测定 RF 为阴性。

五、感染免疫检测

（一）血清抗链球菌溶血素 "O" 检测

溶血素 "O" 是一种 A 群溶血性链球菌的毒素，属于蛋白质，能溶解红细胞，杀伤白细胞和血小板，溶血素 "O" 具有很强的抗原性，能刺激机体产生相应抗体，称为抗链球菌溶血素 "O"（anti streptolysin O，ASO）。在被检患者血清倍比稀释后，加入一定量的链球菌溶血素 "O"，如患者血清中含有此抗体（抗链球菌溶血素 "O"），则链球菌溶血素 "O" 失去溶血能力。不溶血的管数越多，表示抗链球菌溶血素 "O" 的效价越高。临床常用检测 ASO 的效价来辅助诊断风湿热，急性肾小球肾炎等。这里着重介绍乳胶凝集法。

（1）原理：被测血清中如有 ASO，在与 ASO 乳胶试剂反应时，可引起后者凝集，如预先用 2.5 结合单位/毫升溶血素中和，不出现凝集者，说明血清中的 ASO ＜ 250 单位，仍出现凝集者，说明 ASO ＞ 250 单位。

（2）试剂：ASO 乳胶试剂、2.5 结合单位/毫升溶血素。

（3）方法：步骤为：①被测血清用生理盐水 1：50 稀释后 56℃ 30 分钟灭活；②于方格涂黑玻璃板上滴加灭活的稀释待测血清一滴，再滴加 2.5 结合单位/毫升溶血素 1 滴，摇动玻片 2 ～ 3 分钟，使血清与溶血素混匀；③滴加 ASO 乳胶试剂 1 滴，轻轻摇动玻片 8 分钟。

（4）结果判断：无凝集者为阴性，有明显凝集者为阳性，阳性血清应复试，将中和用的溶血素改为 5.0 结合单位/毫升。再按上法检测。如结果仍为阳性，则报告为强阳性。

（二）伤寒与副伤寒血清学检测

伤寒杆菌，副伤寒甲、乙、丙杆菌属于沙门菌属，可引起伤寒与副伤寒。人体被伤寒沙门菌感染后，该菌菌体 "O" 抗原和鞭毛抗原刺激人体产生相应抗体。副伤寒杆菌的甲、乙、丙三型也有各自的菌体抗原和鞭毛抗原，这些抗原在人体内也可以产生相应抗体。

（1）原理：检测伤寒与副伤寒抗体的微量凝集试验原理与经典的肥达反应相同，在微量反应板的孔内进行。为方便观察，伤寒与副伤寒菌液可用亚甲蓝或石炭酸复红预染。

（2）试剂：菌液、阳性对照血清。

（3）方法：步骤为：①在大孔塑料反应板上稀释待测血清。取生理盐水9滴（225μl）加待测血清1滴（25μl），混匀。②正式反应在8×12U型孔微量血凝反应板上进行。每次标本用5排孔，分别标以O、H、甲、乙、丙，每排自第2孔开始，每孔加生理盐水25μl，到第8孔。③将已做1∶10稀释的第1、2孔，每孔25μl，用稀释棒自第2孔开始连续稀释到第7孔，第8孔用作菌液对照。④各排分别滴加相应菌液，每孔25μl，此时各孔反应物总量为50μl。1～7孔待测血清的最终稀释度为1∶20～1∶1280。每批试验均设阳性对照。混匀1分钟后置于37℃湿盒内6小时后观察结果。

（4）结果：阳性结果表现为液体澄清，染成蓝色或红色的菌体均匀分布在孔底。阴性结果表现为蓝色或红色菌体集中成一圆点沉淀于孔底中央。以出现50%（2⁺）凝集的血清最大稀释度为待测血清滴度。

（5）参考值：与传统肥达反应相同，即"O"凝集效价＞1∶80，H凝集效价＞1∶160才有诊断价值。此外，对检测结果的评价必须结合临床，抗O抗体与抗H抗体效价必须在恢复期较急性期增长4倍以上才有肯定的诊断价值。

注：溶血血清、菌液过浓、水浴温度不足等均可能会影响结果，菌液过期或产生自凝者不宜使用。

第四章　临床辅助检查

第一节　心　电　图

本节学习目标

（1）熟悉心电图检查操作规程和方法。

（2）掌握正常心电图各波的波形特点及正常值。

（3）掌握心电图分析的方法和步骤。

（4）掌握心律失常和心肌梗死的心电图特点。

（5）熟悉房室肥大、心肌缺血的心电图表现。

一、心电图机的使用

（一）心电图描记注意事项

（1）在进行描记心电图前，让被检查者静卧数分钟，使全身肌肉松弛。冬天检查应在比较温暖的环境内进行，以防肌肉震颤而引起干扰。

（2）对初次检查心电图者，在操作前要做些解释工作，说明这种检查无痛苦，也无危险性，以减少或消除心理上的紧张。

（3）被检查者一般采取平卧位，宜用木床。如为铁床，应注意绝缘，使身体不与其他任何导电金属接触，可在床上垫上橡皮或塑料布，亦不能与墙壁和地面接触，以免受到干扰。

（4）四肢及胸前安放电极，要将皮肤擦洗干净，并涂上导电液体，保持皮肤与电极良好接触及导电性能。

（二）心电图机的操作步骤

（1）接好地线，以防交流电干扰并保障被检查者安全。

（2）接好导联线。肢导联：右手接红（R）线，左手接黄（L）线，左足接绿（LF）线，右足接黑（RF）线。胸导联：V_1位于胸骨右缘第四肋间，V_2位于胸骨左缘第四肋间，V_3位于V_2和V_4之中点，V_4位于左锁骨中线第五肋间，V_5位于左腋前线V_4水平处，V_6位于左腋中线V_4水平处。

（3）接好交流电源，打开电源开关，预热1～2分钟。

（4）定好标准，即加1mV电压可使记录笔上移10mm为准，如不够10mm或多于10mm，可调节灵敏度。

（5）描记心电图：①按下"LEAD SELECTOR（导联选择）"键选择Ⅰ导联；②按下"CHECK（检查）"键观察有无伪差；③按下"START（走纸）"键描记Ⅰ导联心电图，依次以同样的方法记录Ⅱ、Ⅲ、aVR、aVL、aVF、V_1～V_6。

（6）记录完毕后，关上电源开关，在记录纸上注明姓名、年龄、检查日期、导联等。

二、心电图的测量和分析方法

（一）心电图测量

心电图多描记在特殊的记录纸上。记录纸由纵线和横线一系列小方格组成，纵线上的一小格为 1mm，1mm 等于 0.1mV；横线上的一小格为 1mm，相当于 0.04 秒。心电图各波及间期的时间均以秒为单位表示。心电图的测量用两脚分规进行（图 4-1-1）。

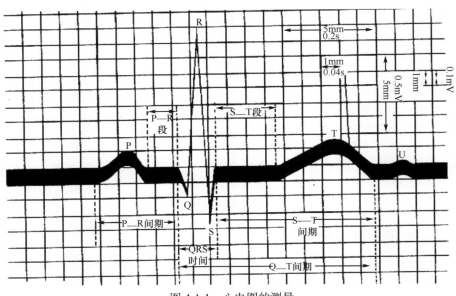

图 4-1-1　心电图的测量

1. 心率的测量

测量心率时，只需测量一个 R—R（或 P—P）间期的秒数，然后被 60 除即可求出。例如，R-R 间距为 0.8 秒，则心率为 60/0.8=75 次 / 分。还可采用查表法或使用专门的心率尺直接读出相应的心率数。心率明显不齐时，一般采取数个心动周期的平均值来进行测算。

2. 各波段振幅的测量

测量 QRS 波群、J 点、ST 段、T 波和 u 波振幅统一采用 QRS 起始部水平线作为参考水平。如果 QRS 起始部为一斜段（如受心房复极波、预激综合征等情况影响），应以 QRS 波起点作为测量参考点。测量正向波高度时，应以参考水平线上缘垂直地测量到波的顶端，测量负向波的深度时，应以参考水平线下缘垂直地测量到波的底端。

3. 各波段时间的测量

近年来已开始广泛使用 12 导联同步心电图仪记录心电图。测量 P 波和 QRS 波时间，应从 12 导联同步记录中最早的 P 波起点测量至最晚的 P 波终点及从最早 QRS 波起点测量至最晚的 QRS 波终点，PR 间期应从 12 导联同步心电图中最早的 P 波起点测量至最早的 QRS 波起点，Q—T 间期应是 12 导联同步心电图中最早的 QRS 波起点至最晚的 T 波终点的间距。如果采用单导联心电图仪记录测量方法，P 波及 QRS 波时间应选择 12 导联中最宽的 P 波及 QRS 波进行测量，P—R 间期应选择 12 导联中 P 波宽大并且有 Q 波的导联进行测量，Q—T 间期测量应取 12 导联中最长的 Q—T 间期。测量各波时间应从波形起点的内缘测至波形终点的内缘。

4. 平均心电轴

心电轴一般指的是平均 QRS 电轴（mean QRS axis），它是心室除极过程中全部瞬间向量的综合（平均 QRS 向量），借以说明心室在除极过程这一总时间内的平均电势方向和强度。最简单的方法是目测法：目测 Ⅰ、Ⅲ 导联 QRS 波群的主波方向，估计电轴是否偏移，若 Ⅰ、Ⅲ 导联 QRS 波群的主波方向均为正向波，可推断电轴不偏；若 Ⅰ 导联出现较深的负向波，Ⅲ 导联主波为正向波，属电轴右偏；若 Ⅲ 导联出现较深的负向波，Ⅰ 导联主波为正向波，则属于电轴左偏。亦可采用画图法和查表法求得心电轴。正常心电轴范围为 $0°\sim+90°$。$+30°\sim+90°$ 为电轴不偏，$+30°\sim-90°$ 为电轴左偏，$+90°\sim+180°$ 为电轴右偏，$+180°\sim-90°$ 为电轴重度右偏。而 WHO 的标准为 $-30°\sim+90°$ 为电轴不偏，$-30°\sim-90°$ 为电轴左偏，$+90°\sim+180°$ 为电轴右偏，$-90°\sim+180°$ 为"不确定电轴"（indeterminate axis）。

5. 心脏转位

可根据胸导联的波形来推断。无钟向转位时，V_1 及 V_2 导联面向右心室，记录的 QRS 波群为 rS 型，V_3、V_4 面向室间隔，记录的 QRS 波群为过渡型，呈 RS 型，V_5、V_6 导联面对左心室，记录的 QRS 波群为 qRs、qR 或 Rs 型。如果心脏沿长轴转位，则发生顺钟向或逆钟向转位，$V_1\sim V_6$ 导联上的 QRS 波群可出现相应的变化（图 4-1-2）。

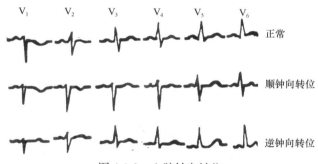

图 4-1-2　心脏钟向转位

（1）顺钟向转位：心脏沿其长轴做顺钟向转位，从心尖向上看，右心室向前向左旋转，左心室向后转动，心前区大部分为右心室占据，$V_1\sim V_4$ 导联记录为 rS 型。重度顺钟向转位时，$V_1\sim V_6$ 导联记录均为 rS 型。

（2）逆钟向转位：心脏沿其长轴做逆钟向转位，从心尖向上看，左心室向右向前旋转，心前区大部分为左心室所占据，$V_3\sim V_4$ 导联出现 qR 或 Rs 型，aVR 导联可出现高 R 波呈 QR 型。重度逆钟向转位时，V_2 导联甚至 V_1 导联亦可出现 QR 或 Rs 型。

"顺钟向转位"可见于右心室肥大，而"逆钟向转位"可见于左心室肥大。但需要指出，心电图上的这种转位图形亦可见于正常人，提示这种图形改变有时为心电位的变化，并非都是心脏在解剖上转位的结果。

（二）分析心电图方法

分析心电图，按以下步骤进行。

（1）将各导联心电图按标准肢导联，加压单极肢导联及胸导联排列，检查各导联有无伪差，常见的心电图伪差有：①交流电干扰，在心电图上出现每秒 50 次规则而纤细的锯齿状波形，应将附近可能发生交流电干扰的电源关闭，如电扇、电灯等。②肌肉震颤干扰，由于情绪紧张、寒冷或震颤性麻痹等，在心电图上出现杂乱不整的小波，有时很像心房颤动的 f 波。③基线不稳，心电图基线不在水平线上，而是上下摆动。影响对心电图各波，尤其是 ST 段的判断。④导联连接错误，常见于左右手互换，可使 Ⅰ 导联 P-QRS-T 波均呈倒置。⑤导线松脱或断线，表现图形中突然消失一个 P-QRS-T 波群，注意勿误诊为窦性停搏。检查电压标准化是否正确等。所谓电压标准化，就是记录心电图时，调节电流计灵敏度，当电流计通过 1mV 电压的电流时，记录笔偏移应为 10mm，不足或超过 10mm，则会影响电压测量的准确性。

（2）检查每个心动周期是否有 P 波及 P 波与 QRS 波群的关系是否正常，以确定心脏的节律是否正常。

（3）测量 P—P 间隔，计算心房率或心室率。如遇心房颤动等心律不齐，可计算 3 秒钟内的 QRS 波群数，乘以 20 即为每分钟心室率。用同法可测心房率。

（4）比较 P—P 间隔和 R—R 间隔，找出房律与室律的关系，注意有无提前、延后或不整齐的 P 波和 QRS 波群，以判定异位心律和心脏传导阻滞的部位。

（5）检查 P 波的形态、振幅及宽度，在 Ⅱ、aVF 和 V₁ 导联的 P 波一般较为明显，着重在这些导联辨认及测量 P 波。

（6）测量 P—R 间期，在标准导联中，选择 P 波宽而明显并且有 Q 波的导联进行测量。如无 Q 波，应在有明显 P 波及 QRS 波群最宽的导联中测量。

（7）观察各导联 QRS 波群的波形及测量振幅，主要注意 V₁、V₅、aVL、aVF 及 aVR 导联，测量 QRS 时间，以时间最长的导联为准。

（8）测量平均心电轴，可目测法，亦可测出 Ⅰ 及 Ⅲ 导联 QRS 波群振幅的代数和，查表求出平均心电轴的度数。

（9）检查 ST 段有无偏移及其偏移程度，以无偏移、或上、下偏移若干 mV 表示之。

（10）检查各导联 T 波的形态、方向及高度。方向以向上、双向及倒置表示之，高度则以正常、低平及平坦表示之。

（11）测定 Q—T 间期，选择 T 波较高且终点明显的导联测量之。

（12）根据以上分析结果，了解心电图改变的主要特征，做出心电图诊断。

1）正常心电图。

2）大致正常心电图。仅在个别导联上出现 QRS 波群钝挫，ST 段轻微下移或 T 波稍低平者。

3）异常心电图。心电图肯定异常者，应写出具体诊断，如左心室肥厚、急性下壁心肌梗死等。

三、正常心电图波形特点和正常值

正常心脏的活动，其兴奋传导的过程是窦房结→心房→房室结→房室束→左、右束支→浦肯野纤维→心室肌纤维。在每一心动周期内，一个典型的心电图有 5 个（或 6 个）波：自左至右称为 P、QRS、T 及 u 波；两个间期：P—R 间期与 Q—T 间期；两个段：P—R 段与 S—T 段（图 4-1-1）。

1. P 波（P wave）

代表心房激动时所产生的电位变化。P 波的方向和外形与激动在心房内传导的途径有关，其时间表示激动经过心房全部所需的时间。正常心电图的 P 波方向：在 Ⅰ、Ⅱ、aVF、V₄～₆ 导联均向上，在 aVR 导联向下，在 Ⅲ、V₁、V₂ 等导联可向上、向下或呈双向。正常向上的 P 波呈钝圆形，有时可能有轻度切迹。P 波的时间小于 0.12 秒，其振幅在肢导联小于 0.25mV，胸导联小于 0.20mV。

2. P—R 间期（P—R interval）

自 P 波起点至 QRS 波群的起点，代表心房开始除极至心室开始除极的时间。表示激动经过心房、房室结、房室束而到达心室所需的时间。正常成人 P—R 间期为 0.12～0.20 秒。幼儿及心跳过速者，P—R 间期可缩短；老年人及心跳过慢者，P—R 间期可稍延长，但不超过

0.22 秒。

3. QRS 波群（QRS complex）

代表心室肌除极的电位变化。Q 波是 QRS 波群中第一个向下的波，R 波是 QRS 波群中第一个向上的波，其前面可无向下的 Q 波，S 波是 R 波之后的向下的波。QRS 波群代表心室激动时电压的变化，其起点表示激动开始到达心室，其终点表示两室全部激动完毕，其时间表示激动经过心室全部所需的时间，其形状与激动在心室内传导的途径有关。由于心室各部分所产生的激动的先后不一，所以 QRS 波群是代表几个部分激动过程所产生的电压变化的综合波。

（1）时间：正常成年人 QRS 波群的时间为 0.06 ～ 0.10 秒，最宽不超过 0.11 秒。

（2）波形和振幅：正常人 V_1、V_2 导联多呈 rS 型，V_1 的 R 波一般不超过 1.0mV。V_5、V_6 导联可呈 qR、qRs、Rs 或 R 型，R 波振幅不超过 2.5mV。V_3、V_4 导联 R 波和 S 波的振幅大体相等。正常人 $V_1 \sim V_6$ 的 R 波逐渐增高，S 波逐渐变小，V_1 的 R/S < 1，V_3 的 R/S≈1，V_5 的 R/S > 1。aVR 导联的 QRS 主波向下，可呈 QS、rS、rSr' 或 Qr 型，aVR 的 R 波一般不超过 0.5mV。aVL 与 aVF 的 QRS 波群可呈 qR、Rs 或 R 型，也可呈 rS 型。R_I < 1.5mV，R_{aVL} < 1.2mV，R_{aVF} < 2.0mV。Ⅰ、Ⅱ、Ⅲ 导联的 QRS 波群在没有电轴偏移的情况下，其主波一般向上。6 个肢导联的 QRS 波群振幅（正向波与负向波振幅的绝对值相加）一般不应都小于 0.5mV，6 个胸导联的 QRS 波群的振幅（正向波与负向波振幅的绝对值相加）一般不应都小于 0.8mV，否则称为低电压。

除 aVR 导联外，正常的 Q 波振幅应小于同导联中 R 波的 1/4，时间应小于 0.04 秒，V_1、V_2 导联中不应有 Q 波，但偶尔可呈 QS 型。

4. J 点

QRS 波群的终末与 ST 段起始之交接点。

5. ST 段（ST segment）

起自 QRS 波群的终点至 T 波的起点，代表心室缓慢复极过程。正常 ST 段多为一等电位线，可稍向上或向下偏移，但在任一导联，ST 段下移一般不应超过 0.05mV，ST 段上抬 $V_4 \sim V_6$ 导联及肢导联不超过 0.1mV，V_1、V_2 导联不超过 0.3mV，V_3 导联不超过 0.5mV。

6. T 波（T wave）

代表心室快速复极时的电位变化。

（1）方向：在正常情况下，T 波的方向大多和 QRS 主波方向一致。在 Ⅰ、Ⅱ、$V_{4\sim6}$ 导联向上，aVR 导联向下，Ⅲ、aVL、aVF、$V_{1\sim3}$ 导联可向上、双向或向下。若 V_1 的 T 波向上，则 $V_{2\sim6}$ 导联就不应再向下。

（2）振幅：在正常情况下，除Ⅲ、aVL、aVF、$V_{1\sim3}$ 导联外，T 波的振幅一般不应低于同导联 R 波的 1/10。T 波在胸导联有时可高达 1.2 ～ 1.5mV 尚属正常。

7. Q—T 间期（Q—Tinterval）

代表心室激动开始到复极完毕所需的时间。Q—T 间期随心率而改变。心率快，Q—T 间期短；心率慢，Q—T 间期延长。正常范围是 0.32 ～ 0.44 秒。一般女性的 Q—T 间期较男性略延长。

8. u 波（u wave）

是在 T 波之后 0.02 ～ 0.04 秒出现的振幅很低小的波，代表心室后继电位，其产生机制目前尚未完全清楚。U 波方向大体与 T 波相一致。在胸导联较易见到，尤其 V_3、V_4 导联较为明显。U 波明显增高常见于低血钾。

四、心房、心室肥大

（一）心房肥大

1. 右心房肥大（right atrial enlargement）

右心房肥大主要是右心房延长的除极时间与左心房后除极的时间重叠，不出现总除极时间的延长，只表现 P 波电压增高。其心电图表现（图 4-1-3）：① P 波尖而高耸，振幅 ≥ 0.25mV，以 Ⅱ、Ⅲ、aVF 导联清楚，又称为肺性 P 波；② V_1 导联 P 波直立时，振幅 ≥ 0.15mV，如 P 波呈双向时，其振幅的算术和 ≥ 0.20mV。

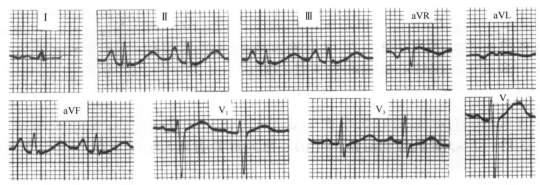

图 4-1-3 右心房肥大

2. 左心房肥大（left atrial enlargement）

左心房肥大主要表现心房除极时间延长。其心电图表现（图 4-1-4）：① P 波增宽 ≥ 0.12 秒，常呈双峰型，双峰间距 ≥ 0.04 秒，以 Ⅰ、Ⅱ、aVL 导联清楚，又称为"二尖瓣型 P 波"；② V_1 导联 P 波常呈正负双向波，终末电势（PTF）≥ 0.04mm·s。P 波终末电势（p-wave terminal force，PTF）为 V_1 负向 P 波的时间乘以负向 P 波振幅。

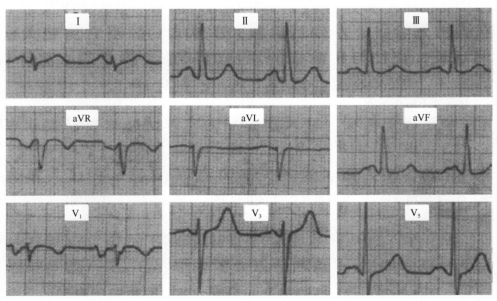

图 4-1-4 左心房肥大

3. 双心房肥大

P 波增宽 ≥ 0.12 秒，振幅 ≥ 0.25mV；V_1 导联 P 波高大双相，上下振幅超过正常范围。

（二）心室肥大

心室扩大或肥厚由心室舒张期和（或）收缩期负荷过重引起，是器质性心脏病的常见后果，当心室肥大达到一定程度时可引起心电图的变化。但心电图在诊断心室肥大方面存在一定局限性，不能仅凭某一项指标而做出肯定或否定的结论。一般来说，阳性指标愈多，则诊断的可靠性越高。

1. 左心室肥大（left ventricular hypertrophy）

左心室肥大时，可使心室除极综合向量左心室占优势的情况显得更为突出，引起面向左心室的导联（I、aVL、V_5 和 V_6）的 R 波振幅增加，而面向右心室的导联（V_1 和 V_2）则出现较深的 S 波。其心电图表现（图 4-1-5）：① QRS 波群电压增高。胸导联，Rv_5 或 Rv_6 > 2.5mV，$Rv_5 + Sv_1$ > 4.0mV（男性）或 > 3.5mV（女性）。肢导联，R_I > 1.5mV，R_{aVL} > 1.2mV，R_{aVF} > 2.0mV，$R_I + S_{III}$ > 2.5mV。②心电轴左偏，心脏逆钟向转位。③ QRS 波群时间延长到 0.10 ~ 0.11 秒，但一般仍 < 0.12 秒。④ ST-T 改变：在以 R 波为主的导联，其 ST 段呈下斜型压低 0.05mV 以上，T 波低平、双向或倒置；在以 S 波为主的导联（如 V_1 导联），则反而可见直立的 T 波。当 QRS 波群电压增高同时伴有 ST-T 改变者，称为左心室肥大伴劳损。

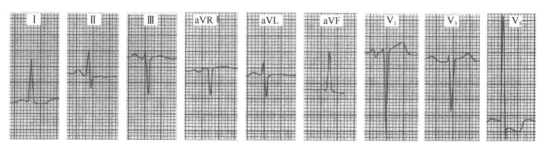

图 4-1-5　左心室肥大

2. 右心室肥大（right ventricular hypertrophy）

右心室壁厚度仅有左心室壁的 1/3，只有当右心室壁的厚度达到相当程度时，才会使综合向量由左心室优势转为右心室优势，并导致位于右室面导联（V_1、aVR）的 R 波增高，而位于左室面导联（I、aVL、V_5）的 S 波变深。其心电图表现（图 4-1-6）：① QRS 波群电压增高。

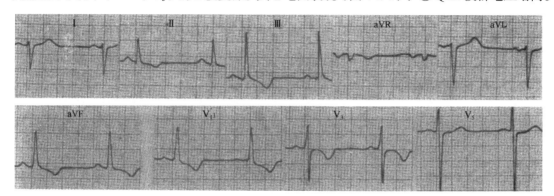

图 4-1-6　右心室肥大

胸导联，$R_{V_1} > 1.0mV$，$R_{V_1} + S_{V_5} > 1.05mV$（重症 $> 1.2\ mV$），V_1 导联 $R/S \geqslant 1$，V_5 导联 $R/S \leqslant 1$，V_1 呈 qR 型。肢导联，aVR 导联 R/q 或 $R/S \geqslant 1$，$R_{aVR} > 0.5mV$。②心电轴右偏，额面平均电轴 $\geqslant + 90°$。③S—T 段和 T 波改变：V_1 导联 ST 段轻度下降，T 波双向或倒置。以上心电图改变常同时伴有右胸导联（V_1、V_2）ST 段压低及 T 波倒置，称为右心室肥大伴劳损。

3. 双侧心室肥大

（1）大致正常心电图：因双侧心室电压同时增高，互相抵消。

（2）单侧心室肥大心电图：只表现出一侧心室肥大，而另一侧心室肥大的图形被掩盖。

（3）双侧心室肥大心电图：既表现右心室肥大的心电图特点（如 V_1 导联 R 波为主，电轴右偏），又有左心室肥大的某些征象（如 V_5 导联 R 波振幅增高）。

五、心肌梗死

急性心肌梗死（acute myocardial infarction）指因持久而严重的心肌缺血所引起的部分心肌坏死。当发生心肌梗死后，随着时间推移在心电图上可先后出现缺血、损伤和坏死 3 种类型的图形。

（一）心肌梗死的基本图形

1. 缺血型

T 波倒置或 T 波高耸。

2. 损伤型

ST 段抬高，甚至 ST 段明显抬高呈单向曲线。

3. 坏死型

出现异常 Q 波或称病理性 Q 波（Q 波时间 $\geqslant 0.04$ 秒，振幅 $\geqslant 1/4R$）或者呈 QS 型。

（二）心肌梗死的图形演变与分期

急性心肌梗死的特征性心电图改变，随着心肌缺血、损伤、坏死的发展和恢复而具有动态的演变规律。根据心电图的演变过程可分为超急性期（早期）、急性期、近期（亚急性期）和陈旧期（愈合期）4 个时期（图 4-1-7）。

1. 超急性期（早期）

急性心肌梗死发生数分钟后，心电图上产生高大的 T 波，以后迅速出现 ST 段呈斜型抬高，与高耸直立 T 波相连。这些表现持续时间较短，临床上不易记录到。

2. 急性期

开始于梗死后数小时或更长的时间，可持续数天到数周。心电图上高耸 T 波开始降低后出现病理性 Q 波，ST 段弓背向上抬高，抬高显著者可形成单向曲线，继而逐渐下降，T 波由直立变倒置并加深。

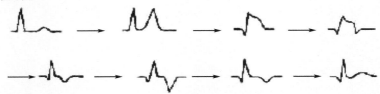

图 4-1-7　心肌梗死的图形演变及分期

3. 近期（亚急性期）

出现于梗死后数周至数月，抬高的 ST 段恢复到基线，T 波由倒置较深逐渐变浅，缓慢恢复到正常或长期维持倒置，病理性 Q 波持续存在。

4. 陈旧期（愈合期）

急性心肌梗死 3 ~ 6 个月之后或更久，ST 段和 T 波不再变化，仅残留坏死性 Q 波。这种病理性 Q 波将终生持续存在，但部分病例病理性 Q 波可能缩小甚至消失。

（三）心肌梗死定位诊断

心肌梗死的部位多与冠状动脉供血区域相关，且与这些区域相应的导联有明确关联。根据心电图坏死型图形（异常 Q 波或 QS 波）出现的导联可以判断心肌梗死的部位（表 4-1-1，图 4-1-8 ~ 图 4-1-12），进而推断冠状动脉病变的部位。

表 4-1-1　心电图导联与梗死部位及冠状动脉病变位置的关系

Q 波出现的导联	梗死部位	冠状动脉病变的位置
$V_1 \sim V_3$	前间壁	前降支的室间隔支
$V_3 \sim V_5$	前壁	前降支远端
$V_1 \sim V_5$	广泛前壁	左冠状动脉主干或前降支
I 、aVL、V_5、V_6	侧壁	前降支的对角支或回旋支
II 、III 、aVF	下壁	右冠状动脉或回旋支的后降支
$V_7 \sim V_9$	正后壁	回旋支或右冠状动脉
$V_{3R} \sim V_{5R}$	右室	右冠状动脉或前降支＋圆锥支

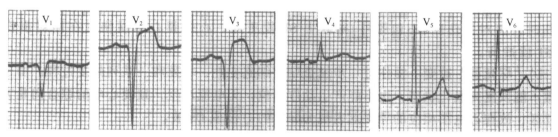

图 4-1-8　急性前间壁心肌梗死

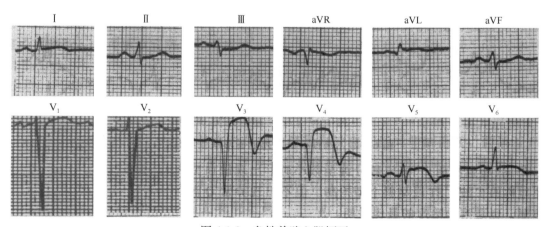

图 4-1-9　急性前壁心肌梗死

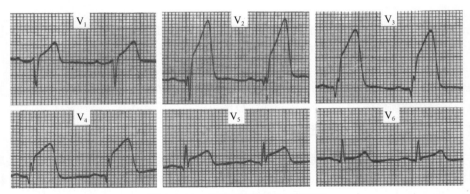

图 4-1-10　急性广泛前壁心肌梗死

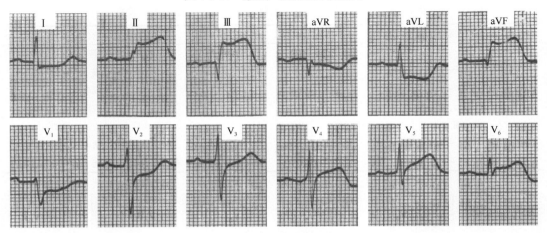

图 4-1-11　急性下壁心肌梗死

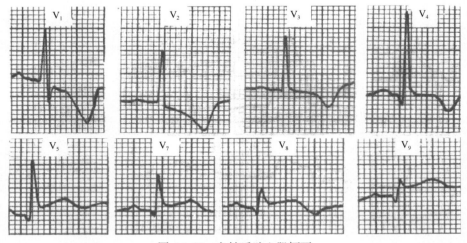

图 4-1-12　急性后壁心肌梗死

六、心律失常

（一）窦性心律及窦性心律失常

1. 正常窦性心律（sinus rhythm）

起源于窦房结的心律称为窦性心律。其心电图表现（图 4-1-13）：①P 波规律地出现，且 P 波形态表明激动来自窦房结（窦性 P 波），即在 Ⅰ、Ⅱ、aVF、$V_4 \sim V_6$ 直立，aVR 倒置；②P—R 间期为 0.12 ～ 0.20 秒；③频率为 60 ～ 100 次 / 分；④在同一导联上 P—P 间距之差 ＜ 0.12 秒。

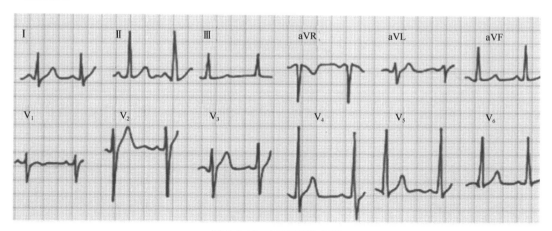

图 4-1-13　正常窦性心律

2. 窦性心动过速（sinus tachycardia）

成人窦性心律的频率＞ 100 次 / 分。其心电图表现（图 4-1-14）：①符合窦性心律特点；②P 波频率＞ 100 次 / 分，一般＜ 160 次 / 分；③P—R 间期、QRS 波群时间、Q—T 间期相应缩短，但 P—R 间期≥ 0.12 秒，有时可伴有继发性 ST 段轻度压低和 T 波振幅降低。窦性心动过速常见于运动、发热、甲状腺功能亢进、贫血等。

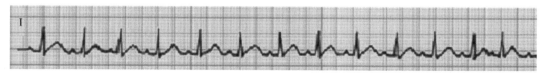

图 4-1-14　窦性心动过速

3. 窦性心动过缓（sinus bradycardia）

成人窦性心律的频率＜ 60 次 / 分。近年大样本人群调查发现，约 15% 正常人静息心率可 ＜ 60 次 / 分，尤其是男性。其心电图表现（图 4-1-15）：窦性心律，P 波频率＜ 60 次 / 分，但一般＞ 40 次 / 分。

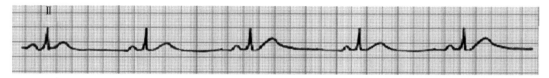

图 4-1-15　窦性心动过缓

4. 窦性心律不齐（sinus arrhythmia）

窦性节律，但节律不整齐。通常有两种类型，较常见的一种是有周期性，吸气时心率增快，呼气时心率减慢；另一种是无周期性，心率时快时慢，与呼吸无关。窦性心律不齐常与窦性心动过缓同时存在。其心电图表现（图 4-1-16）：P—P 间隔不整齐，在同一导联上 P—P 间期之差＞ 0.12 秒。

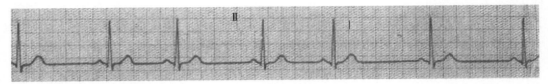

图 4-1-16　窦性心动过缓及窦性心律不齐

5. 窦性停搏（sinus arrest）

亦称为窦性静止。其心电图表现（图 4-1-17）：规则的窦性 P—P 间隔中突然出现 P 波脱落，形成长 P—P 间隔，且长 P—P 间隔与基础 P—P 间隔不成倍数关系。窦性停搏后常出现逸搏或逸搏心律。

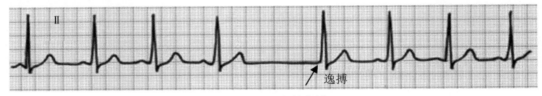

图 4-1-17　窦性停搏

6. 病态窦房结综合征（sick sinus syndrome，SSS）

窦房结及其周围组织存在器质性病变，在外界因素的作用下导致窦房结冲动的形成或传出障碍，产生一系列缓慢性心律失常，并引起头昏、黑朦、晕厥等临床表现，称为病态窦房结综合征。其心电图表现（图 4-1-18）：①持续的窦性心动过缓，心率＜ 50 次／分，且不易用阿托品等药物纠正；②窦性停搏或窦房阻滞；③在显著窦性心动过缓基础上，常出现室上性快速心律失常（房性心动过速、心房扑动、心房颤动等），又称为慢 - 快综合征；④若病变同时累及房室交界区，可出现房室传导障碍，或发生窦性停搏时，长时间不出现交界性逸搏，此情况称为双结病变。

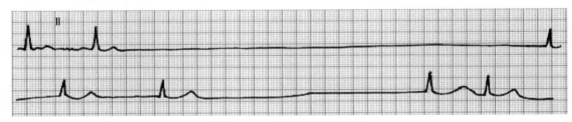

图 4-1-18　病态窦房结综合征

（二）期前收缩

期前收缩是指起源于窦房结以外的异位起搏点提前发出的激动，过早地引起心脏除极，又称为过早搏动或早搏，是最常见的心律失常。根据异位搏动发生的部位，可分为房性、交界性和室性期前收缩，其中以室性期前收缩最常见。

1. 室性期前收缩（premature ventricular beat）

室性期前收缩的心电图表现（图 4-1-19）：① QRS-T 波提前出现，前无 P 波或无相关的 P 波；②提前出现的 QRS 波群形态宽大畸形，时限通常大于 0.12 秒，T 波方向多与 QRS 的主波方向相反；③代偿间歇完全即期前收缩前后的两个窦性 P 波间期等于正常 P—P 间期的两倍。

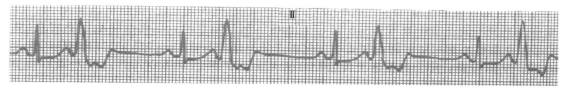

图 4-1-19　室性期前收缩（二联律）

2.房性期前收缩（premature atrial beat）

房性期前收缩的心电图表现（图 4-1-20）：①提前出现的异位 P′ 波，形态与窦性 P 波不同；②P′—R 间期通常大于 0.12 秒；③大多代偿间歇不完全，即期前收缩前后的两个窦性 P 波间期小于正常 P—P 间期的两倍。如异位 P′ 后无 QRS—T 波，则称为房性期前收缩未下传。有时 P′ 波下传引起 QRS 波群增宽变形，多呈右束支阻滞图形，称为房性期前收缩伴室内差异性传导。

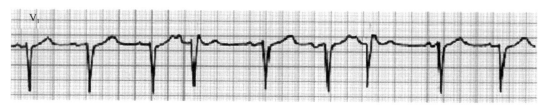

图 4-1-20　房性期前收缩

3.交界性期前收缩（premature junctional comtraction）

交界性期前收缩的心电图表现（图 4-1-21）：①提前出现的 QRS—T 波，前无窦性 P 波，QRS—T 形态与窦性下传者基本相似；②出现逆行 P′ 波，即 P′ 波在 Ⅱ、Ⅲ、aVF 导联倒置，aVR 导联直立。逆行 P′ 可在 QRS 之前，P′ —R 间期通常小于 0.12 秒，或在 QRS 波群之后，R—P′ 间期通常小于 0.20 秒，或与 QRS 相重叠；③大多为代偿间歇完全。

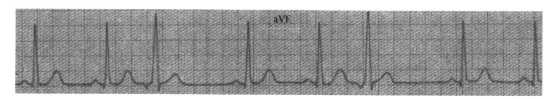

图 4-1-21　交界性期前收缩

（三）异位心动过速

异位心动过速指异位节律点兴奋性增高或折返激动引起的快速异位心律。

1.阵发性室上性心动过速（paroxysmal supraventricular tachycardia）

指激动起源点在房室交界区以上，可分为房性与交界性心动过速，常因 P′ 不易辨别，所以统称为室上性心动过速，具有突发突止的特点。其心电图表现（图 4-1-22）：频率一般为 160～250 次/分，节律快而规则，QRS 形态一般正常，伴有束支阻滞或室内差异性传导时，可呈宽 QRS 波。

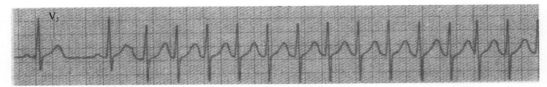

图 4-1-22　阵发性室上性心动过速

2. 阵发性室性心动过速（paroxysmal ventricular tachycardia）

阵发性室性心动过速指激动起源点在束支分叉以下。其心电图表现（图 4-1-23）：心率多在 140～200 次/分，节律可稍不齐。QRS 波群宽大畸形，时限通常大于 0.12 秒。如能发现 P 波，P 波频率慢于 QRS 频率，PR 无固定关系（房室分离）。偶然心房激动夺获心室或发生室性融合波。

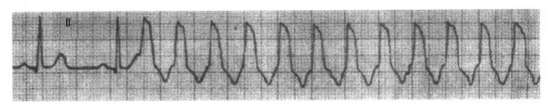

图 4-1-23　阵发性室性心动过速

（四）扑动与颤动

1. 心房扑动（atrial flutter）

心房扑动属于心房内大折返环路激动，大多为短阵发性。其心电图表现（图 4-1-24）：①正常 P 波消失，代之以连续波幅大小一致、间隔规则的大锯齿状扑动波(F 波),F 波多在 Ⅱ、Ⅲ、aVF 导联清楚；②F 波频率多为 250～350 次/分。房室传导比例呈 2∶1～4∶1；③心室律规则或不规则，如果房室传导比例不恒定或伴有文氏传导现象，则心室律不规则，QRS 波群一般不增宽。

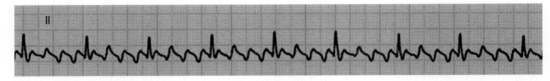

图 4-1-24　心房扑动呈 4∶1 传导

2. 心房颤动（atrial fibrillation）

心房颤动简称房颤，是临床上最常见的心律失常之一。心房颤动时，窦房结不起作用，心房内有多个微小折返激动向不同方向传导，使心房仅有不规则的颤动而无整体的收缩。心室只能接受一部分由心房传下来的冲动，故心室的搏动也不规则。其心电图表现（图 4-1-25）：①正常窦性 P 波消失，代之以大小不一、形态各异的颤动波（f 波），通常以 V_1 导联最清楚；②f 波频率为 350～600 次/分；③心室律绝对不规则，QRS 波一般不增宽。

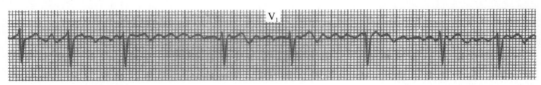

图 4-1-25　心房颤动

3. 心室扑动与心室颤动（ventricular flutter and fibrillation）

心室扑动是心室肌产生环形激动的结果。室扑常短时间存在，要么很快恢复，要么转为心室颤动。心电图特点是无正常 QRS—T 波，代之以连续快速而相对规则的大振幅波（图 4-1-26），频率达 200 ~ 250 次 / 分。心室颤动往往是心脏停搏前的短暂征象。由于心脏出现多灶性局部兴奋，以致完全失去排血功能。心电图上 QRS—T 波完全消失，出现大小不等、极不匀齐的低小波（图 4-1-27），频率为 200 ~ 500 次 / 分。心室扑动和心室颤动均是极严重的致死性心律失常。

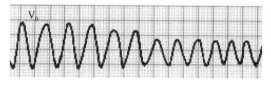

图 4-1-26　心室扑动　　　　　　　　图 4-1-27　心室颤动

（五）房室传导阻滞

房室传导阻滞（atrioventricular block，AVB）是临床上常见的一种心脏传导阻滞，多数由器质性心脏病引起，少数可见于迷走神经张力增高的正常人。

1. 一度房室传导阻滞（first degree atrioventricular block）

一度房室传导阻滞的心电图表现（图 4-1-28）：P—R 间期延长，成人 P—R 间期大于 0.20 秒，老年人 P—R 间期大于 0.22 秒，或对两次检测结果进行比较，心率没有明显改变而 PR 间期延长超过 0.04 秒。

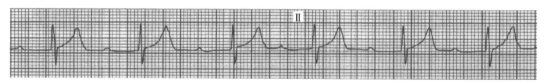

图 4-1-28　一度房室传导阻滞

2. 二度房室传导阻滞（second degree atrioventricular block）

心电图主要表现为部分 P 波后 QRS 波脱漏，分为两种类型。

（1）二度 I 型房室传导阻滞（又称为文氏现象，也称为 Mobitz I 型）：多见，预后较好。其心电图表现（图 4-1-29）：在一系列 P 波中，P—R 间期逐渐延长，直到一个 P 波后脱漏一个 QRS 波群。在漏搏后的第一次搏动中，P—R 间期又缩短，以后又重复上述表现，周而复始。通常以 P 波数与 P 波下传数的比例来表示房室阻滞的程度，例如，3 ：2 传导表示 3 个 P 波中有 2 个 P 波下传心室，1 个 P 波不能下传。

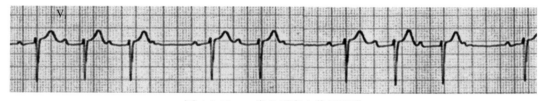

图 4-1-29　二度 I 型房室传导阻滞

（2）二度 II 型房室传导阻滞（又称为 Mobitz II 型）：少见，预后较差。其心电图表现（图 4-1-30）：部分 P 波后无 QRS 波群，P—R 间期固定（可以正常，也可稍有延长）。

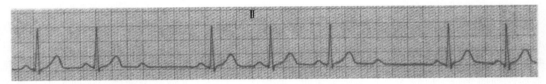

图 4-1-30　二度 II 型房室传导阻滞

3. 三度房室传导阻滞（third degree atrioventricular block）

三度房室传导阻滞又称为完全性房室传导阻滞，心房与心室分别由两个不同的起搏点激动，各保持自身的节律。其心电图表现：①有一系列的心房波，心房波可以是窦性 P 波，也可以是 P′ 波、F 波或 f 波；②P 波与 QRS 波群无固定关系。QRS 波形态、时限正常，频率在 40～60 次/分者，多为交界性逸搏心律（图 4-1-31）；QRS 波宽大畸形，时限≥0.12 秒，频率为 20～40 次/分，多为室性逸搏心律（图 4-1-32）。

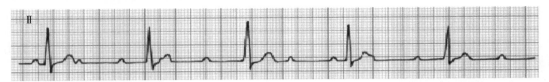

图 4-1-31　三度房室传导阻滞，交界性逸搏心律

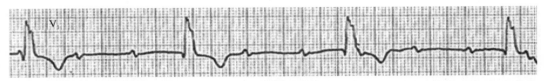

图 4-1-32　三度房室传导阻滞，室性逸搏心律

（六）束支阻滞

1. 右束支阻滞（right bundle branch block，RBBB）

右束支细长，由单侧冠状动脉分支供血，其不应期比左束支长，发生传导阻滞多见。可见于各种器质性心脏病，也可见于健康人。其心电图表现（图 4-1-33）：①V_1 或 V_2 导联 QRS 呈 rsR′ 型或 M 型，此为最具特征性的改变；I、V_5、V_6 导联 S 波增宽，有切迹，时限≥0.04 秒，aVR 导联呈 QR 型，R 波宽，有切迹。②V_1 导联 R 峰时间大于 0.05 秒。③V_1、V_2 导联 ST 段轻度压低，T 波倒置，I、V_5、V_6 导联 T 波方向一般与终末 S 波方向相反，仍为直立。④若 QRS 波群时限≥0.12 秒，则为完全性右束支阻滞；若 QRS 波群时限＜0.12 秒，则为不完全性右束支阻滞。

2. 左束支阻滞（left bundle branch block，LBBB）

左束支粗短，由双侧冠状动脉分支供血，不易发生传导阻滞，出现多为器质性病变。其心电图表现（图 4-1-34）：①V_1、V_2 导联 QRS 呈 rS 波（其 r 波极小，S 波明显增宽）或呈宽而深的 QS 波，I、aVL、V_5、V_6 导联 R 波增宽，顶峰粗钝，或有切迹。心电轴不同程度左偏。②I、V_5、V_6 导联 q 波一般消失，V_5、V_6 导联 R 峰时间＞0.06 秒。③ST—T 方向与 QRS 主波方向相反。④若 QRS 波群时限≥0.12 秒，则为完全性左束支阻滞；若 QRS 波群时限＜0.12 秒，则为不完全性左束支阻滞。

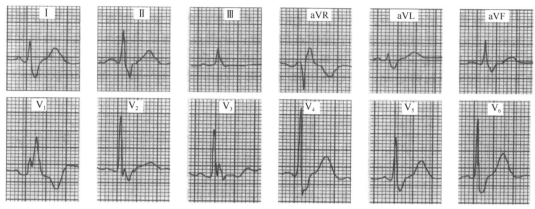

图 4-1-33　完全性右束支阻滞

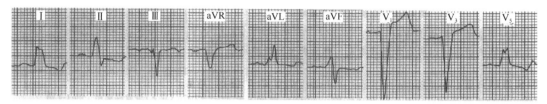

图 4-1-34　完全性左束支阻滞

（七）预激综合征

预激综合征（pre-excitation syndrome）是指在正常的房室结传导途径之外，沿房室环周围还存在附加的房室传导束（旁路）。预激综合征分 WPW 综合征、LGL 综合征、Mahaim 型预激综合征 3 种类型。WPW 综合征（又称为经典型预激综合征）心电图表现（图 4-1-35，图 4-1-36）：①P—R 间期缩短＜ 0.12 秒；②QRS 增宽≥ 0.12 秒；③QRS 起始部有预激波（delta 波）；④P—J 间期正常；⑤出现继发性 ST—T 改变。LGL 综合征又称为短 PR 综合征，其心电图表现：P—R 间期＜ 0.12 秒，但 QRS 起始部无预激波；Mahaim 型预激综合征心电图表现：P—R 间期正常或长于正常值，QRS 波起始部可见预激波。

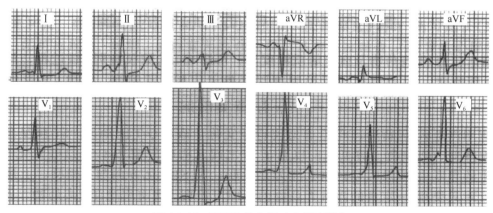

图 4-1-35　WPW 综合征（左侧旁路）

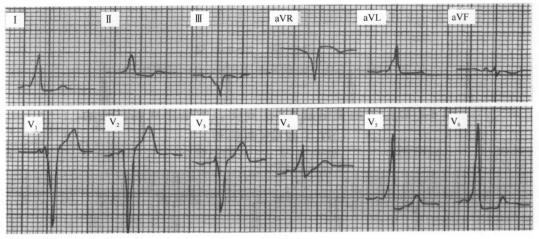

图 4-1-36　WPW 综合征（右侧旁路）

第二节　X 线诊断学

本节学习目标

（1）掌握呼吸系统常见疾病 X 线表现。

（2）熟悉循环系统常见疾病 X 线表现。

（3）掌握消化系统常见疾病 X 线表现。

（4）熟悉泌尿系统常见疾病 X 线表现。

（5）掌握骨骼系统常见疾病 X 线表现。

X 线用于临床疾病诊断已有百余年历史，随着科学技术水平的不断提高，检查方法和诊断水平也相应地得到了提高。X 线诊断学的发展，也促进了医疗事业整体水平的不断提高。

一、胸部常见疾病的 X 线诊断

（一）胸部正常 X 线表现

胸部 X 线所反映的影像是胸部多种组织和器官的重叠影像，因肺组织结构的特殊性，所以胸部 X 线检查已成为胸部疾病的诊断、随诊观察等的主要检查方法。常见的胸部照片位置有站立后前位、站立前后位、左侧位、右侧位、斜位及卧位等。在观察胸部 X 线片时，应注意观察其位置、投照条件等（图 4-2-1a，图 4-2-1b）。胸部正常及变异的 X 线表现非常重要，它们是胸部疾病 X 线表现的基础。

1. 胸廓

正常胸廓在胸部正位片上两侧对称，包括骨骼和软组织。①骨骼：包括肋骨、锁骨、肩胛骨及胸椎和胸骨。观察肋骨时，应注意肋骨常见的先天性变异（颈肋、叉状肋、肋骨联合等），肋骨之间的区域称为肋间隙。②软组织：在投影条件标准的胸部正位片上可显示对称的胸锁乳突肌与锁骨上皮肤皱褶影（图 4-2-2）、女性乳房及乳头影、胸大肌影及伴随阴影（图 4-2-3）。

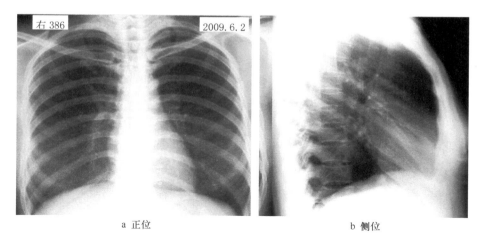

a 正位　　　　　　　　　　　　　　b 侧位

图 4-2-1　正常胸片

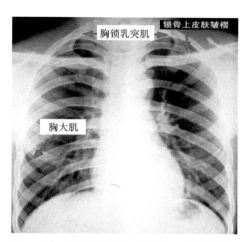
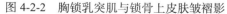

图 4-2-2　胸锁乳突肌与锁骨上皮肤皱褶影

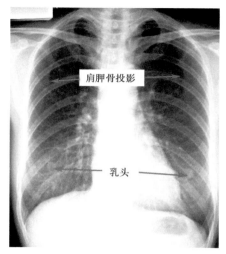

图 4-2-3　乳房及乳头影

2. 气管和支气管

气管在胸部正侧位片上均为长条形低密度影，居中；上缘起于第六、第七颈椎平面，下缘止于第五、第六胸椎平面。气管分为左右主支气管，又分出肺叶支气管等。

3. 肺

具体为：①肺野，在正位胸片上两侧肺野表现为透明区域。我们在正位胸片上通常将第二、四肋骨前端下缘划一水平线，将肺部分为上肺野、中肺野和下肺野。将两侧肺野纵形分为三等份，分为内、中、外三带（图 4-2-4）。将第一肋骨外缘以内的部分称为肺尖区，锁骨以下至第二肋骨外缘以内的部分称为锁骨下区。②肺叶和肺段，肺叶由叶间胸膜分隔而成，右肺分上、中、下 3 个肺叶，左肺分上、下两个肺叶。每 2～5 个肺段组成肺叶，肺段亦有单独的肺段支气管，肺段通常呈圆锥形。③肺门，在胸部 X 线片上，肺门影是肺动脉、肺静脉、支气管及淋巴组织的总合投影，肺动脉和肺静脉的大分支为主要组成部分。在正位胸片上，肺门位于肺内带第二～四前肋间，通常左肺门高于右肺门。④肺纹理，由肺动脉、肺静脉和淋巴管组成，肺动脉为主要成分，在正位胸片上，肺纹理表现为自肺门向外呈放射状分布的树枝状影，肺纹理由肺门区向外逐渐变细。

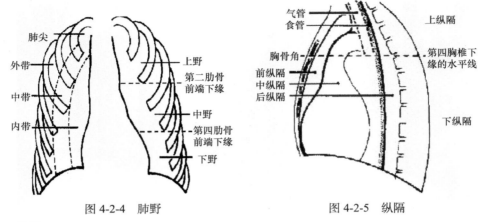

图 4-2-4　肺野　　　　　　　　　图 4-2-5　纵隔

4. 纵隔

位于胸椎前方、胸骨后方和两侧纵隔胸膜之间，上方是胸廓入口，下方是膈面。纵隔内组织结构有心脏、大血管、气管、支气管、食管等。在胸部侧位片上，一般将纵隔纵向划分为前、中、后 3 部分，横向划分为上、中、下 3 部分（图 4-2-5）。

5. 胸膜

由脏胸膜和壁胸膜组成，两层胸膜之间为潜在的胸膜腔。正常情况下，胸膜一般不显影。

6. 膈肌

介于胸腹腔之间，显圆顶状，与胸壁构成的夹角称为肋膈角，正常为锐角；与心影构成的夹角称为心膈角，正常为钝角。

（二）肺部炎症

1. 大叶性肺炎

为细菌引起的急性肺部炎症。临床多见于青壮年，起病急，以高热、咳嗽、胸痛、畏寒及咳铁锈色痰为特征。体征可出现叩诊浊音和肺部啰音等。实验室检查可见白细胞总数及中性粒细胞明显增高。病理改变分为：①充血期；②红色肝样变期；③灰色肝样变期；④消散期。

X 线表现与病理分期密切相关，一般 X 线表现比临床症状出现晚。其基本 X 线表现为渗出及实变，且渗出和实变为不同范围及形状。在早期（充血期），大叶性肺炎往往无明显异常的 X 线征象；而在实变期（红色肝样变期和灰色肝样变期），X 线表现为片状均匀的致密影，呈肺叶或肺段分布（图 4-2-6a，图 4-2-6b），由于实变组织与含气的支气管相衬托，有时可见透亮的支气管影，称为空气支气管征或支气管气像。在消散期，大叶性肺炎的实变阴影密度逐渐降低，范围减少，病变呈散在的、大小不一和分布不规则的斑片状阴影。大叶性肺炎所引起的肺部改变多在两周内完全吸收。

2. 小叶性肺炎

又称为支气管肺炎，为细菌或病毒引起的肺部炎症，多见于婴幼儿、老年人及极度衰弱的患者。小叶性肺炎多由支气管炎和细支气管炎发展而来。其临床表现较重，可有高热、咳嗽、咳痰及呼吸困难等，体征可闻及干啰音及水泡音等。实验室检查血白细胞计数可升高或不升高。

小叶性肺炎的 X 线表现为两肺中下野的内中带出现斑点或斑片状密度增高影，边缘模糊不清，沿支气管分布，病灶可互相融合，亦可坏死液化形成空洞（图 4-2-7a，图 4-2-7b）。

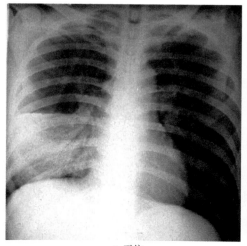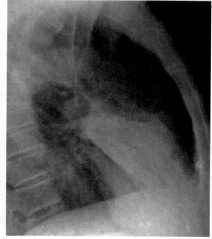

a　正位　　　　　　　　　　　　　　　　b　侧位

图 4-2-6　大叶性肺炎（右中叶）

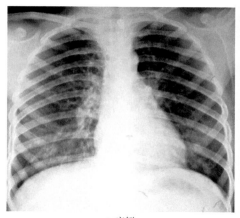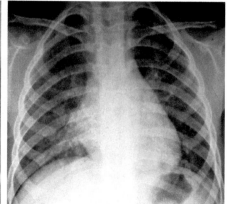

a　病例一　　　　　　　　　　　　　　　b　病例二

图 4-2-7　小叶性肺炎

3. 间质性肺炎

为细菌或病毒感染所致的肺间质的炎症，多见于小儿，常继发于流行性感冒等急性传染病。病理特征为支气管和血管周围、肺泡间隔、肺泡壁、小叶间隔被炎症累及。

X线表现为肺门区附近及肺下野炎性浸润及肺门淋巴结炎，肺纹理增多、增粗、走行紊乱，在支气管及血管周围可见纤细条纹状密度增高影（图 4-2-8a，图 4-2-8b）。

（三）肺结核

肺结核是由结核杆菌在肺内所引起的一种常见的慢性传染性疾病，X线检查在发现病变、鉴别诊断及动态观察等方面有不可替代的重要作用。

1. 原发型肺结核（Ⅰ型）

包括原发综合征及胸内淋巴结结核。为机体初次感染结核杆菌所致，最常见于儿童。①原发综合征：结核杆菌侵入肺泡时，在肺实质内产生急性渗出性炎症性改变，称为原发病灶；原发病灶内结核杆菌经淋巴管向局部淋巴结蔓延，引起淋巴管炎和淋巴结炎。原发病灶、淋巴管炎和淋巴结炎称为原发综合征。其典型的 X 线表现为肺实质内 0.5～2cm 大小的原发病灶，肺门淋巴结增大，在原发病灶和肺门淋巴结之间可见一条或数条模糊的条状密度增高影，形成哑铃状（图 4-2-9a）。②胸内淋巴结结核：胸内淋巴结结核为原发病灶完全吸收时纵隔或肺门淋巴结的肿大。X 线表现为肺门或纵隔淋巴结增大，密度增高（图 4-2-9b）。

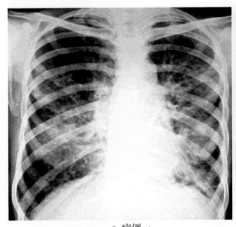

a 病例一　　　　　　　　　　　　　b 病例二

图 4-2-8　间质性肺炎

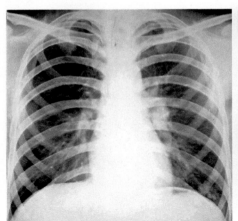
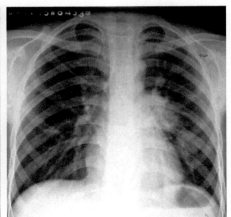

a 原发综合征　　　　　　　　　　　b 胸内淋巴结结核

图 4-2-9　原发型肺结核

2. 血行播散型肺结核（Ⅱ型）

由结核杆菌进入血液循环引起，分为急性粟粒型肺结核和亚急性或慢性血行播散型肺结核。①急性粟粒型肺结核：系结核杆菌一次或短时间内数次侵入血液循环所致。X 线表现为肺内广泛分布的直径 1～2mm 大小的粟粒样密度增高影，特点是病灶分布、大小和密度均匀，即所谓"三均匀"，肺野可呈磨玻璃样（图 4-2-10a）。②亚急性或慢性血行播散型肺结核：系较少量的结核杆菌在较长时间内多次侵入血液循环所致。X 线表现为肺内多发大小不一，密度不一的粟粒结节，可互相融合，其轮廓可模糊或锐利（图 4-2-10b）。

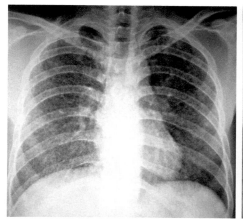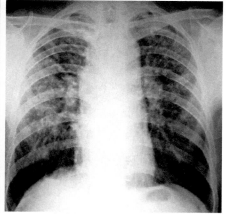

a　急性粟粒型肺结核　　　　　　b　亚急性或慢性血行播散型肺结核

图 4-2-10　　血行播散型肺结核

3. 继发型肺结核（Ⅲ型）

是肺结核中最常见的类型，好发于肺尖、锁骨下区及下叶背段。此型结核包括浸润型肺结核及慢性纤维空洞型肺结核。

（1）浸润型肺结核：多发生在肺尖、锁骨下区及下叶背段。X 线表现可多种多样，既可表现为位于锁骨上、下区的中心密度较高而边缘模糊的致密影，也可表现为小片状、云絮状影，偶可呈肺段或肺叶性浸润。渗出、增生、播散、纤维和空洞等多种性质的病灶同时存在（图4-2-11a，图 4-2-11b）。浸润型肺结核还包括结核球及干酪性肺炎两种特殊类型的病变。

1）结核球：多为单发的直径 2～3cm 的轮廓光滑的结节影，可有分叶并可见空洞及钙化，周围可见散在的增殖性或纤维性病灶（卫星病灶）（图 4-2-11c）。

2）干酪性肺炎：分大叶性及小叶性两种。前者为大片渗出性结核性炎变发生干酪样坏死而形成，范围较大；后者由干酪空洞或干酪样化的淋巴结破溃经支气管播散而形成。

（2）慢性纤维空洞型肺结核：X 线表现以纤维厚壁空洞、广泛的纤维性变及支气管播散病灶为特征（图 4-2-11d）。由于病灶纤维化收缩，肺门上吊，纹理呈垂柳状，纵隔移向病侧。重者使肺广泛破坏、纤维增生，导致肺叶或单侧肺收缩，而成"毁损肺"。

4. 结核性胸膜炎（Ⅳ型）

多见于青少年和儿童，胸膜炎可与肺结核同时出现，也可单独发生而肺内未见结核病灶。临床上分为干性及渗出性结核性胸膜炎，干性胸膜炎影像学检查仅见肋膈角变钝、胸膜增厚等。渗出性结核性胸膜炎 X 线表现为游离性胸腔积液，正位胸片上表现为膈肌及肋膈角消失，于膈上可见外高内低之弧形致密影，肋间隙增宽，纵隔向对侧移位等（图 4-2-12a，图 4-2-12b）。

（四）肺肿瘤

1. 中央型肺癌

是指发生于肺段或肺段以上支气管的肺癌，多见于中老年男性患者，临床出现咯血、刺激性咳嗽和胸痛。早期中央型肺癌，X 线胸片上可无异常发现，随着病程进展，在 X 线胸片上可出现肺门区肿块，支气管腔内充盈缺损及支气管壁增厚等，另外中央型肺癌可引起阻塞性肺气肿、阻塞性肺炎及阻塞性肺不张。发生于不同部位的中央型肺癌的 X 线胸片表现不一，如发生于右上叶支气管的中央型肺癌，可与肺门肿块和右上叶肺不张连在一起形成横"S"征（图4-2-13a，图 4-2-13b）。

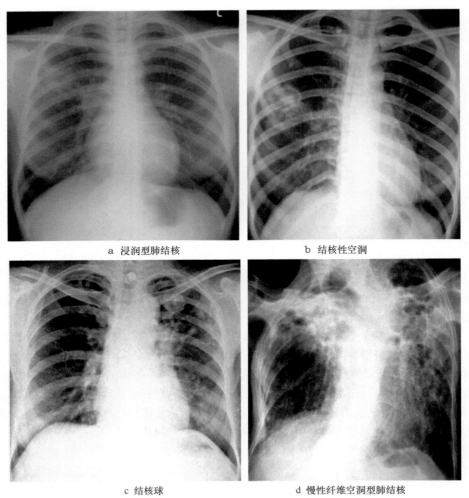

a 浸润型肺结核　　　　　　　　　　b 结核性空洞

c 结核球　　　　　　　　　d 慢性纤维空洞型肺结核

图 4-2-11　继发型肺结核

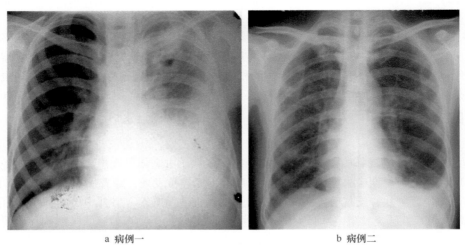

a 病例一　　　　　　　　　　　b 病例二

图 4-2-12　结核性胸膜炎

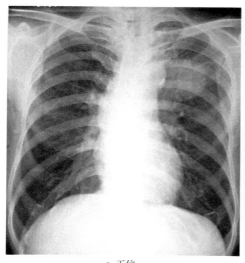
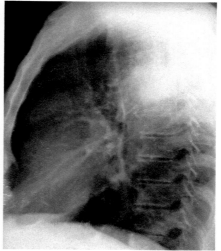

a 正位　　　　　　　　　　　　　　　　b 侧位

图 4-2-13　中央型肺癌

2. 周围型肺癌

是指发生于肺段以下支气管的肺癌,早期X线胸片表现为肺内2cm以下的结节影,有分叶;随着病程发展,结节影体积增大,分叶征明显,其边缘可见毛刺,可出现空洞及胸膜凹陷征,可有肺门、纵隔淋巴结转移(图 4-2-14a,图 4-2-14b)。

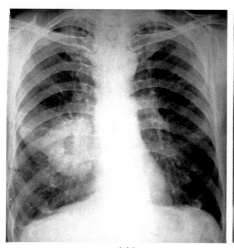
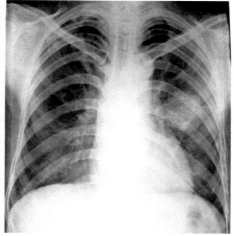

a 病例一　　　　　　　　　　　　　　　b 病例二

图 4-2-14　周围型肺癌

3. 肺转移瘤

系原发恶性肿瘤向肺内转移所致。X线胸片表现为两肺内单发或多发的结节影及肿块(直径＞3cm)影,边缘清晰(图 4-2-15a,图 4-2-15b)。少数转移瘤可发生空洞,还可累及胸膜出现胸腔积液或骨质破坏等。

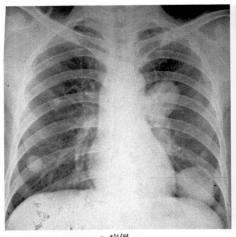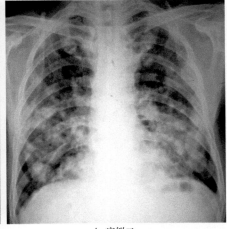

a 病例一   b 病例二

图 4-2-15 肺转移瘤

（五）胸膜病变

1.胸腔积液

（1）游离性胸腔积液：①少量积液，液体先积于后肋膈角，站立后前位胸片难以发现，液体量在 300ml 以上时，侧肋膈角变平、变钝（图 4-2-16a）；②中量积液，液体量较多时，站立后前位胸片表现为肋膈角消失，膈面不清，下肺野均匀致密，其上缘呈外高内低的弧形（图 4-2-16b）；③大量积液，患侧大部分肺野均匀致密，纵隔向健侧移位，肋间隙增宽（图 4-2-16c）。

（2）局限性胸腔积液：①包裹性积液，脏、壁胸膜发生粘连，使积液局限于胸腔的某一部位形成包裹。好发在侧后胸壁，切线位片表现为自胸壁突向肺野的、边缘光滑锐利、密度均匀的半圆形或梭形致密影，其边缘与胸壁的夹角常为钝角（图 6-2-16d）。②叶间积液：发生在水平裂或斜裂。后前位胸片诊断较难，侧位片易于识别，表现为叶间裂部位的梭形或球形致密影，密度均匀，梭形影的两尖端与叶间裂相连（图 4-2-16e，图 4-2-16f）。

2.气胸和液气胸

气胸是空气进入胸膜腔所致，液气胸是指胸膜腔内气体与液体并存。X 线胸片表现为胸壁与肺之间出现透亮区，其内无肺纹理，并可见肺组织被压缩带，肋间隙增宽，纵隔移位（图 4-2-17）；而液气胸的 X 线表现是在气胸的基础上出现气液平面，上方为气体，下方为液体（图 4-2-18）。

（六）心脏病变

循环系统的 X 线胸片检查可以初步观察心脏形态，估计各房室大小，评价肺血情况，并间接反映心功能情况。心脏增大是心脏大血管疾病的重要征象，心脏增大包括心肌肥厚和心腔扩大，普通 X 线检查难于区别。确定心影增大的最简单方法是心胸比率法（心脏最大横径与胸廓最大横径的比率），临床以 0.5 为正常上限（图 4-2-19）。心脏大血管疾病时，心脏可失去其正常形态，在后前位胸片上表现为以下三种心型。

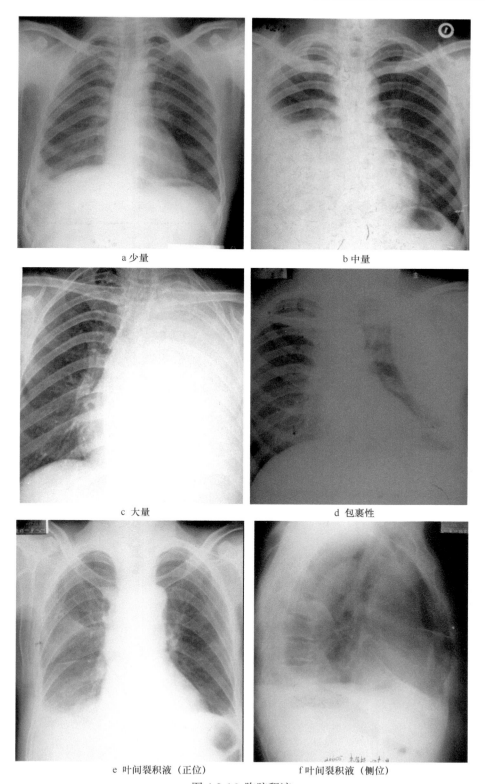

a 少量

b 中量

c 大量

d 包裹性

e 叶间裂积液（正位）

f 叶间裂积液（侧位）

图 4-2-16 胸腔积液

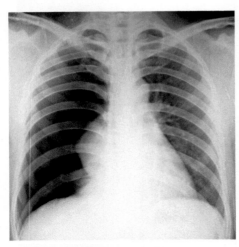

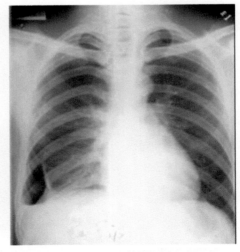

图 4-2-17　气胸　　　　　　　　　　　　　图 4-2-18　液气胸

1. 二尖瓣型心

左右心缘不同程度向外膨突，心尖上翘，肺动脉段凸出，主动脉结缩小（图 4-2-20）。其多见于二尖瓣狭窄、房缺、肺心病等。

2. 主动脉型心

左心室段延长，心尖下移，肺动脉段内凹，主动脉结增大（图 4-2-21）。其多见于主动脉瓣病变和高血压性心脏病等。

3. 普大型心

心影向两侧增大，肺动 脉段平直（图 4-2-22）。其多见于心肌炎、全心衰竭等。

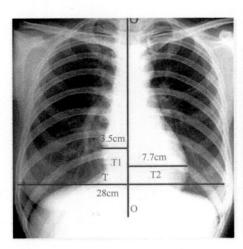

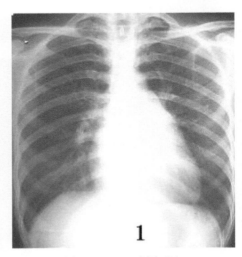

图 4-2-19　心影大小测量方法　　　　　　　图 4-2-20　二尖瓣型心

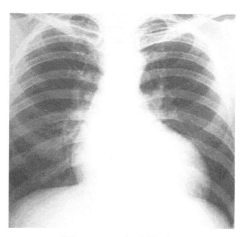

图 4-2-21　主动脉型心

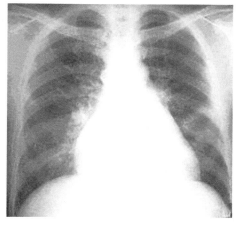

图 4-2-22　普大型心

二、消化系统常见疾病 X 线诊断

（一）腹部正常 X 线表现

腹部包括较多的组织和器官，但它们的密度相似，故腹部的普通 X 线检查适应范围有限，只是在判断泌尿系统是否有不透 X 线结石及消化系统急腹症时才适用。正常情况下，腹部平片可显示双侧肾脏的轮廓，腹壁的一些肌肉和骨性结构等（图 4-2-23a，图 4-2-23b）。

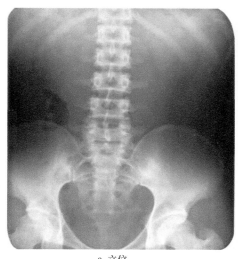

a 立位

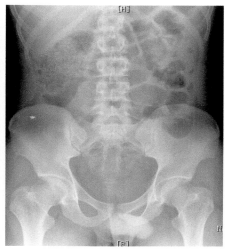

b 卧位

图 4-2-23　腹部平片

（二）肠梗阻

肠梗阻的 X 线检查目的在于：明确有无梗阻、梗阻部位、原因及程度，是否有绞窄等情况。

肠梗阻一般分为机械性、动力性和血运性 3 类，机械性肠梗阻最常见。机械性肠梗阻又分为单纯性和绞窄性肠梗阻，前者有肠道通畅障碍，而无血液循环障碍；而后者既有肠道通畅障碍，又有血液循环障碍。

单纯性小肠梗阻的 X 线表现：①小肠扩张积气，横贯于腹腔大部，常在中上腹部呈现层层的平行排列。②立位腹部片可见肠腔内各个气液平面，液平面较短，呈阶梯状排列，此征象为特征性表现（图 4-2-24）。③胃、结肠内气体少或消失。肠套叠是引起肠梗阻的一种疾病，是婴幼儿常见的胃肠道急腹症。其 X 线表现可见到肠梗阻的一般征象，如肠管积气、积液扩张等；在空气灌肠或钡灌肠时，可见到杯口样充盈缺损等。肠套叠可行空气灌肠复位（图 4-2-25）。

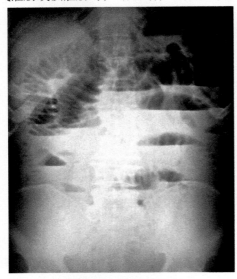 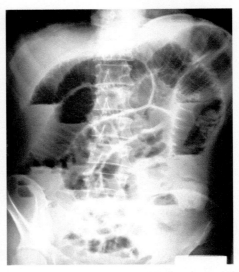

图 4-2-24　机械性肠梗阻　　　　　图 4-2-25　肠套叠

（三）消化道穿孔

消化道穿孔是常见的急腹症，常继发于溃疡、创伤、肿瘤等。普通 X 线检查对其诊断有重要作用，在站立位腹部平片时，膈下出现新月形的游离气体影是诊断本病的重要征象。但需要注意的是，没有游离气体并不能排除消化道穿孔（图 4-2-26a，图 4-2-26b）。

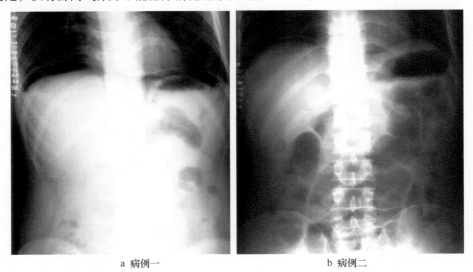

a 病例一　　　　　　　　　　　　b 病例二

图 4-2-26　消化道穿孔

（四）消化道造影检查

普通 X 线检查在诊断肠梗阻和消化道穿孔时有重大价值，但对于胃肠道的其他一些疾病，首选的检查方法是造影检查。观察胃、十二指肠用上消化道造影，观察大肠用钡剂灌肠检查（图4-2-27a，图4-2-27b，图4-2-27c，图4-2-27d）。造影检查使用的对比剂是医用硫酸钡，使用时和水调和成混悬液，多与气体同时使用，称为气钡双重造影。但在疑消化道穿孔时禁用，肠梗阻时慎用。

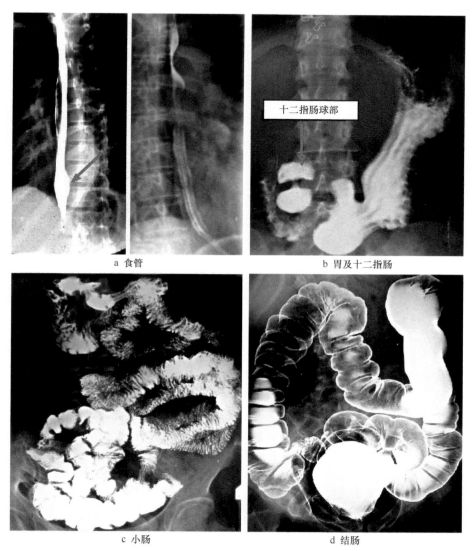

a 食管　　　　　　　　　　b 胃及十二指肠

c 小肠　　　　　　　　　　d 结肠

图 4-2-27　消化道造影正常影像

1. 食管静脉曲张

是由食管任何部位的静脉回流障碍所致的疾病，为肝硬化门静脉高压的重要表现。其典型 X 线表现是造影时食管腔内串珠状或蚯蚓状充盈缺损，食管壁不规则，食管黏膜皱襞增粗（图 4-2-28）。

2. 食管癌

是发生于食管的恶性肿瘤。X 线表现为食管黏膜的破坏，食管腔内充盈缺损及龛影，食管壁僵硬，蠕动消失（图 4-2-29）。CT 扫描可了解有无浸润、包绕等，对肿瘤分期有价值。

3. 溃疡病

主要是指发生于胃和十二指肠的溃疡，分别称为胃溃疡和十二指肠溃疡。临床症状相似，X线表现相似。胃溃疡和十二指肠溃疡的直接X线征象是龛影，龛影口都常有一圈黏膜水肿形成的透亮带，龛影口部的黏膜皱襞如车轮状集中（图4-2-30，图4-2-31）。溃疡病在行X线检查时，还可出现一些间接征象，如痉挛性改变、蠕动改变等。十二指肠溃疡多引起十二指肠球部变形。

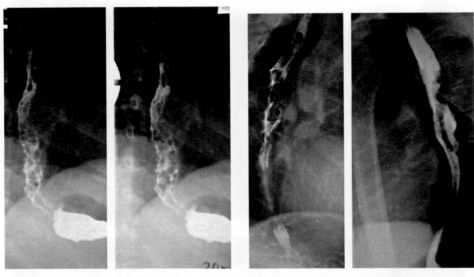

图 4-2-28　食管静脉曲张　　　　　　图 4-2-29　食管癌

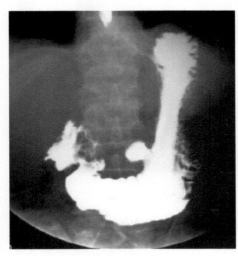
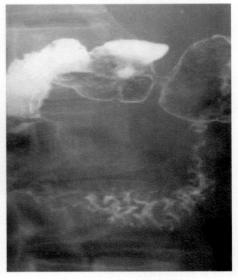

图 4-2-30　胃溃疡　　　　　　　　图 4-2-31　十二指肠溃疡

4. 胃癌

是我国最常见的恶性肿瘤之一，可发生于胃的任何部位，以胃窦、小弯侧常见。临床出现上腹部疼痛及消瘦、食欲减退等。其主要病理类型有覃伞形、溃疡型、浸润型等。早期胃癌是指癌组织局限于黏膜或黏膜下层，进展期胃癌是指癌组织越过黏膜下层已侵及肌层以下者。早期胃癌的病变范围较小，X线表现须结合内镜及活检所见。进展期胃癌的X线表现较明显，造影时可出现胃腔内充盈缺损，不规则的龛影，龛影多呈半月形，位于胃轮廓之内，内缘有多个尖角，外围绕以宽窄不等的透明带即环堤，以上龛影表现称为半月综合征。进展期胃癌还可出现黏膜破坏、胃壁增厚、僵硬、蠕动消失、胃腔狭窄等（图4-2-32）。胃癌行CT检查时，可了解癌组织向胃脏外累及和浸润的程度及与邻近脏器的关系和有无远处转移等，有利于肿瘤的分期。

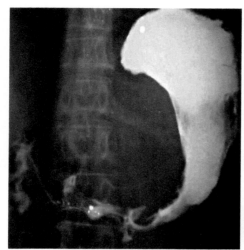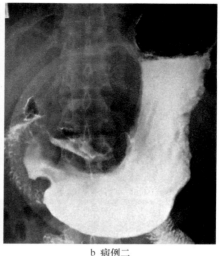

a　病例一　　　　　　　　　　　　　　　b　病例二

图4-2-32　胃癌

5. 肠结核

　　是结核病的第Ⅴ型，多继发于肺结核，好发于回盲部。可出现腹痛、腹泻等。病理上分为溃疡型与增殖型。X线表现为：①"跳跃"征，即病变区的肠管痉挛收缩，钡剂在此段不易滞留而迅速驱向远侧肠管，而致病变区肠管不充盈或充盈呈细线状，而其上、下段肠管则充盈正常；②肠黏膜破坏并小龛影或息肉状充盈缺损；③结肠袋减少或消失（图4-2-33）。

6. 结肠癌

　　是常见的胃肠道恶性肿瘤。病理类型有增生型、浸润型和溃疡型。临床常表现为腹部肿块、便血和腹泻等。临床疑为结肠癌时，通常须做钡灌肠或气钡灌肠检查。结肠癌的X线造影表现为结肠腔内充盈缺损，黏膜破坏，肠管狭窄，肠壁僵硬及结肠内出现形状不规则的龛影，结肠袋消失等（图4-2-34）。

三、泌尿系统结石的X线诊断

　　泌尿系结石称为尿路结石，可发生于肾盏、肾盂直至尿道的任何部位，临床多表现为疼痛和血尿，因其结石组成成分以钙盐为主要成分，故大多数泌尿系结石可通过X线腹部平片做出诊断。在X线腹部平片上，泌尿系结石表现为位于泌尿系区域的不透X线致密影，各种形态和大小、单个或多个。须注意和胆囊结石鉴别，一般情况在腹部侧位片上，泌尿系结石位于后方与脊柱重叠，而胆道结石则位于前方，对不透X线的结石可行静脉肾盂造影检查（图4-2-35，图4-2-36）。

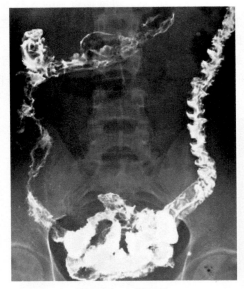

图 4-2-33　肠结核

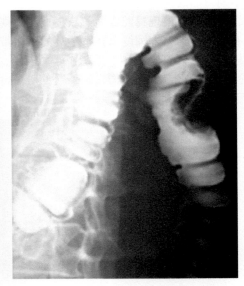

图 4-2-34　结肠癌

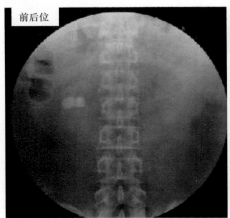

图 4-2-35　泌尿系统结石

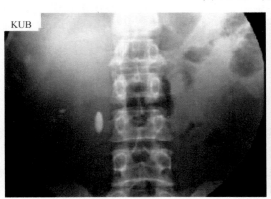
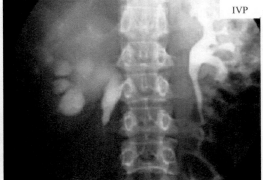

图 4-2-36　泌尿系统结石

四、骨骼系统的 X 线诊断

骨骼系统由骨、关节组成，骨组织是人体内最致密坚硬的组织，因其含大量钙质，密度高，所以与周围组织有良好的对比。X 线平片具有较高的空间分辨力，能显示骨组织的一些细微结构，因而目前是骨骼系统首选的检查方法，在观察骨骼系统 X 线片时，要熟悉骨和关节的正常解剖和变异。

（一）骨折

骨折是指骨的连续性中断，分为创伤性骨折、疲劳骨折和病理骨折。骨折以长骨骨折和脊椎骨折常见，儿童可以发生骺板骨折。X 线平片时，可以出现骨折线和骨折端移位和成角情况，需注意骨折线应和滋养血管影和骨骺线的区别。根据骨折的程度可分为完全性和不完全性；根据骨折线的形状和走向，可将骨折分为线形、星形、横行、斜行和螺旋形骨折；根据骨碎片情况可分为撕脱性、嵌入性和粉碎性骨折（图 4-2-37）。

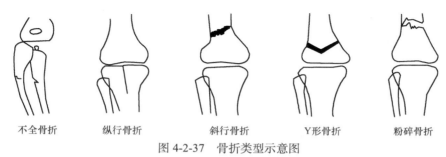

不全骨折　　纵行骨折　　斜行骨折　　Y形骨折　　粉碎骨折

图 4-2-37　骨折类型示意图

观察骨折时，要判断骨折移位情况及是否成角，是完全性骨折还是不完全性骨折，是否有撕脱及粉碎等（图 4-2-38 ～图 4-2-43）。CT 扫描可发现 X 线平片不能发现的隐匿骨折，CT 三维重建可以全面直观了解骨折情况。

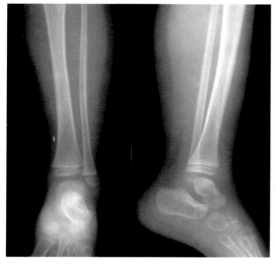

图 4-2-38　胫骨骨折（不完全性螺旋骨折）

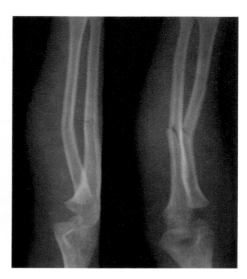

图 4-2-39　尺桡骨骨折

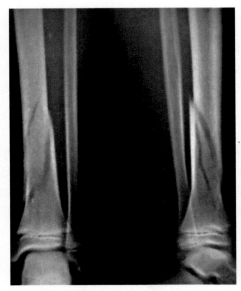

图 4-2-40　胫骨骨折（完全性螺旋骨折）

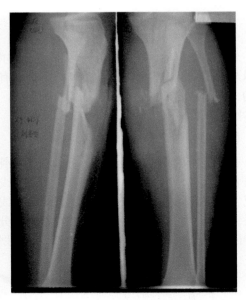

图 4-2-41　胫腓骨骨折

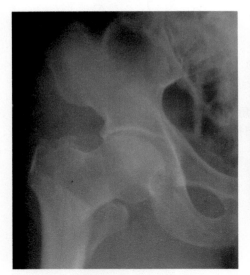

图 4-2-42　股骨转子间骨折

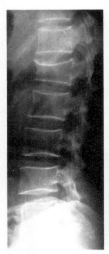

图 4-2-43　椎骨骨折

（二）骨化脓性感染

1. 急性化脓性骨髓炎

可侵犯任何骨，多见于长骨；临床发病急，出现全身中毒症状及血液白细胞增多。X 线平片可显示骨质破坏、出现死骨、骨膜增生及周围软组织肿胀，以骨质破坏为主（图 4-2-44a，图 4-2-44b）。

2. 慢性化脓性骨髓炎

多由急性化脓性骨髓炎治疗不及时或不彻底转化而成，临床症状一般比较轻微。X 线平片主要表现为骨膜增生、皮质增厚、骨髓腔狭窄或闭塞，可见死骨影（图 4-2-45a，图 4-2-45b）。

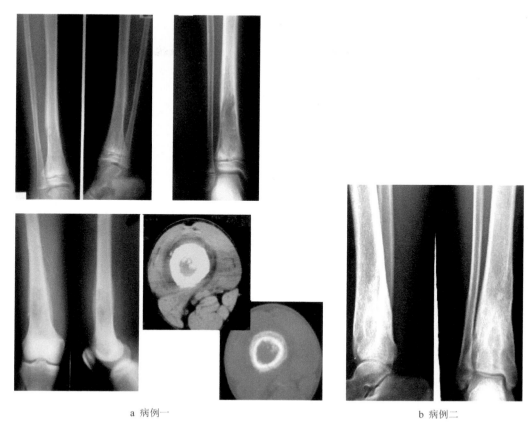

a 病例一　　　　　　　　　　　　　　　b 病例二

图 4-2-44　急性化脓性骨髓炎

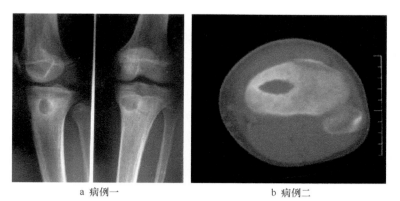

a 病例一　　　　　　　　　　　　b 病例二

图 4-2-45　慢性化脓性骨髓炎

（三）骨关节结核

骨关节结核大多继发于肺结核，好发于儿童和青年。病理上分为干酪样坏死型和增生型。主要 X 线征象是骨质破坏、骨质疏松和局部软组织肿胀（图 4-2-46a，图 4-2-26b）。

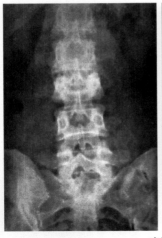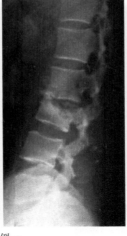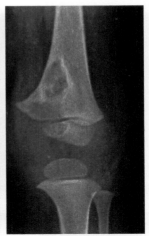

a 病例一   b 病例二

图 4-2-46 骨关节结核

第三节 内镜检查

本节学习目标

（1）掌握上消化道内镜，下消化道内镜及纤维支气管镜检查的适应证与禁忌证。

（2）了解内镜检查的操作方法、注意事项。

（3）了解内镜检查的发展历史。

一、概 述

人类探索自身体内奥秘的兴趣丝毫不亚于探索周围环境奥秘的兴趣，内镜就是人类窥视自身体内器官的重要工具。内镜"endoscopy"一词起源于希腊语，英文字首"endo"指内部之意。内镜的真正发展还是起源于近代，内镜本身的技术更新经历了由硬式内镜、纤维内镜到目前电子内镜的三大阶段，每个阶段都以当时所用器械的主要特征为标志。加上与超声、染色、放大等技术的结合，使内镜在疾病的诊治中越来越显示出其特定的优势。内镜技术曾被誉为是医学史上的一次革命，具有划时代的意义。内镜的临床应用已从单纯的诊断走向诊断与治疗相结合。例如，内镜下逆行胰胆管造影术（ERCP）已成为融诊断和治疗于一体的完整的学科体系，内镜下的微创介入治疗及内镜手术器械控制系统等也将内镜的应用引入全新时代。

二、分 类

（1）按其目前内镜的发展及成像构造分类：可大体分为3大类，硬管式内镜、光学纤维（软管式）内镜和电子内镜。

（2）按其功能分类：可分为①用于消化道的内镜有硬管式食管镜；纤维食管镜；电子食管镜；超声电子食管镜、纤维胃镜、电子胃镜、超声电子胃镜、纤维十二指肠镜、电子十二指肠镜、纤维小肠镜、电子小肠镜、纤维结肠镜、电子结肠镜、纤维乙状结肠镜和直肠镜。②用于呼吸系统的内镜有硬管式喉镜、纤维喉镜、电子喉镜、纤维支气管镜、电子支气管镜、胸腔镜和纵隔镜。③用于腹膜腔的内镜有硬管式、光学纤维式、电子手术式腹腔镜。④用于胆道的内镜有硬管式胆道镜、纤维胆道镜、电子胆道镜和子母式胆道镜。⑤用于泌尿系的内镜有膀胱镜、输尿管镜及肾镜，其中膀胱镜可分为检查用膀胱镜、输尿管插管用膀胱镜、手术用膀胱镜、示教用膀胱镜、摄影用膀胱镜、小儿膀胱镜和女性膀胱镜。⑥用于妇科的内镜有阴道镜和宫腔镜。⑦用于血管的内镜有血管内腔镜。⑧用于关节的内镜有关节腔镜等。

三、内镜的基本原理

　　纤维内镜成像的原理是将冷光源的光，传入导光束，在导光束的头端，即内镜的先端部装有凹透镜，导光束传入的光通过凹透镜，照射于脏器内腔的黏膜面上，这些照射到脏器内腔黏膜面上的光被反射成为成像光线，再反射致观察系统，按照先后顺序经过一系列的光学反应，在目镜上观察到被检查脏器内腔黏膜的图像。

　　电子内镜的成像原理是利用电视信息中心装备的光源所发出的光，经内镜内的导光纤维将光导入受检体腔内，镜身前端装备的微型图像传感器（charge coupled device，CCD）接收到体腔内黏膜面反射来的光，将此光转换成电信号，再通过导线将信号输送到电视信息中心经过图像处理器处理后，显示在电视监视器的屏幕上。

四、常见的几种内镜

1. 上消化道内镜检查

上消化道内镜包括：食管、胃及十二指肠的检查，通常称为胃镜检查。

（1）适应证

1）有上消化道症状者，如吞咽困难、胸骨后疼痛、烧灼感、上腹部疼痛、不适等原因不明者。

2）上消化道钡餐造影检查不能确定或不能解释的上消化道病变，或症状与钡餐检查结果不符者。

3）原因不明的急（慢）性上消化道出血或同时需做内镜止血治疗者。

4）需随访观察的病变，如溃疡病（图4-3-1）、萎缩性胃炎、癌前病变（图4-3-2）等。

5）药物治疗前后的对比观察或手术后随访者。

6）内镜下治疗，如异物取出（图4-3-3）、止血、食管狭窄的扩张与内支架放置治疗、食管静脉曲张的硬化剂注射与套扎等。

7）高危人群（食管癌、胃癌高发区有食管癌、胃癌家族史者）的普查。

（2）禁忌证

1）食管、胃、十二指肠急性穿孔。

2）严重心、肺、肾、脑功能不全及多脏器功能衰竭者。如严重心律失常、心肌梗死急性期、严重呼吸衰竭或心力衰竭等。

3）精神失常及意识明显障碍，不能合作者。

4）生命处于休克、昏迷等危重状态者。

5）严重咽喉部疾患、巨大食管憩室、腐蚀性食管炎和胃炎、主动脉瘤及脊柱严重畸形者。

6）急性病毒性肝炎及胃肠道传染病一般暂缓检查；慢性病毒性肝炎或病毒携带者应具备特殊的消毒措施。

（3）术前准备

1）了解病史、检查目的、特殊要求、其他检查情况、有无内镜检查禁忌证、有无药物过敏及急、慢性传染病等。

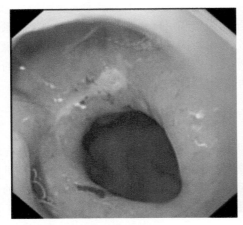

图 4-3-1　十二指肠球部溃疡

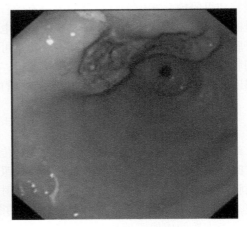

图 4-3-2　胃窦溃疡恶变

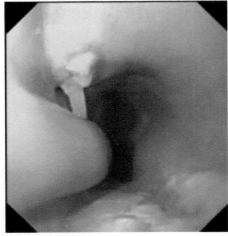

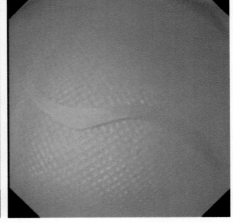

图 4-3-3　食管异物

2）年龄 50 岁以上患者，检查前应常规测量血压、并行心电图检查，血压偏高及心电图有明显异常的患者应暂缓检查。

3）向患者说明检查目的及配合检查需注意的事项。

4）术前禁食 8 小时。幽门梗阻患者应禁食 2 ～ 3 天，必要时术前洗胃。

5）咽部麻醉：检查前 5 ～ 10 分钟，用含 2% 利多卡因喷雾咽部 2 ～ 3 次，或吞服 1% 丁卡因胃镜胶（10ml）。有麻醉药过敏史者可不用麻醉。

6）不必常规应用镇静剂、解痉剂，对个别精神紧张或胃肠蠕动强者可在检查前 10 分钟肌肉注射阿托品 0.5mg 或山莨菪碱 10mg，或行清醒镇静麻醉。

7）口服去泡剂：不做必须要求，使用二甲硅油可去除黏膜表面泡沫使视野更清晰。

8）检查胃镜及配件。

（4）操作方法及程序

1）患者体位：患者取左侧卧位，头部略向前倾，双腿屈曲；如患者有活动义齿宜取出，松解领口和裤带，轻轻咬住牙垫。

2）插镜：单手法，术者面向患者，左手持内镜操作部，右手在距离镜端 20cm 处持镜，使镜面对准患者舌根部，将镜端自牙垫中插至咽后壁，左手调节旋钮方向，使之顺利到达咽喉部。嘱患者做吞咽动作，顺势轻柔地插入食管。切忌用暴力硬插。

3）胃镜检查次序：插镜后，内镜直视下从食管上端开始循腔进镜，依次观察食管、贲门、胃体、胃窦、幽门、十二指肠。在退镜时依次从十二指肠、胃窦、胃角（低位翻转）、胃体、胃底、贲门（高位翻转）、食管退出。依次顺序全面观察，应用旋转镜身、屈曲镜端等方法，观察上消化道全部，如黏膜色泽、光滑度、黏液、蠕动及内腔的形状等。如发现病变应确定其性质、范围及部位，并详细记录，并进行摄影、活检及细胞学取材。

4）活体组织检查：良、恶性局灶性病变应取4块以上的黏膜，立即放入10%甲醛溶液固定，并贴标签避免错误。弥漫性病变的黏膜应按食管、胃分瓶固定。

（5）注意事项

1）检查结束后注意患者全身情况，尽管上消化道内镜检查是比较安全的，仍应仔细观察有无并发症发生。

2）1小时以后才允许进流食。

（6）并发症

1）咽部感染：应予以休息及抗生素治疗。

2）食管、胃肠穿孔：需抗生素治疗、手术缝合或引流治疗。

3）感染：操作时间过长可能有发生吸入性肺炎的可能。内镜下治疗后可使用抗生素3天。防止传染性疾病传播，可对内镜进行彻底消毒。

4）出血：出血量不多时，多能自行停止；如出血过多，应内镜下止血。

5）心血管意外：根据当时心脏情况，应予以相应的处理，包括吸氧、抗心律失常药物、复苏术等。

6）低氧血症：多由于内镜压迫呼吸道所致。停止检查后给予吸氧一般可以缓解。

7）颞下颌关节脱位：可采用手法复位。

2. 下消化道内镜检查

（1）适应证

1）原因不明的下消化道出血。

2）原因不明的大便习惯改变，如慢性腹泻、便秘、腹痛、腹胀。

3）钡剂灌肠或乙状结肠镜检查发现有狭窄、息肉（图4-3-4）、溃疡、癌肿（图4-3-5）、憩室等，需进一步确诊者。

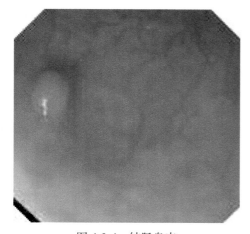
图 4-3-4　结肠息肉

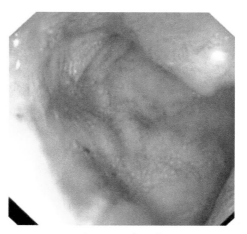
图 4-3-5　直肠癌

4）CEA、CA199等肿瘤标志物升高，需要寻找原发病灶者。

5）原因不明的低位肠梗阻。

6）行结肠镜下治疗，如止血、息肉切除（图 4-3-6）、扩张肠狭窄及支架放置解除肠梗阻等。

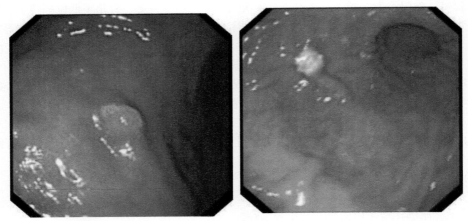

图 4-3-6　息肉高频电凝电切术后

7）结肠癌术前确诊及术后随访，息肉摘除后随访，炎症性肠病的诊断与随访。

（2）禁忌证

1）疑有腹腔脏器穿孔、急性弥漫性腹膜炎。

2）严重心、肺、肾、肝及精神疾病和休克等危重状态者。

3）多次开腹手术或有广泛肠粘连及大量腹水者。

4）妊娠期、妇女月经期。

5）大肠炎症性疾病急性活动期为相对禁忌证。

6）高热、严重腹痛、低血压者及极度衰弱，不能耐受术前肠道准备及检查者。

7）肛门、直肠严重狭窄。

（3）术前准备

1）检查前 3 日少渣饮食，检查前 1 日流质饮食，检查日上午禁食。

2）检查前晚服泻药清肠或清洁灌肠。现在有更简便的清肠方法，可根据不同要求按说明书使用。

3）术前简要询问患者病史，做必要的体格检查，判断有无禁忌证，做好患者解释工作。

4）术前用药：可于检查前 5～10 分钟肌内注射阿托品 0.5mg 或山莨菪碱 10mg，或是使用地西泮 5～10mg 肌内注射缓解患者紧张情绪。

5）检查室需配备监护设备及抢救药物，以备不时之需。

（4）操作方法及程序：分双人操作法或单人操作法。

1）患者取左侧卧位。

2）循腔进镜是结肠镜操作的基本原则，即视野中见到肠腔才能插镜，否则要退拉一下再找肠腔。

3）插镜时应该无明显阻力，若有剧烈疼痛，切忌盲目滑进和暴力插镜。

4）见到阳性病变应取活检组织 2～4 块。

（5）并发症

1）穿孔：结肠穿孔一旦确诊应立即手术。

2）出血：大部分经镜下止血和保守治疗可获痊愈。

3）浆膜撕裂：一般不需特殊治疗，会自行愈合。

4）肠绞痛：多能自行缓解。

5）心血管意外：结肠镜检查对心血管影响极其轻微，原有严重冠心病或心律失常者应慎重施行。

3. 纤维支气管内镜检查

（1）适应证

1）不明原因的慢性咳嗽。支气管镜对于诊断支气管结核、异物吸入及气道良、恶性肿瘤等具有重要价值。

2）不明原因的咯血或痰中带血。尤其是40岁以上的患者，持续1周以上的咯血或痰中带血。支气管镜检查有助于明确出血部位和出血原因。

3）不明原因的局限性喘鸣音。支气管镜有助于查明气道阻塞的原因、部位及性质。

4）不明原因的声音嘶哑。可能因喉返神经受累引起的声带麻痹和气道内新生物等所致。

5）痰中发现癌细胞或可疑癌细胞。

6）X线胸片和（或）CT检查提示肺不张、肺部结节或块影、阻塞性肺炎、炎症不吸收、肺部弥漫性病变、肺门和（或）纵隔淋巴结肿大、气管支气管狭窄及原因未明的胸腔积液等异常改变者。

7）性质不明的弥漫性病变、孤立性结节或肿块，需要针吸或钳取肺组织做细胞学检查或病理学切片者。

8）吸收缓慢或反复发作的肺炎患者。

9）肺或支气管感染性疾病（包括免疫抑制患者支气管肺部感染）的病因学诊断，如通过气管吸引、保护性标本刷或支气管肺泡灌洗（BAL）获取标本进行培养等。

10）用于治疗：如肺脓肿吸痰及局部用药、支气管异物、肺癌局部化疗与放疗等。对于支气管狭窄的患者还可在纤维支气管镜下行球囊扩张等介入治疗。

（2）禁忌证

1）活动性大咯血。若必须要行支气管镜检查时，应在建立人工气道后进行，以降低窒息发生的风险。

2）严重心律失常、严重心肺功能不全者。

3）新近发生的心肌梗死或有不稳定心绞痛发作史患者。

4）不能纠正的出血倾向，如凝血功能严重障碍、尿毒症及严重的肺动脉高压等。

5）全身情况极度衰弱不能耐受检查者。

6）主动脉瘤有破裂危险者。

7）新近有上呼吸道感染或高热、哮喘发作者需要待症状控制后再行考虑此项检查。

8）严重的上腔静脉阻塞综合征，因纤维支气管镜检查易导致喉头水肿和严重的出血。

（3）术前准备

1）患者在接受检查前需书面告知相关风险，并签署知情同意书。检查过程需有家属陪同，以便于在不良事件发生时能及时进行医患间的沟通。

2）术前检查：①详细询问患者病史，测量血压及进行心、肺体检；②拍摄X线胸片，正和（或）侧位片，必要时拍常规断层片或CT片，以确定病变部位；③对拟行活检检查者，进行出、凝血时间和血小板计数等检查；④对疑有肺功能不全者可行肺功能检查；⑤肝功能及乙型肝炎表面抗原和核心抗原的检查；⑥对高血压或体检有心律失常者应做心电图检查。

3）患者准备：①向患者详细说明检查的目的、意义、大致过程、常规并发症和配合检查的方法等，同时应了解患者的药物过敏史；②支气管镜检查前4小时开始禁食，检查前2小时开始禁饮水；③需要静脉应用镇静剂者应在给药前建立静脉通道，并保留至术后恢复期结束。

（4）支气管镜检查的术中监护及操作

1）术中监护：应监测患者的氧饱和度及心电监护。所有受检者术中均应通过鼻、口或人工气道给予吸氧，并通过吸氧使患者的氧饱和度维持在90%以上，以减少操作中及术后恢复期严重心律失常的发生。

2）操作步骤

A. 体位：多选用仰卧位，病情需要者亦可选用半卧位或坐位。

B. 镇静及麻醉：如无禁忌证，可给予受检者使用短效苯二氮䓬类镇静药咪达唑仑进行镇静；应用利多卡因麻醉较丁卡因安全。用2%利多卡因咽喉部麻醉后，纤维支气管镜引导下用利多卡因在气管内麻醉，成人利多卡因的总用量应限制在8.2mg/kg（按体重70kg的患者计算，2%的利多卡因用量不超过29ml）。对于老年患者、肝功能或心功能损害的患者，使用时可适当减量。

C. 插入途径：一般经鼻或经口插入。有气管切开的患者从气管切开处插入。

D. 直视观察：应有顺序地全面窥视可见范围的鼻、咽、气管、隆突和支气管，然后再重点对可疑部位进行观察，应特别重视对亚段支气管的检查，以免遗漏小的病变。

E. 活检：在病变部位应用活检钳钳夹组织，注意尽量避开血管，夹取有代表性的组织。

F. 刷检：对可疑部位可刷检送细胞学检查，同时行抗酸染色以寻找抗酸杆菌，尚可用保护性标本刷获取标本做细菌培养。

G. 冲洗留培养标本：可注生理盐水20ml后经负压吸出送细菌培养、结核杆菌培养和真菌培养。

H. 灌洗治疗：对感染严重，分泌物黏稠者可反复冲洗以达到清除脓性分泌物的目的，并可局部注入抗生素，配合全身给药治疗。

3）术后处理

A. 部分患者（特别是肺功能损害和使用镇静剂后的患者）在支气管镜检查后，仍需要持续吸氧一段时间。

B. 一般应在2小时后才可进食、饮水，以免因咽喉仍处于麻醉状态而导致误吸。

C. 对使用镇静剂的患者，应口头及书面建议其在24小时内不要驾车、签署法律文件或操作机械设备。

D. 使用镇静剂的门诊患者，最好有人陪伴回家。

E. 部分患者在支气管镜检查后，肺巨噬细胞释放的某些炎性介质可致患者出现一过性发热，通常不需要进行特别处理，但需与术后感染进行鉴别。

（5）并发症及其抢救：常见的并发症及其预防和处理措施如下。

1）纤维支气管镜检查室必须配备有效的抢救药品和器械。

2）麻醉药物过敏或过量：丁卡因过敏反应的发生率高于利多卡因，要在正式麻醉之前先用少许药物喷喉，如出现明显的过敏反应，不能再用该药麻醉。对发生严重过敏反应或出现毒性作用者应立即进行对症处理。

3）插管过程中发生心搏骤停：多见于原有严重的器质性心脏病者，或麻醉不充分、强行气管插入者。一旦发生应立即拔出纤维支气管镜，就地施行人工心肺复苏术。

4）喉痉挛或喉头水肿：多见于插管不顺利，或麻醉不充分的患者，大多在拔出纤维支气管镜后病情可缓解。严重者应立即吸氧，给予抗组胺药，或静脉给予糖皮质激素。

5）严重的支气管痉挛：多见于哮喘急性发作期进行检查的患者，应立即拔出纤维支气管镜，按哮喘严重发作进行处理。

6）术后发热：多见于年纪较大者，除了与组织损伤等因素有关外，尚可能有感染因素参与。治疗除适当使用解热镇痛药外，应酌情应用抗生素。

7）缺氧：纤维支气管镜检查过程中动脉血氧分压（PaO_2）下降十分常见，进行纤维支气管镜检查时 PaO_2 一般下降 20mmHg 左右，故对原来已有缺氧者应在给氧条件下，或在高频通气支持条件下施行检查。

8）出血：施行组织活检者均有出血。少量出血经吸引后可自行止血，或用肾上腺素 2mg+ 生理盐水 20ml 局部灌注 5 ～ 10ml 止血。出血量大于 50ml 的出血需高度重视，要积极采取措施。

9）气胸：主要由肺活检引起。发生率为 1% ～ 6%，也有少数在气管腔内直视下活检引起。

第五章 临床常用诊断技术

本章学习目标

（1）熟悉临床常用诊断技术的适应证、禁忌证。

（2）掌握临床常用诊断技术的操作方法与步骤。

（3）掌握临床常用诊断技术的注意事项。

一、导 尿 术

临床上为诊断和治疗的需要，将特制的导尿管经尿道插入膀胱，引流尿液的方法，称为导尿术。

（一）适应证

1. 协助临床诊断

收集无菌尿做细菌学检查；测定膀胱容量、压力及残余尿量；膀胱或尿道造影。

2. 治疗

解除尿潴留；留置导尿使尿失禁患者保持会阴清洁干燥，促进泌尿系统术后患者伤口愈合和功能恢复，危重患者监测尿量；膀胱内灌注药物。

3. 其他

腹部及盆腔器官手术前准备，避免手术中误伤；大型手术中持续引流膀胱，防治膀胱过度充盈及观察尿量。

（二）禁忌证

（1）急性尿道炎、急性前列腺炎、急性附睾炎。

（2）尿道狭窄及先天性畸形无法留置尿管者。

（3）骨盆骨折，尿道损伤及试插尿管失败者。

（4）女性月经期。

（三）术前准备

1. 患者准备

向患者或家属说明导尿目的，取得配合，签署知情同意书。

2. 物品准备

治疗盘内备无菌导尿包1个，内含导尿管、无菌试管、无菌弯盘等必用物品。另备无菌手套、无菌血管钳、皮肤黏膜消毒液（0.1%苯扎溴铵或0.1%氯己定等）、消毒棉球、无菌液体石蜡、留尿无菌塑料袋等。

3. 医师准备

穿工作服，戴口罩、帽子，洗手。

（四）操作方法与步骤

1. 清洁外阴部

患者仰卧，两腿屈膝外展，臀下垫油布或中单。患者先用肥皂液清洗外阴，男患者翻开包皮清洗。

2. 消毒尿道口

用无菌镊子夹消毒液棉球（苯扎溴铵或氯已定等），女性由内向外，自上而下消毒外阴，尔后外阴部盖无菌洞巾；男性则用消毒液自尿道口向外消毒阴茎前部，然后用无菌巾裹住阴茎，露出尿道口。

3. 插入导尿管

打开导尿包，导尿弯盘放于两膝之间，倒消毒液于小药杯内，术者戴无菌手套，铺洞巾，将导尿管外端用止血钳夹闭，开口置于弯盘中，进行插管。

（1）女性患者：以左手分开并固定小阴唇，右手持血管钳夹消毒液棉球再次消毒尿道口1次，然后夹持涂有无菌石蜡油的导尿管轻轻插入尿道，插入深度为4～6cm，松开止血钳，见尿液流出，再插入1～2cm，将尿引入盘内。

（2）男性患者：以左手拇、示指挟持阴茎，将其提起与腹壁成钝角，右手如上述消毒并将导尿管插入尿道，深度为20～22cm，松开止血钳，见尿液流出，再插入1～2cm，用弯盘接取尿液。

（3）需做细菌培养或做尿液镜检者，留取中段尿于无菌试管中送检。

4. 拔出导尿管

将导尿管夹闭后再徐徐拔出，以免管内尿液流出污染衣物；若需留置导尿管，应用胶布将导尿管妥善固定；若为气囊导尿管，应以无菌生理盐水将气囊充气，再将导尿管尾端胶管接上留尿无菌塑料袋，挂于床侧。

（五）注意事项

（1）严格无菌操作，预防尿路感染。

（2）插入尿管动作要轻柔，以免损伤尿道黏膜，若插入时有阻挡感可更换方向再插，见有尿液流出时再插入2cm，勿过深或过浅，尤忌反复抽动尿管。

（3）选择导尿管的粗细要适宜，对小儿或疑有尿道狭窄者，尿管宜细。

（4）对膀胱过度充盈者，排尿应缓慢分次进行，每次为150～200ml，且首次放尿不超过500ml，以免骤然减压引起出血或晕厥。如需大量放尿应间歇进行。

（5）测定残余尿时，嘱患者先自行排尿，然后导尿。残余尿量一般为5～10ml，如超过100ml，则应留置导尿。

（6）留置导尿时，应经常检查尿管固定情况，有无脱出，留置尿管1周以上者需用生理盐水或含低浓度抗菌药物每日冲洗膀胱一次；每隔5～7日更换尿管一次，再次插入前应让尿道松弛数小时，再重新插入。

（7）长时间留置导尿管时，拔管前3天应定期钳夹尿管，每2小时放尿液一次，以利拔管后膀胱功能的回复。

二、胃插管术

胃插管术是将胃导管经鼻腔或口腔插入胃内的一项诊疗技术。

（一）适应证

1. 胃肠减压

引流出胃肠内容物及进行腹部手术术前准备，如急性胃扩张、缓解胃肠道梗阻及进行胃大部分切除术等。

2. 鼻饲

用于昏迷或不能经口进食及给药的患者。

3. 洗胃解毒

用于非腐蚀性毒物急性中毒，如有机磷农药中毒、食物中毒患者。

4. 辅助诊断

抽取胃液检查及观察上消化道出血情况。

（二）禁忌证

（1）鼻咽部有癌肿或急性炎症的患者。

（2）食管梗阻、食管憩室、食管胃底静脉曲张的患者。

（3）吞食强腐蚀性毒物中毒者。

（4）近期内有上消化道出血、胃穿孔及胃癌患者。

（5）严重心肺功能不全或昏迷患者。

（6）精神异常、极度不合作者。

（三）术前准备

1. 患者准备

向患者或家属说明操作目的，取得配合，签署知情同意书。

2. 物品准备

一次性无菌胃管、弯盘、镊子、20ml 注射器、石蜡油、棉球、手套、胶布、纱布、治疗巾、手电筒、夹子及听诊器等。

3. 医师准备

穿工作服，戴口罩、帽子，洗手。

（四）操作方法与步骤

（1）协助患者取半坐卧位（昏迷者取平卧位），铺治疗巾，置弯盘于口角，选择患者通气顺利一侧鼻腔进行清洁。术者戴无菌手套，取出胃管，测量胃管插入长度，成人插入长度为 45～55cm（婴幼儿为 14～18cm），测量方法有以下两种：一是从前额发际至胸骨剑突的距离；二是由鼻尖至耳垂，再到胸骨剑突的距离。

（2）用石蜡油润滑胃管前段，左手持纱布托住胃管，右手持镊子夹住胃管前段，沿选定的一侧鼻孔徐徐插入，当导管插入 14～16cm 处（咽喉部），嘱患者做吞咽动作，顺势将胃管向前推进，经食管送到胃中，直至预定长度。

（3）初步固定胃管，检查胃管是否在胃内。通常有 3 种方法：一是抽取胃液法，这是确定胃管是否在胃内最可靠的方法；二是听气过水声法，即将听诊器置患者胃区，快速经胃管向胃内注入 10 ml 的空气，听到气过水声；三是将胃管末端置于盛水的治疗碗内，无气泡逸出。

（4）确认胃管在胃内后，若保留胃管，需在鼻部用胶布固定胃管。将胃管末端反折，用纱布包好，别针固定于枕旁或患者衣领处。记录胃管深度，需要时胃管远端连接胃肠减压器或引流袋。

（5）协助患者取舒适卧位，询问患者感受，整理用物。

（五）注意事项

（1）插胃管前应先检查鼻、口腔、食管有无阻塞，有义齿者先取出，有食管、胃底静脉曲张的患者尽量不插胃管，以免致破裂出血。

（2）胃管必须完好通畅。插管时动作轻稳，当胃管通过食管的 3 个狭窄处（环状软骨水平处、气管分叉处、食管通过膈肌处），尤应轻、慢，以免损伤食管黏膜。

（3）在插管过程中若患者出现恶心，应暂停片刻，嘱患者做深呼吸或吞咽动作，随后迅速将管插入，以减轻不适。如出现呛咳、呼吸困难、发绀提示导管误入喉内，应立即拔管重插。若插入不畅时，切忌硬性插入，应检查胃管是否盘曲在口咽部，可将胃管拔出少许后再插入。昏迷患者必须在达到 14cm 后边插边抽气，若有气体顺利抽出，则应拔管（可能误入气管）。

（4）必须证实胃管在胃内，方可灌注食物或鼻饲给药。

（5）长期鼻饲者，要做好口腔护理和鼻腔清洁，一般 3～4 天更换一次胃管；经胃管注药后，应关闭或夹闭胃管 1～2 小时；胃管长期留置，可并发吸入性肺炎及压迫性溃疡。

三、吸　痰　术

吸痰术是利用负压原理，将患者呼吸道内黏稠痰液或误吸的异物吸出，达到清理呼吸道，改善通气功能的目的。

（一）适应证

（1）年老体弱者、昏迷、危重、麻醉未苏醒者。

（2）各种原因所致的咳嗽反射迟钝或会厌功能不全，不能自行清除呼吸道分泌物或误吸呕吐物的患者。

（3）各种原因引起的窒息患者，如溺水、吸入羊水等。

（二）禁忌证

颅底骨折患者禁用鼻导管吸痰。

（三）术前准备

1. 患者准备

向患者或家属说明操作目的，取得配合。

2. 物品准备

电动吸引器装置 1 套、治疗盘内盛无菌持物钳、粗细适宜的吸痰管数根、纱布数块、消毒镊子、弯盘，必要时备压舌板、开口器、多头电插板等。

3. 医师准备

穿工作服、戴口罩、帽子，洗手。

（四）操作方法与步骤

（1）接电源，打开开关，检查吸引器性能，调节吸引器至适宜负压（一般成人 40.0～53.3kPa，儿童＜40.0kPa），用生理盐水试吸，检查导管是否通畅。

（2）将患者的头转向操作者一侧，并略向后仰，昏迷者可用压舌板或开口器帮助患者张口。

（3）术者戴无菌手套，一手返折吸痰管末端；另一手持吸痰管前端插入患者口咽部，脚踩吸引器开关，放松导管末端，吸净口腔及咽喉部分泌物。然后更换吸痰管，在患者吸气时顺势将吸痰管经咽喉插入气管；如口腔吸痰有困难，可从鼻腔插入；有气管切开或气管插管者，可直接插入。插入气管至一定深度时（约 15cm），立即放开导管折叠处，进行吸痰。

（4）吸痰时动作要轻柔，将吸痰管自深部向上提拉，左右旋转，如此反复直到吸净痰液。防止固定一处或上下提插吸引而损伤黏膜。

（5）一次吸痰时间不应超过 15 秒，以免患者缺氧，导管退出后，应用生理盐水抽吸冲洗，防导管被痰液阻塞。

（6）吸痰完毕，关闭吸引器开关，并将吸痰玻璃接管插入盛有消毒液的容器中浸泡。

（7）擦净患者口角分泌物，观察口腔黏膜有无损伤，听诊双肺痰鸣音情况，安置患者于舒适卧位。

（五）注意事项

（1）严格执行无菌操作，吸痰管每次更换，勤做口腔护理。

（2）吸痰过程中，要随时观察患者生命体征的改变，注意吸出物的性状、量及颜色等。如患者发生发绀、心率下降等缺氧症状时，应当立即停止吸痰，待症状缓解后再吸。

（3）如痰液黏稠，可叩拍胸背，以振动痰液或交替使用超声雾化吸入，使痰液稀释，便于吸出。

（4）患儿吸痰时，吸痰管宜细，吸力要小。

（5）定时吸痰，如发现喉头有痰鸣音或排痰不畅，应及时抽吸。

（6）贮液瓶内液体不得超过 2/3 满度，以免液体吸入马达损坏机器。

四、吸 氧 术

吸氧术是通过给患者吸入高于空气中氧浓度的氧气，来提高患者肺泡内的氧分压，达到改善组织缺氧为目的的一种治疗方法。

（一）适应证

血气分析检查是用氧的指标，当患者 PaO_2 低于 6.6kPa 时（50mmHg）时，则应给予吸氧。

（1）因呼吸系统疾患而影响肺活量者，如哮喘、支气管炎、肺气肿、肺不张等。

（2）心功能不全，使肺部充血而致呼吸困难者，如心力衰竭时出现的呼吸困难。

（3）各种中毒引起的呼吸困难，使氧不能由毛细血管渗入组织而产生缺氧，如巴比妥类药物中毒、一氧化碳中毒等。

（4）昏迷患者，如脑血管意外或颅脑损伤者。

（5）严重的贫血、出血性休克、大手术后、分娩产程过长，胎心音异常等。

（二）术前准备

1. 患者准备

向患者或家属说明操作目的，取得配合。

2. 物品准备

氧气装置1套、鼻导管1～2根或氧气面罩、胶布、棉签、小药杯内装少许冷开水、记录本、笔等。

3. 医师准备

穿工作服，戴口罩、帽子，洗手。

（三）操作方法与步骤

1. 鼻导管法

（1）单侧鼻导管法：将一细导管插入一侧鼻孔，达鼻咽部。此法节省氧气，但可刺激鼻腔黏膜，长时间应用，患者感觉不适。

1）将氧气筒推至床旁，使流量表开关向着便于操作的方向。

2）向患者解释，以便取得合作。用湿棉签清洁选择鼻腔，取鼻导管适量长度（鼻尖至耳垂的2/3），将鼻导管蘸水，自鼻孔轻轻插至鼻咽部，胶布固定于鼻翼或鼻背及面颊部，打开小开关，先调节氧流量，后连接鼻导管，观察吸氧情况并记录吸氧时间。

3）停用氧气时，先分离鼻导管和玻璃接头，后关流量表小开关，取下鼻导管置于弯盘内，清洁面部并去除胶布痕迹，关闭总开关，重开小开关，放余氧，关小开关，记录停氧时间。

（2）双侧导管法：适用于长期用氧的患者。擦净患者鼻腔，将特制双侧鼻导管连接橡胶管，调节氧流量，同上法将双侧鼻导管插入双鼻孔内，深约 1cm，用松紧带固定。

2. 面罩法

适用于无二氧化碳潴留的患者。

（1）检查面罩各部功能是否良好。

（2）将面罩置于患者口部，使与患者面部密合，以橡皮带固定。

（3）将氧气接于氧气进孔上，调节流量，一般 3～4L/min，严重缺氧者 7～8L/min。

3. 鼻塞法

适用于较长时间用氧者，无导管刺激黏膜缺点，患者舒适，使用方便。

（1）拭净鼻腔，将鼻塞塞入一只鼻孔，鼻塞大小以恰能塞严鼻孔为宜，勿深塞入鼻腔。

（2）调节流量同鼻导管法。

4. 中心管道给氧法

（1）连接流量表于中心氧气装置上，连接湿化瓶和管道。

（2）打开流量表开关，调节流量，检查氧气管道是否通畅，全套装置是否合适。

（3）连接鼻导管，湿化及检查鼻导管是否通畅，轻轻将鼻导管插入鼻腔，将导管固定于两侧耳廓上。

（4）记录上氧的时间及流量。

（四）注意事项

（1）严格遵守操作规程，注意用氧安全，切实做好"四防"，即防震、防火、防热、防油。

（2）供氧应先调节流量，后连接鼻导管；停氧时，应先分离鼻导管接头，再关流量表小开关，以免一旦关开倒置，大量气体冲入呼吸道会损伤肺组织。

（3）用氧过程中观察患者的脉搏、血压、精神状态、皮肤颜色、温度与呼吸方式等有无改善来衡量氧疗效果，还可测定动脉血气分析判断疗效，选择适当的用氧浓度。

（4）给予高浓度吸氧时，吸氧的时间不宜过长，间断给氧。

（5）吸入的氧气要维持一定的湿度。

（6）急性肺水肿咳泡沫痰时，用 95% 乙醇湿化抗泡沫痰，时间不超过 1 小时。

（7）氧气筒内氧气不可用尽，压力降至 498kPa 时，即不可再用，以防灰尘进入筒内，造成再次充气时发生爆炸的危险。

五、胸膜腔穿刺术

胸膜腔穿刺术（thoracentesis），简称胸穿，是指对有胸腔积液（或气胸）的患者，为了诊断和治疗疾病的需要，通过胸膜腔穿刺抽取积液或气体的一种技术。

（一）适应证

（1）诊断性：原因未明的胸腔积液，做胸腔积液涂片、培养、细胞学及生化学检查，从而确定胸腔积液的性质。

（2）治疗性：①通过抽液、抽气减轻胸腔大量积液、积气产生的压迫、呼吸困难等症状；②抽取脓液治疗脓胸；③向胸腔内注射药物（抗肿瘤药或硬化剂等）。

（二）禁忌证

（1）凝血功能障碍，严重出血倾向，患者在未纠正前不宜穿刺。

（2）对麻醉药过敏。

（3）穿刺部位或附近有感染。

（4）疑为胸腔包虫病患者，穿刺可引起感染扩散，不宜穿刺。

（5）体质衰弱、病情危重难以耐受穿刺术者。

（6）有精神疾病或不合作者。

（三）术前准备

1. 患者准备

告知患者和家属手术目的及风险，取得配合，签署知情同意书。

2. 物品准备

胸膜腔穿刺包（包括无菌孔巾、无菌手套、50ml 注射器、5ml 注射器、胸腔穿刺针、小试管、纱布等）、2% 利多卡因 1 支、络合碘、棉签、胶布等。

3. 医师准备

穿工作服，戴口罩、帽子，洗手。

（四）操作方法与步骤

（1）嘱患者取坐位，面向椅背，两前臂置于椅背上，前额伏于前臂上。不能起床者可取半卧位，患侧前臂上举抱于枕部。

（2）抽液穿刺点选在胸部叩诊实音最明显部位进行，胸液较多时一般常取肩胛线或腋后线第七～八肋间；有时也选腋中线第六～七肋间或腋前线第五肋间为穿刺点；积液较少或包裹性积液可结合 X 线或超声波检查确定，穿刺点用涂有甲紫的棉签在皮肤上标记。抽气多选取锁骨中线第二肋间。

（3）常规消毒皮肤，戴无菌手套，覆盖消毒洞巾。

（4）用 2% 利多卡因在下一肋骨上缘的穿刺点处，自皮肤至壁层胸膜进行局部浸润麻醉。

（5）先将穿刺针后连接的胶皮管上的调节器夹闭或用血管钳夹住，然后进行穿刺，术者以左手示指与中指固定穿刺部位的皮肤，右手持穿刺针在麻醉处缓缓刺入，当针锋抵抗感突然消失时表示进入胸膜腔，接上注射器，松开调节器或血管钳，抽吸胸腔内积液，抽满后再次夹闭胶管，取下注射器，将液体注入容器内，以便记量或送检。助手用止血钳协助固定穿刺针，以防刺入过深损伤肺组织。

也可用带三通活栓的穿刺针进行胸膜腔穿刺，进入胸膜腔后，转动三通活栓使其与胸腔相通，进行抽液。注射器抽满后，转动三通活栓使其与外界相通，排出液体。根据需要抽液完毕后可注入药物。

（6）抽液结束拔出穿刺针，覆盖无菌纱布，稍用力压迫穿刺部位片刻，用胶布固定后，嘱患者静卧。

（五）注意事项

（1）操作前应向患者说明穿刺目的，消除顾虑。对精神紧张者，可于术前半小时口服地西泮 10mg 镇静。

（2）操作中应密切观察患者的反应。如有头晕、面色苍白、出汗、心悸、胸部压迫感或剧痛、昏厥等胸膜过敏反应；或出现连续性咳嗽、气短、咳泡沫痰等现象时，立即停止抽液，并皮下注射 0.1% 肾上腺素 0.3～0.5ml，或进行其他对症处理。

（3）一次抽液不应过多、过快。诊断性抽液，50～100ml 即可；减压抽液，首次不超过600ml，以后每次不超过 1000ml；如为脓胸，每次尽量抽尽；疑为化脓性感染时，助手用无菌试管留取标本，涂片行革兰染色镜检、细菌培养及药敏试验；检查癌细胞，至少需 100ml，并应立即送检，以免细胞自溶。

（4）严格无菌操作。操作中要防止空气进入胸腔，始终保持胸腔负压。

（5）应避免在第九肋间以下穿刺，以免穿透膈肌损伤腹腔脏器。

（6）恶性胸腔积液，可注射抗肿瘤药或硬化剂诱发化学性胸膜炎，促使脏层胸膜与壁层胸膜粘连，闭合胸腔，防止液体重新积聚。具体操作：于抽液 500～1200ml 后，将药物（如米诺环素 500mg）加生理盐水 20～30ml 稀释后缓慢注入。推入药物后回抽胸腔积液，再推入，反复 2～3 次后，嘱患者卧床 2～4 小时，并不断变换体位，使药物在胸腔内均匀分布。如注入之药品刺激性强，可致胸痛，应在注药前给予布桂嗪或哌替啶等镇痛剂。

六、腹腔穿刺术

腹腔穿刺术（abdominocentesis）是指对有腹水的患者，为了诊断和治疗疾病进行腹腔穿刺，抽取积液进行检验和缓解症状，或进行腹腔内给药的操作过程。

（一）适应证

（1）诊断性：对腹水原因不明或疑有内出血者，行诊断性穿刺以明确腹水的性质，协助诊断。

（2）治疗性：①大量腹水引起难以忍受的呼吸困难及腹胀者，行穿刺放液减压；②向腹腔内注射药物、施行腹水浓缩回输术、腹腔灌洗或行人工气腹治疗。

（二）禁忌证

（1）严重的粘连性腹膜炎（如结核性腹膜炎粘连包块）。

（2）包虫病及巨大卵巢囊肿。

（3）躁动、不能合作和肝性脑病先兆者。

（4）腹腔高度胀气时。

（5）有出血倾向者及穿刺点局部有感染者。

（6）妊娠中晚期。

（三）术前准备

1. 患者准备

告知患者和家属手术目的及风险，取得配合，签署知情同意书。

2. 物品准备

腹腔穿刺包（包括无菌孔巾、无菌手套、50ml 注射器、5ml 注射器、腹腔穿刺针、小试管、纱布等）、2% 利多卡因 1 支、络合碘、棉签、胶布等。

3. 医师准备

穿工作服，戴口罩、帽子，洗手。

（四）操作方法

（1）患者术前须排尿以防穿刺损伤膀胱。嘱患者取半卧位、平卧位或侧卧位。

（2）选择适宜的穿刺点：①左下腹脐与髂前上棘连线中、外 1/3 交点，此处不易损伤腹壁动脉；②脐与耻骨联合连线中点上方 1.0cm，偏左或偏右 1.5cm 处，此处无重要器官且易愈合；③侧卧位，在脐水平线与腋前线或腋中线之延长线相交处，此处常用于诊断性穿刺；④少量或包裹性腹水，需在 B 超指导下定位穿刺。

（3）常规消毒皮肤，戴无菌手套，铺消毒洞巾，自皮肤至壁层腹膜以 2% 利多卡因行局部浸润麻醉。

（4）术者左手固定穿刺部皮肤，右手持针经麻醉处逐步刺入腹壁，待针尖抵抗感突然消失时，表示针尖已穿过壁层腹膜，即可抽取和引流腹水，并留样本送检。诊断性穿刺，可直接用无菌的 20ml 或 50ml 注射器和 7 号针头进行穿刺；大量放液时，可用针尾连接橡皮管的 8 号或 9 号针头，助手用消毒血管钳固定针头，并夹持橡皮管，用输液夹子调整放液速度。将腹水引流入容器中记量并送检。

（5）放液后拔出穿刺针，覆盖消毒纱布，以手指压迫数分钟，再用胶布固定。如遇穿刺孔继续有腹水渗漏时，可用蝶形胶布或涂上火棉胶封闭。

（五）注意事项

（1）术中应密切观察患者反应，如有头晕、恶心、心悸、气短、脉搏增快及面色苍白等，应立即停止操作，并行适当处理。

（2）放液不宜过快、过多。肝硬化患者每次放液一般不超过 3000ml，过多放液可诱发肝性脑病和电解质紊乱；但在补充输注大量白蛋白的基础上，一般放腹水 1000ml 补充白蛋白 6～8g，也可大量放液。

（3）放腹水时若流出不畅，可将穿刺针稍作移动或变换体位。

（4）术后嘱患者平卧，并使穿刺针孔位于上方以免腹水继续漏出。对腹水量较多者，为防止漏出，在穿刺时即应注意勿使自皮肤到壁层腹膜的针眼位于一条直线上，方法是当针尖通过皮肤到达皮下后，即在另一手协助下，稍向周围移动一下穿刺针头，尔后再向腹腔刺入，称为迷路法。大量放液后，需束以多头腹带，以防腹压骤降、内脏血管扩张引起血压下降甚至休克等现象。

（5）严格无菌操作，防止腹腔感染。

（6）放液前、后均应测量腹围、脉搏、血压，检查腹部体征，以观察病情变化。

七、骨髓穿刺术

骨髓穿刺术（bone marrow puncture）是采取骨髓液的一种常用诊断技术。临床上骨髓穿刺液常用于血细胞形态学检查，也可用于造血干细胞培养、细胞遗传学分析及病原生物学检查等，以协助临床诊断、观察疗效和判断预后等。

（一）适应证

（1）血液系统疾病的诊断、鉴别诊断及疗效的评估，如各型白血病、各类贫血、再生障碍性贫血、原发性血小板减少性紫癜等。

（2）感染性疾病或发热原因待查，病原生物学检查，如伤寒、疟疾等。

（3）证实骨髓中是否有异常细胞浸润，如恶性肿瘤骨髓转移等。

（4）了解骨髓造血功能，指导抗癌药及免疫抑制剂的使用。

（5）采取骨髓液行骨髓移植。

（二）禁忌证

（1）血友病患者。

（2）凝血功能障碍或重症血小板减少者。

（3）穿刺部位皮肤有感染者。

（三）术前准备

1. 患者准备

告知患者和家属手术目的及风险，取得配合，签署知情同意书。

2. 物品准备

骨穿包（包括无菌孔巾、无菌手套、50ml 注射器、5ml 注射器、骨穿针、小试管、玻片、培养管、纱布等）、2% 利多卡因 1 支、络合碘、棉签、胶布等。

3. 医师准备

穿工作服，戴口罩、帽子，洗手。

（四）操作方法与步骤

1. 选择穿刺部位

穿刺部位包括：①髂前上棘穿刺点，位于髂前上棘后 1～2cm，该部位骨面较平，易于固定，操作方便，无危险性。②髂后上棘穿刺点，位于骶椎两侧，臀部上方突出的部位。③胸骨穿刺点，胸骨柄、胸骨体相当于第一、第二肋间隙的位置，胸骨较薄（1.0cm 左右），其后方为心房和大血管，严防穿通胸骨发生意外；但由于胸骨骨髓液含量丰富，当其他部位穿刺失败时，仍需行胸骨穿刺，可选此部位。④腰椎棘突穿刺点，位于腰椎棘突突出处。⑤ 2 岁以下小儿选胫骨粗隆前下方。

2. 体位

采用髂前上棘或胸骨穿刺时，患者取仰卧位；采用髂后上棘穿刺时，患者取俯卧或侧卧位；采用腰椎棘突穿刺时，患者取坐位或侧卧位。

3. 麻醉

常规消毒局部皮肤，术者戴无菌手套，铺无菌洞巾，用 2% 利多卡因行局部皮肤、皮下和骨膜麻醉。

4. 固定穿刺针长度

将骨髓穿刺针的固定器固定在适当的长度上，髂骨穿刺约 1.5cm，胸骨穿刺约 1.0cm。

5. 穿刺

术者左手拇指和示指固定穿刺部位，右手持针向骨面垂直刺入（若为胸骨穿刺，则应与骨面成 30°～40° 角刺入）。当针尖接触骨质后则将穿刺针左右旋转，缓缓钻刺骨质，当突然感到阻力消失，且穿刺针已固定在骨内时，表明穿刺针已进入骨髓腔。若穿刺针未固定，则应再刺入少许达到能固定为止。

6. 抽取骨髓液

拔出针芯，放于无菌盘内，接上干燥的注射器（10ml 或 20ml），用适当力量抽吸。针头确在骨髓腔内，抽吸时患者感到一种轻微的尖锐酸痛，随后有红色骨髓液进入注射器。骨髓吸取量以 0.1～0.2ml 为宜，若用力过猛或抽吸过多，会使骨髓液稀释。如果需要做骨髓液细菌培养，应在留取骨髓液计数和涂片标本后，再抽取 1～2ml，以用于细菌培养。

若未能抽取骨髓液，则可能是针腔被组织块堵塞或"干抽"（dry tap），此时应重新插上针芯，稍加旋转穿刺针或再刺入少许或退出少许，拔出针芯，如果针芯带有血迹，再次抽取即可取得红色骨髓液。

7. 涂片

将抽取的骨髓液滴于载玻片上，急速做有核细胞计数及涂片数张，备做形态学及细胞化学染色检查。

8. 加压固定

骨髓液抽吸完毕，将针芯重新插入，左手取无菌纱布置于针孔处，右手将穿刺针拔出，随即将纱布盖于针孔上，并按压 1～2 分钟，再用胶布加压固定。

（五）注意事项

（1）术前应做出、凝血时间检查，有出血倾向患者，在操作时应特别注意。

（2）注射器与穿刺针必须干燥，以免发生溶血。

（3）穿刺针头进入骨质后避免摆动过大，以免折断；胸骨穿刺不可用力过猛，以防穿透内侧骨板。

（4）穿刺过程中，如果感到骨质坚硬，难以进入骨髓腔时，不可强行进针，以免断针。应考虑为石骨症的可能，及时行骨骼 X 线检查，以明确诊断。

（5）做骨髓细胞形态学检查时，抽取的骨髓液不可过多，以免影响骨髓增生程度的判断、细胞计数和分类结果。

（6）骨髓液取出后应立即涂片，否则会很快发生凝固，使涂片失败。

（7）送检骨髓液涂片时，应同时附送 2～3 张血涂片。

八、腰椎穿刺术

腰椎穿刺术（lumbar puncture）常用于检查脑脊液的性质，对诊断脑膜炎、脑炎、脑血管病变、脑瘤等神经系统疾病有重要意义，也可测定颅内压力和了解蛛网膜下腔是否阻塞等，有时也用于鞘内注射药物。

（一）适应证

1. 诊断性

（1）中枢神经系统炎症性疾病的诊断与鉴别诊断：包括化脓性脑膜炎、结核性脑膜炎、病毒性脑膜炎、霉菌性脑膜炎、乙型脑炎等。

（2）脑血管意外的诊断与鉴别诊断：包括脑出血、脑梗死、蛛网膜下腔出血等。

（3）肿瘤性疾病的诊断：如诊断脑膜白血病等。

（4）测定颅内压力和了解蛛网膜下腔是否阻塞等。

（5）椎管内注入造影剂，进行气脑或碘水脊髓造影。

2. 治疗性

（1）放出适量脑脊液，以降低颅内压和改善临床症状。

（2）引流血性脑脊液、炎性分泌物或造影剂等。

（3）鞘内注射药物治疗相关疾病，如鞘内注射化疗药物治疗脑膜白血病。

（4）进行腰椎麻醉。

（二）禁忌证

（1）颅内占位性病变，已有严重颅内压增高者或脑疝征象者。

（2）严重的凝血功能障碍。

（3）休克、衰竭或濒危状态及局部皮肤有炎症者。

（4）脊柱结核、严重腰椎畸形、出血性疾病者。

（5）颅底骨折或其他原因引起脑脊液漏出者。

（三）术前准备

1. 患者准备

告知患者和家属手术目的及风险，取得配合，签署知情同意书。

2. 物品准备

腰穿包（包括无菌洞巾、无菌手套、50ml 注射器、5ml 注射器、腰穿针、测压管、小试管、纱布等）、2% 利多卡因 1 支、络合碘、棉签、胶布等。

3. 医师准备

穿工作服，戴口罩、帽子，洗手。

（四）操作方法与步骤

（1）嘱患者侧卧于硬板床上，背部与床面垂直，头部尽量向前胸屈曲，两手抱膝紧贴腹部，使躯干尽可能弯曲呈弓形；或由助手在术者对面用一手挽住患者头部，另一手挽住双下肢腘窝处并用力抱紧，使脊柱尽量后凸以增宽椎间隙，便于进针。

（2）确定穿刺点，通常以双侧髂嵴最高点的连线与后正中线的交会处为穿刺点，此处，相当于第三～四腰椎棘突间隙，有时也可在上一或下一腰椎间隙进行。小婴儿因脊髓相对较长，穿刺部位应选择第四、第五腰椎棘突间隙。

（3）常规消毒皮肤后戴无菌手套、铺无菌洞巾，用2%利多卡因自皮肤至椎间韧带做逐层局部麻醉。

（4）术者用左手固定穿刺点皮肤，右手持穿刺针以垂直背部的方向缓慢刺入，针尖稍斜向头部，成人进针深度为4～6cm，儿童为2～4cm。当针头穿过韧带与硬脊膜而达蛛网膜下腔时，有阻力突然消失落空感。此时可将针芯慢慢抽出（以防脑脊液迅速流出，造成脑疝），即可见脑脊液流出。

（5）放液前先接上测压管测量压力。正常侧卧位脑脊液压力为70～180mmH$_2$O或40～50滴/分钟。若需了解蛛网膜下腔有无阻塞，可做Queckenstedt试验，即在测初压后，由助手先压迫一侧颈静脉约10秒，再压另一侧，最后同时按压双侧颈静脉。正常时压迫颈静脉后，脑脊液压力立即迅速升高一倍左右，解除压迫后10～20秒，迅速降至原来水平，称为梗阻试验阴性，提示蛛网膜下腔通畅；若压迫颈静脉后，不能使脑脊液压升高，则为梗阻试验阳性，提示蛛网膜下腔完全阻塞；若施压后压力缓慢上升，放松后又缓慢下降，提示有不完全阻塞。凡颅内压增高者，禁做此试验。

（6）撤去测压管，收集脑脊液2～5ml送检。如需做培养时，应用无菌操作法留标本。

（7）术毕，将针芯插入后一起拔出穿刺针，覆盖消毒纱布，用胶布固定。

（8）去枕平卧4～6小时，以免引起术后低颅压头痛。

（五）注意事项

（1）严格掌握禁忌证，凡疑有颅内压升高者必须先做眼底检查，如有明显视神经盘水肿或有脑疝先兆者，禁忌穿刺。

（2）穿刺时患者如出现呼吸、脉搏、面色异常等症状时，应立即停止操作，并做相应处理。

（3）鞘内给药时，应先放出等量脑脊液，然后再将等量置换性药液注入。

九、气管插管术

将特制的气管导管，通过口腔或鼻腔插入气管内，是气管内麻醉、心肺复苏或呼吸治疗的必要技术。

（一）适应证

（1）全身麻醉。

（2）心跳呼吸停止或窒息急救。

（3）呼吸衰竭，呼吸肌麻痹或呼吸抑制需机械通气者。

（4）预防和处理误吸及呼吸道梗阻。

（二）禁忌证

（1）绝对禁忌：喉头水肿、急性喉炎、喉头黏膜下血肿，插管损伤可引起严重出血，除非急救，禁忌气管内插管。

（2）相对禁忌：上呼吸道烧灼伤、肿瘤或异物，呼吸道不全梗阻，颈椎骨折脱位，主动脉瘤压迫或侵袭气管壁，严重出血倾向者。

（三）术前准备

1. 患者准备

向患者或家属说明插管目的，取得配合，签署知情同意书。

2. 物品准备

喉镜、气管导管及管芯、喷雾器、牙垫、衔接管、插管钳、氧气、面罩、复苏囊、听诊器、吸痰机、剪刀、胶布等。

3. 医师准备

穿工作服，戴口罩、帽子，洗手。

（四）操作方法与步骤

（1）患者仰卧，头垫高 10cm，后仰。术者戴手套，右手拇、示、中指拨开上、下唇，提起下颌并启开口腔。左手持喉镜沿右口角置入口腔，将舌体稍向左推开，使喉镜片移至正中位，此时可见悬雍垂。

（2）沿舌背慢慢推进喉镜片使其顶端抵达舌根，稍上提喉镜，可见会厌的边缘。继续推进喉镜片，使其顶端达舌根与会厌交界处，然后上提喉镜，以提起会厌，显露声门。

（3）右手以握笔式手势持气管导管，斜口端对准声门裂，轻柔地插过声门而进入气管内。放入牙垫于上、下齿之间，退出喉镜。听诊两肺有呼吸音，确定气管导管在气管内，且位置适当后，妥善固定导管与牙垫。插入气管内深度成人 4～5cm，导管尖端至门齿的距离为 18～22cm。

（4）气管导管套囊注入适量空气（3～5ml），使导管与气管壁密闭，便于辅助呼吸或控制呼吸，并可防止呕吐物、口腔分泌物或血液流入气管。

（五）注意事项

（1）插管用物均应经过消毒才能使用。

（2）插管前严格检查插管用物是否齐全、实用。气管导管的选择应按患者年龄、性别和身高等决定。

（3）插管操作应轻柔、敏捷、熟练、准确，勿使缺氧时间过长，以免引起反射性心跳呼吸骤停。导管插入后，应监听两侧呼吸音，警惕误入支气管或食管。

（4）导管固定要牢靠，谨防滑脱。插管后吸痰时，注意无菌操作，每次吸痰持续时间不得超过 15 秒，必要时予以吸氧后再吸引。

（5）留管时间不宜过长，一般不超过 72 小时，以免引起喉头损伤或水肿。导管留置期间每 2～3 小时放气 1 次，每次 5～10 分钟。

（6）使用喉镜注意勿损伤门齿。导管套囊充气不可过多（3～5ml 为宜），以免压迫气管黏膜和导管管腔缩小。

（7）插管后氧气不可直接吹向气管导管，吸入气体必须注意湿化，防止气管内分泌物黏稠结痂，影响呼吸道通畅。

第六章 医疗文书书写

本章学习目标

（1）了解病历的种类和病历书写的基本要求。
（2）掌握住院病历书写的格式和内容、方法和技巧。
（3）熟悉其他各种医疗文书书写的格式、内容和要求。
（4）了解门诊病历书写的格式、内容和要求。

第一节 病历书写基本要求

病历是医护人员在诊断、治疗和护理工作中的一份全面记录和总结，是患者的健康档案，是正确诊断疾病和制订治疗、预防措施的重要依据，是医护工作质量的客观凭证，是衡量医疗水平的重要资料，是总结医护经验、充实教学内容和进行科研的重要资料，是新形势下基本医疗保险、工伤保险、商业保险、新型农村合作医疗等经济结算的重要参考依据，同时还是处理医疗纠纷、鉴定伤残等级的重要法律依据。因此，病历书写是临床医师必须掌握的基本功，医护人员必须以高度负责的精神和实事求是的科学态度，及时、认真、如实地书写病历。要想写好病历，必须了解和掌握病历书写的基本要求、方法和技巧。

（1）病历必须用蓝黑墨水钢笔书写（指定用其他颜色笔填写者除外），内容记述一律用汉字（计量单位、符号及处方术语的拉丁词缩写等除外）。

（2）各项记录必须按规定认真书写，要求内容完整、真实、准确，语句简练，重点突出，层次分明。

（3）病历书写应当使用中文和医学术语，汉字规范，字迹清楚，字不出格、跨行，避免错别字。出现错字时，应当用双线划在错字上，不得采用刮、黏、涂等方法掩盖或去掉原来的字迹。

（4）疾病诊断及手术名称编码依照《国际疾病分类》（ICD-10、ICD-9-CM-3）规范书写。译名应以人民卫生出版社出版的《英汉医学词汇》为准；疾病名称等个别名词尚无适当译名者，可写外文原名。药物名称可用中文、英文或拉丁文，但不得用化学分子式。

（5）各项记录必须有完整日期，按"年、月、日"顺序填写（如2015.8.27）。必要时应加注时间，按照"小时分/上、下午"方式书写，或用AM代表上午，PM代表下午，中午12时为12N，午夜12时为12MN。

（6）各项记录结束时必须签全名或盖规定印章，并做到清楚易认。

（7）度量单位必须用法定计量单位。

（8）实习医师、进修医师和初级住院医师书写的各项记录，必须经其上级医师（目前要求是执业医师）审阅，做必要的修改和补充并签名。修改和签名一律用红墨水笔。修改过多（每页5处以上）应及时重抄。

（9）实习医师、进修医师或初级住院医师书写住院病历，高年资住院医师（或以上医师）书写入院记录，一般应在患者入院后24小时内完成。危重抢救患者要求及时书写首次病程记录，待情况许可时即刻完成住院病历或入院记录。

（10）书写的住院病历，上级医师在全面了解病情的基础上，对住院病历认真修改签字以示负责后，上级医师可不必再写入院记录，但必须认真书写首次病程记录。住院医师书写的入院记录由主治医师或主治医师以上者修改签字确认。上级医师修改住院病历或入院记录最迟应在患者入院后72小时内完成。

第二节　住院期间病历

一、住院病历

住院病历一般由实习医师、进修医师或初级住院医师书写。一份完整的住院病历包括下列项目：一般资料、主诉、现病史、既往史、系统查询、个人史、家族史、月经史、婚育史、体格检查、辅助检查资料、病历摘要、初步诊断及签名等内容。

（一）住院病历的格式、内容和要求

1. 一般资料

包括姓名、性别、年龄、婚姻、职业、籍贯、民族、住址（或工作单位）、入院日期、记录日期、病史陈述者及可靠程度等项目，关于这些项目，看似简单平常，但缺一不可。因此，应该按《病历书写规范》要求逐项仔细填写。另外，还要注意病历页眉上的项目及页码的填写。

2. 主诉

主诉指患者就诊的主要症状（或体征）及其持续时间，主诉一般是促使患者看病的情况，如"发热、咳痰伴胸痛5天"。有时却完全是一种客观事实，如"B超发现胆囊结石"、"胸片发现左肺肿块"等。更多的情况下是医生根据问诊获得的资料综合概括出来的，如"转移性右下腹痛6小时"、"腹胀并肛门停止排气排便2天"、"渐进性吞咽困难3月"等，所以从某种意义上说，主诉就相当于一篇文章的标题，需要书写者认真归纳，准确点题。因此，主诉应该突出特点，让医学专业人士一看就能够做出第一诊断，例如，"转移性右下腹痛6小时"，让人看后很容易想到"急性阑尾炎"的诊断。

写主诉时应该注意的事项：①主诉应简明扼要，能正确反映疾病的主要问题；②尽量不用诊断或检验结果作为主诉；③主诉多于一项时，应按发生时间先后顺序连续书写；④要体现症状或体征、部位、时间三要素；⑤主诉一般不超过20个字。

3. 现病史

是病历中最重要的部分，是围绕主诉记录患者本次疾病从起病到就诊时的发生、发展及其演变经过和诊治情况。现病史的内容不像病历中其他部分内容相对固定，而是不同的疾病有不同内容，即使是同一疾病在不同的患者表现也是不尽相同的。对于复杂的病例，写现病史还需要有一定的综合能力和书面表达能力，所以现病史的书写相对比较难写。另外，如果对疾病的基本知识及临床经验不足，就不能很好地把握疾病的特点，写出来的现病史就不能反映疾病的特点。所以，现病史的书写需要有一定的方法和技巧。

（1）采集详细可靠的病史是写好病历的前提条件：这需要有采集病史和问诊方面的技巧。

（2）熟悉现病史内容：现病史其实就是围绕患者主诉详细记录从起病到就诊时疾病的发生、发展及其变化经过和诊治情况。主要内容包括①起病的日期、缓急，可能的病因或诱因；②主要症状的系统描述，包括症状的部位、性质、持续时间、诱因、程度、缓解或加重

因素、伴随症状等；③病情的发展及演变，持续性还是间歇性；④诊疗经过与效果，要写详细；⑤与本次疾病有关的病史及有意义的阴性病史，注意与本次疾病无紧密联系但仍然需要治疗的其他疾病，应在现病史后另起一段记录；⑥一般情况，即起病后患者的饮食、睡眠、大小便、体重及体力状况。

（3）按时间顺序描述疾病发生、发展及诊治经过：在描写疾病的经过时，应特别注意疾病发生、发展的转折点，如慢性支气管炎患者出现肺功能代偿不全的时间，肝硬化患者什么时间出现肝功能失代偿的表现等。慢性疾病有些症状或体征可能反复出现，而且患者多次住院治疗，治疗经过也大体一致，那么就没有必要将这些症状、体征及治疗经过重复描述，而应简明扼要地一笔带过。饮食、睡眠、大小便等一般情况另起一行放在最后描写。这样写现病史不仅可避免单调冗长，而且显得层次清楚、重点突出。

（4）熟悉疾病的特点：写不好的现病史，往往是遇到了那些诊断不明或自己不熟悉的病例。如何掌握疾病的特点呢？最好的方法是熟悉教科书是如何描述你考虑到的这种疾病的，包括临床症状和体征及具鉴别诊断意义的症状和体征。然后，看你采集到的病史有哪些症状、体征支持诊断，哪些症状、体征不支持诊断，还有哪些与现症有鉴别意义的阴性症状与体征。对比着思考，对比着采集病史资料，然后总结提炼，写出现病史。这样写出来的现病史就显得既重点突出，又能够较好地体现诊断和鉴别诊断，将彰显书写者扎实的医学专业知识。当然，要熟悉疾病特点，还需要反复应用和不断积累，这就是"经验"。

（5）要具备一定水准的文字功底：要有通顺的语句、正确的标点符号、标准的医学术语。

4. 既往史、个人史、家族史、婚姻史及月经生育史

（1）既往史的内容包括：①既往一般健康状况；②曾经患过的疾病；③预防接种史；④外伤手术史；⑤输血史；⑥药物过敏史及长期服药史；⑦系统回顾。

系统回顾的内容包括如下八大系统：呼吸系统、循环系统、消化系统、泌尿系统、造血系统、内分泌系统与代谢、神经精神系统、肌肉骨骼系统。

（2）个人史的内容包括：①出生地、迁居地及居住时间；②生活习惯，有无烟酒嗜好；③职业、劳动环境及条件，有无毒物、疫水及放射线接触史；④精神创伤史、冶游性病史。

（3）家族史的内容包括：①家庭成员健康状况，如已死亡，说明死亡原因；②家族中有无类似疾病、传染病及遗传性疾病。

（4）婚姻史：记录已婚或未婚、结婚年龄、配偶健康状况、性生活情况等。

（5）月经生育史：女性应记录月经史，包括初潮年龄、行经期、月经周期、末次月经时间或闭经年龄等。已婚者要记录生育史，生育情况应按下列顺序记录：足月分娩数—早产数—流产或人流数—存活数，并记录计划生育措施。

5. 体格检查

体格检查的内容相对固定，只需将查体的结果用《诊断学》医学术语准确描写入相应的位置即可。书写体格检查这一部分时的注意事项有：①体格检查的内容，无论是大的项目还是具体的内容，都不能缺少，而且要按规定的顺序进行描写，如视诊、触诊、叩诊和听诊；②阳性体征应详细、准确地描写，因为这些阳性体征对于观察病情的演变、治疗效果和进行预后判断都有十分重要的意义；③有鉴别意义的阴性体征也要写入相应的位置，充分体现鉴别诊断；④专科情况应记录专科的特殊情况，要体现专科的特点、专科的检查水平。

体格检查的格式和内容如下。

体温 ℃　脉搏 次 / 分　呼吸 次 / 分　血压 /mmHg（kPa）

一般状态　发育，营养（良好、中等、不良、肥胖），面容与表情（急性、慢性病容或特殊面容、表情痛苦、忧虑、恐惧、安静），体位（自主、被动、强迫），步态，神志（清晰、模糊、昏睡、谵妄、昏迷），能否与医生合作。

皮肤、黏膜　颜色（正常、潮红、苍白、发绀、黄染、色素沉着），湿度，弹性，水肿，出血，皮疹，皮下结节或肿块，蜘蛛痣，肝掌，溃疡及瘢痕，并明确记述其部位、大小、形态，毛发的生长及分布。

淋巴结　全身或局部浅表淋巴结（耳前、耳后、枕后、颌下、颏下、颈部、锁骨上窝、腋窝、滑车上、腹股沟及腘窝）有无肿大、大小、数目、压痛、硬度、移动度，局部皮肤有无红肿、瘘管、瘢痕等。

头部及其器官

头颅　大小、形态，有无压痛、包块，头发（疏密、色泽、分布）。

眼　眉毛（稀疏、脱落），睫毛（倒睫），眼睑（水肿、运动、下垂），眼球（凸出、凹陷、运动、震颤、斜视），结膜（充血、水肿、苍白、出血、滤泡），巩膜黄染，角膜（云翳、白斑软化、溃疡、瘢痕、反射），瞳孔（大小、形态、对称或不对称、对光及集合反射）。

耳　分泌物，乳突压痛，听力。

鼻　有无畸形，鼻翼扇动，阻塞，鼻窦（上颌窦、额窦、筛窦）压痛，分泌物，出血。

口　气味，唇（色、疱疹、皲裂、溃疡），牙（龋齿、缺齿、义齿、残根，注明其位置），牙龈（色泽、肿胀、溢脓、出血、铅线），舌（形态、舌质、舌苔、溃疡、运动、震颤、偏斜），黏膜（发疹、出血、溃疡），扁桃体（大小、充血、分泌物、假膜），咽（色泽、分泌物、反射），喉（发音）。

颈部　对称性，强直，有无颈静脉怒张、肝 - 颈静脉回流征，颈动脉异常搏动，气管位置，甲状腺（大小、硬度、压痛、结节、震颤、杂音）。

胸部　胸廓（对称、畸形、有无局部隆起或塌陷、压痛），呼吸（频率、节律、深度），乳房（大小、包块），胸壁有无静脉曲张，皮下气肿等。

肺

视诊　呼吸运动（两侧对比），呼吸类型，有无肋间隙增宽或变窄。

触诊　胸廓扩张度，语颤，胸膜摩擦感，皮下捻发感。

叩诊　叩诊音（清音、过清音、浊音、实音、鼓音），肺下界，肺下界移动度。

听诊　呼吸音（性质、强弱、异常呼吸音及其部位），干、湿啰音，胸膜摩擦音，语音传导（增强、减弱、消失）等。

心脏

视诊　心前区隆起，心尖搏动或心脏搏动的位置、范围、强度。

触诊　心尖搏动的位置、性质，震颤（部位、时期），心包摩擦感。

叩诊　心脏左、右浊音界。可用左、右第二、三、四、五肋间离正中线的距离（厘米）表示，并注明锁骨中线至正中线的距离。

听诊　心率，心律，心音（强度、分裂、P_2 与 A_2 的比较、额外心音、奔马律），杂音（部位、性质、时期、强度、传导方向及与体位、呼吸、运动的关系），心包摩擦音。

桡动脉　脉率、节律（规则、不规则、脉搏短绌），奇脉，左、右桡动脉脉搏的比较。动脉壁的性质、紧张度。

周围血管征　毛细血管搏动征，枪击音，水冲脉，动脉异常搏动。

腹部

视诊　形状（平坦、膨隆、凹陷），呼吸运动，胃肠型及蠕动波，有无皮疹、色素、腹纹、瘢痕、疝，

续表

静脉曲张与血流方向，腹部体毛，上腹部搏动，腹围测量（有腹水或腹部包块时）。

触诊 腹壁紧张度，有无压痛、反跳痛，液波震颤，振水音，包块（位置、大小、形态、质地、压痛、搏动、移动度）。

肝脏 大小（右叶以右锁骨中线上从肋缘至肝下缘，左叶以剑突至肝左叶下缘多少厘米表示）、质地、表面、边缘、有无结节压痛、搏动。

胆囊 大小、形态、压痛、墨菲征。

脾脏 大小、硬度、压痛、表面、边缘、摩擦感。脾脏明显肿大时以三线测量法表示。

肾脏 大小、形状、硬度、压痛、移动度、有无压痛。

膀胱 膨胀、肾及输尿管压痛点。

叩诊 肝浊音界，肝区叩击痛，胃泡鼓音区，移动性浊音，肋脊角叩痛，膀胱叩诊。

听诊 肠鸣音（正常、增强、减弱、消失、金属音），血管杂音。

肛门、直肠 肛裂、痔、肛瘘、脱肛。直肠指诊（狭窄、包块、触痛、前列腺肿大及压痛）。

外生殖器 根据病情需要做相应的检查。

男性 发育畸形，阴毛，龟头，包皮，睾丸，附睾，精索，鞘膜积液。

女性 有特殊情况时，可请妇科医生检查，包括外生殖器（阴毛、阴阜、大阴唇、小阴唇、阴蒂）和内生殖器（阴道、子宫、输卵管、卵巢）。

脊柱 畸形（侧凸、前凸、后凸），压痛、叩击痛，活动度。

四肢 畸形，杵状指（趾），静脉曲张，骨折，关节（红肿、疼痛、触痛、积液、脱臼、活动度受限、畸形、强直），水肿，肌肉萎缩，肢体瘫痪或肌张力增强。

神经反射

浅反射 角膜反射、腹壁反射、提睾反射、跖反射、肛门反射。

深反射 肱二头肌反射、肱三头肌反射、桡骨膜反射、膝腱反射、跟腱反射。

病理反射 Babinski 征、Oppenheim 征、Cordon 征。

脑膜刺激征 颈强直、Kernig 征、Brudzinski 征。

必要时做运动、感觉及神经系统其他检查。

专科情况 如外科情况、眼科情况、妇科情况等。

6. 实验室检查和器械检查

内容包括：入院前不久到病历记载时为止的有关辅助检查的结果，注意应该用新的法定计量单位，不要用旧的或传统的单位。如果的确没有实验室检查结果，则应写明"暂缺"。另外，在其他医院做的检查应写出医院名称。

7. 病历摘要

又称为小结，要求用 100 ～ 300 字简明扼要地综合概述有关诊断的重要病史、阳性体征、重要的阴性体征及有关的实验室检查和特殊检查结果。

8. 初步诊断

是根据全部病史及初步检查的结果，通过综合判断分析，对患者现有疾病做出完整的诊断。诊断的排列顺序按主要疾病在前次要疾病在后，本科疾病在前他科疾病在后的原则排列。诊断名称应以国际疾病分类为准，应包括病因、病理形态、病理生理和功能诊断。

医师签名应字迹清楚，可以辨认，须签全名，不能签诸如张医师、李医师等。

（二）住院病历示例

住院病历示例如下。

住 院 病 历

姓名：刘某	籍贯：某省某县
性别：女	住址：某省某县某乡某村某组（电话）
年龄：38 岁	病史叙述者：患者本人
婚姻：已婚	可靠程度：可靠
民族：汉	入院日期：2015. 3. 23. 10：30
职业：农民	记录日期：2015. 3. 23

病 史

主诉： 劳累后心悸、气促 6 年，加重 1 月余，下肢浮肿 1 周。

现病史： 患者自 2009 年起每于过劳或登楼时感心悸、气促，休息后即减轻，当时曾在 XX 县人民医院做 X 线胸片检查，发现"心脏扩大"，因症状不重故未治疗，2011 年冬以来因天气寒冷"感冒"，咳嗽剧烈，休息时亦心悸、气促，夜间喜用高枕，伴发热入该院，经注射"氨苄西林"等治疗（量不详），并卧床休息两周，症状消失。今年 2 月初因劳累过度，又受风寒，出现咳嗽，咽痛，痰中带血，心悸、气促不能平卧。当地医师给服"止咳剂"，并注射"氨苄西林"，症状无好转。近 1 周来出现下肢水肿，尿少，色黄。大便成形，每日一次。食欲缺乏，睡眠欠佳，体重无明显变化。病程中未用过"洋地黄"。

既往史： 过去体质较弱，自幼常有咽痛发作。1992 年患"急性阑尾炎"行"阑尾切除术"。否认"肝炎"、"结核"等传染病史及接触史，预防接种史不详，无外伤、输血史及药物过敏史，无长期用"洋地黄"及其他药物史。

系统查询

1. 呼吸系统：自幼常有咽痛，发作时咽部有异物感，有时伴发热，服"消炎药"数日即愈。2011 年后，冬季常有轻咳，无痰，无胸痛、盗汗。

2. 循环系统：见现病史，无心前区疼痛、头昏、头痛及晕厥史。

3. 消化系统：无反酸、嗳气、腹痛、腹泻、呕吐、黑便史。

4. 泌尿系统：无苍白、尿频、尿急、尿痛、排尿困难、腰痛史。

5. 血液系统：无头晕、眼花、耳鸣、鼻出血、牙龈出血、黄疸、淋巴结肿大、骨骼疼痛史。

6. 代谢及内分泌系统：无多饮、多尿、多汗、怕热史，性格、智力、皮肤、性欲无明显变化。

7. 神经系统：无意识障碍、记忆力改变、视力障碍、抽搐、瘫痪、精神异常等病史。

8. 关节及运动系统：6 年前于天冷或气候变化时出现两膝关节疼痛，非游走性，局部无红肿及运动障碍。

个人史： 生于原籍，未去过其他地方，初中毕业后就地务农，无烟酒嗜好，无毒物及疫水接触史，无重大精神创伤史。

月经史： $14\dfrac{3\sim5\ \text{天}}{28\sim30\ \text{天}}$ 2015 年 3 月 8 日，月经量不多，无血块及痛经。白带量不多，无异味。

婚姻生育史： 21 岁结婚，婚后育有 1 女 1 男。

家族史： 父母均健在，有 1 妹 1 弟，妹有膝关节痛发作史，弟健康，无"肝炎"、"结核"等传染病及遗传病史，家属成员中无同样患者。

体 格 检 查

T 38°C，P 90 次 / 分，R 26 次 / 分，BP l02/64mmHg。

一般状态： 发育正常，营养中等，神志清楚，慢性病容，表情倦怠，半坐位，检查合作。

皮肤： 温度稍高、干燥、弹性减弱，无出血点、蜘蛛痣、皮疹。

淋巴结： 两颌下均可触及一个淋巴结，直径 1.5 cm，质软，可移动，轻度压痛。其他浅表淋巴结无肿大。

头部： 头颅无畸形，无压痛，无肿块，头发色黑，有光泽，分布均匀。

续表

眼：眉毛无脱落，无倒睫，眼睑无下垂、水肿及内外翻，结膜无充血、出血及滤泡，巩膜未见黄染，角膜透明，瞳孔大小正常、等圆，对光反射、调节反射存在。

耳：听力正常，外耳道无流脓，乳突无压痛。

鼻：无畸形，鼻中隔无偏曲，鼻腔通畅，无异常分泌物，鼻窦无压痛。

口腔：无特殊气味，唇发绀，牙齿排列整齐，无龋齿，牙龈无红肿溢脓，舌苔薄白，咽部充血，双侧扁桃体Ⅱ度肿大，无异常分泌物，声音无嘶哑，腮腺无肿大。

颈部：颈软，可见颈静脉怒张及动脉搏动，气管居中，甲状腺无肿大。

胸廓：对称无畸形，肋间隙无明显增宽及变窄，胸壁无压痛，胸壁静脉无曲张，乳房扁平，松弛，无硬结。无皮下捻发感。

肺

视诊：呼吸运动两侧相等，呼吸较浅快，节律规则。

触诊：呼吸运动减弱，两侧相等，语音震颤正常，无胸膜摩擦感。

叩诊：两肺呈清音，右肺尖宽 3cm，左肺尖宽 4cm，肺下界在右锁骨中线、腋中线及肩胛线上分别为第六、第八、第十肋间，两肺下界移动度约 3cm。

听诊：两肺肺泡呼吸音稍减弱，可闻及散在干啰音，肺底部可闻及湿啰音，以右侧为甚，未闻及异常呼吸音，语音传导无明显增强或减弱，未闻及胸膜摩擦音。

心脏

视诊：心前区无隆起，心尖搏动弥散在左侧第五肋间锁骨中线外 2.5cm 处最明显。未见其他部位异常搏动。

触诊：心尖搏动位置同上，弥散，无抬举感，未触及心包摩擦感。

叩诊：心脏相对浊音界如下。

右（cm）	肋间	左（cm）
2	Ⅱ	3
3.5	Ⅲ	6
5	Ⅳ	8
	Ⅴ	10.5

左锁骨中线距前正中线的距离为9cm，心界向两侧扩大。

听诊：心率 104 次 / 分，节律绝对不齐，心音强弱不等，肺动脉瓣区第二心音亢进，未闻及附加音。心尖部可闻 4/6 级收缩期吹风样杂音及舒张期隆隆样杂音，前者向背部传导，未闻及心包摩擦音。

血管检查：桡动脉搏动两侧对称。脉搏短绌，脉率 90 次 / 分，未见毛细血管搏动征，无枪击音及杜氏双重音。

腹部

视诊：腹部饱满，腹壁静脉无曲张，未见胃肠型及蠕动波。

触诊：腹软，无压痛及反跳痛，未扪及腹部肿块。肝脏右肋缘下3cm，剑突下5cm，质地中等，边缘钝，表面光滑，有轻度压痛。脾、肾、胆囊均未扪及，肋脊点无压痛，液波震颤阳性。

叩诊：腹中部鼓音，两侧叩诊浊音，移动性浊音阳性，双肾区、肝区均有轻叩痛。

听诊：肠鸣音 6 次 / 分，无振水音及血管杂音。

肛门及外生殖器：无外痔、脱肛。外生殖器无畸形，发育正常。

脊柱四肢：无畸形，各关节无红肿，活动自如，无杵状指（趾），手指轻度发绀，双下肢中度凹陷性水肿。

续表

神经系统：双侧肱二头肌、肱三头肌反射及双膝、跟腱反射均正常。Babinski 征（－）、Oppenheim 征（－）、Gordon 征（－）、Kernig 征（－）、Brudzinski 征（－）。

实验室及器械检查

血常规：RBC 3.9×10^{12}/L，Hb 108g/L，WBC 13.4×10^9/L，N 0.82，L 0.18。

尿常规：深黄色，微浊，酸性，相对密度 1.019，蛋白（＋），糖（－），镜检白细胞 3～5/HP，透明管型 0～1/HP。

心电图：心房颤动，左心房、右心室肥大。

摘　要

患者刘XX，女，38 岁，农民，因劳累后心悸，气促 6 年，加重 1 月余，并咳嗽，痰中带血，夜间不能平卧，近 1 周出现下肢水肿。于 2015 年 3 月 23 日入院。此次发病与劳累受寒有关，病程中未用过"洋地黄"治疗。入院时体查：T38° C，P90 次／分，呼吸急促，26 次／分，BP 102/64mmHg，口唇发绀。颈静脉怒张，心界向两侧扩大，心率 104 次／分，节律绝对不齐，肺动脉瓣区第二心音亢进，心尖区 4/6 级收缩期吹风样杂音及舒张期隆隆样杂音，脉搏短绌，两肺有散在干啰音，肺底部有湿啰音，肝右肋缘下 3cm，剑突下 5cm，并有压痛，腹水征阳性，双下肢中度凹陷性水肿。RBC 3.90×10^{12}/L，Hb 108g/L，WBC13.4×10^9/L，N 0.82，L 0.18。尿常规：蛋白（＋），镜检：白细胞 3～5/HP，透明管型 0～1/HP。

初步诊断

1. 风湿性心脏病

　二尖瓣狭窄并关闭不全

　心脏扩大

　心房颤动

　心功能Ⅳ级

2. 肺部感染

3. 慢性扁桃体炎

医师签名：XXX

二、住院期间常用医疗文书

（一）入院记录

入院记录的内容与住院病历大致相同，是住院病历的缩影，是较为详细的摘要，应能反映疾病的概况和要点。入院记录由住院医师书写，要求在入院 24 小时内完成。其内容如下。

（1）一般项目、主诉：同住院病历。

（2）现病史：基本内容与住院病历相同，主要记述病史中的重要部分，着重描述阳性症状及有鉴别诊断意义的阴性症状等。

（3）既往史及系统回顾，个人史，婚姻史、月经及生育史，家族史，主要记述与本次住院疾病有关的内容。

（4）体格检查：先记述体温、脉搏、呼吸、血压及一般情况，再按系统顺序，全面而又突出重点地记述阳性体征及有鉴别诊断意义的阴性体征。

（5）实验室和器械检查：记录重要的阳性结果或有鉴别诊断意义的阴性结果。

（6）诊断：同住院病历。

（7）记录者签名。

示例如下。

入院记录

　　李某，男，28岁，已婚，汉族，某省某市人，电工，家住某路某号，因反复上腹痛3年，加重1个月，于2015年10月26日下午4时入院。

　　患者自述于3前年无诱因出现上腹正中隐痛，呈间歇性，通常在饭后2～3小时发生，有一定的节律性，疼痛-进食缓解-疼痛。有时深夜也出现疼痛。以后常于冬季发作，饮食不当、受凉等亦可诱发，发作时伴有反酸、嗳气，无呕吐及腹泻。每次发作持续1～2周。间歇服用"复方氢氧化铝片"等药物，大多能解痛。2014年冬天起，发作时间延长，间歇时间缩短，2014年12月在××医院行胃肠钡餐及胃镜检查，诊断为"十二指肠球部溃疡，慢性浅表性胃炎"。今年9月开始上腹痛加重，进食后不缓解，甚或加重，常因疼痛不能进食，疼痛向背部放射，无发热，不厌油。10月15日解柏油样软便一次，约为200g，不伴头昏、冷汗，经用"卡巴克络"后血止。10月26日来本院消化专科门诊就诊，以"十二指肠球部溃疡，活动期"收入院。患者起病以来，无明显消瘦。近两日大便未解，尿色不黄。

　　既往史：平素体健。否认肝炎、肺结核、血吸虫病等传染病史，无外伤、手术、输血史，无药物过敏史。

　　个人史：出生于原籍，无疫水接触史，无毒物及放射线接触史。20岁起吸烟至今，每日半包，偶饮酒。无重大精神创伤史。

　　婚姻史：25岁结婚，生育一女。

　　家族史：父亲于10年前患"肺癌"去世。母亲健在。有兄妹各一人，均体健。家族成员中无遗传病史可询。

体格检查

　　体温36.8℃，脉搏76次/分，呼吸18次/分，血压120/80mmHg，发育正常，营养中等，神志清楚，体检合作。皮肤色泽正常，弹性良好，无蜘蛛痣及肝掌。浅表淋巴结不肿大。头颅五官无畸形，巩膜无黄染，双侧瞳孔等大等圆，对光反射灵敏。双耳听力正常，外耳道无溢脓。无鼻翼扇动，鼻窦无压痛。唇无发绀，咽无充血，扁桃体不肿大。颈软，无颈静脉怒张及颈动脉异常搏动，气管居中，甲状腺不肿大。胸廓两侧对称，无畸形，呼吸节律规整，双肺叩诊清音，呼吸音正常，无胸膜摩擦音及干、湿啰音。未见明显心尖搏动，叩诊心界正常，心率76次/分，律齐，心音正常，各瓣膜区无杂音，无心包摩擦音。腹部平坦、柔软，无腹壁静脉曲张，无胃肠型及蠕动波，中上腹部有轻压痛，无反跳痛，未触及包块。肝脾肋下未触及，墨菲征阴性，无移动性浊音，肠鸣音不亢进，无振水声，未闻及血管杂音。脊柱、四肢无畸形，活动良好。生理反射正常，病理反射未引出。

　　实验室检查：血常规示红细胞计数$4.2×10^{12}$/L，血红蛋白120g/L，白细胞计数$7.6×10^9$/L，中性66%，淋巴34%。尿常规阴性。粪常规棕色，软，隐血试验++，镜检阴性。

　　B超检查：肝胆脾无明显异常。

　　入院诊断：1.十二指肠球部溃疡

　　　　　　　2.慢性浅表性胃炎

医生签名：×××

记录日期：2015年10月26日

（二）再次或多次入院记录

指患者因同一种疾病再次或多次住入同一医疗机构时书写的记录。要求及内容基本同入院记录。

（1）如因旧病复发再次住院，需将过去病历摘要及上次出院后至本次入院前的病情与治疗经过详细记入现病史中，但重点描述本次发病情况。两次以上住院患者，应注明为第几次住院，并将前几次住院时间、诊断、治疗概况、出院后至再入院期间的经过等，按次序扼要记录于现病史的首段，然后重点记录此次入院的原因及病征。如无新情况，其他病史内容可从略。

（2）如因新发疾病再次住院，则需按住院病历或入院记录的要求书写，并将以前住院情况记入既往史。

（3）既往史、个人史、家族史可以从略，只补充新的情况，但需注明"参阅前病历"及前次病历的住院号。

再次入院后，应将上次病历调出，置于现病历之后。

（三）24 小时内入出院记录或 24 小时内入院死亡记录

（1）入院不足 24 小时出院的，可以书写 24 小时内入出院记录。

内容主要包括患者姓名、性别、年龄、婚姻、出生地、民族、职业、住址、工作单位、病史提供者（注明与患者关系）、入院时间、记录日期、主诉、入院情况（简要的病史及体检）、入院诊断、诊治经过、出院时间、出院情况、出院诊断、出院医嘱、医师签全名等。

（2）入院不足 24 小时死亡的，可以书写 24 小时内入院死亡记录。

内容主要包括姓名、性别、年龄、婚姻、出生地、民族、职业、工作单位、住址、病史提供者（注明与患者关系）、入院时间、记录日期，主诉、入院情况（简要的病史及体检）、入院诊断、诊治经过（抢救经过）、死亡时间、死亡原因、死亡诊断、医师签全名等。

（四）病程记录

病程记录是指继住院病历或入院记录之后，对患者病情和诊疗过程所进行的连续性记录。病程记录是病历很重要的部分，其质量可反映医疗水平的高低。内容包括患者的病情变化情况、重要的辅助检查结果及临床意义、上级医师查房意见、会诊意见、医师分析讨论意见、所采取的诊疗措施及效果、医嘱更改及理由、向患者及其近亲属告知的重要事项等。

1. 首次病程记录

是指患者入院后由经治医师或值班医师书写的第一次病程记录，应当在患者入院 8 小时内完成，在最上一行顶格书写记录日期和时间，在同一行居中标明"首次病程记录"小标题。其内容、格式与日常病程记录不同。内容包括病例特点、拟诊讨论（诊断依据及鉴别诊断）、诊疗计划等。病例特点指在对病史、体格检查和辅助检查进行全面分析、归纳和整理后写出本病例特征，包括阳性发现和具有鉴别诊断意义的阴性症状和体征等。拟诊讨论是根据病例特点，提出初步诊断和诊断依据；对诊断不明的写出鉴别诊断并进行分析；并对下一步诊治措施进行分析。诊疗计划指提出具体的检查及治疗措施安排。

示例如下。

<table>
<tr><td colspan="2" align="center">首次病程记录</td></tr>
</table>

首次病程记录

2015. 2. 4. 10：20AM

（1）病例特点：①青年女性，20 岁，病程 16 个月。②主要症状：间歇性发热伴四肢关节痛，为不规则发热、多汗，有时体温高达 39℃以上，四肢关节肿痛呈游走性，服用解热镇痛药暂时有效。③体格检查：体温 37.5℃，脉搏 94 次/分。咽部轻度充血，扁桃体Ⅱ度肿大，无脓性分泌物。心界正常，心率 94 次/分，节律规整，心尖区第一心音低钝，可闻及Ⅱ级吹风样收缩期杂音，不传导，A2=P2。双肘关节、前臂伸侧及胫骨前皮下可触及多个直径 3～5mm 大小的结节，较硬，不与皮肤粘连，有轻度压痛。双侧腕关节及膝关节肿胀，指关节无异常。④辅助检查：血沉 60mm/h，ASO 1：2000。ECG：窦性心律；Ⅱ、avF、V_3～V_5 导联 ST 段下移 0.05 mV，伴有 T 波低平。

（2）诊断依据：①青年女性；主要症状为间歇性发热伴四肢关节疼痛；②四肢关节附近有皮下小结；③第一心音低钝，心尖区听到不传导的收缩期杂音；④血沉增快，ECG 有 ST-T 改变。

（3）诊断：风湿热（活动期）。

（4）病例分型：B 型。

（5）诊疗计划：①卧床休息，软食，测体温一日 4 次；②青霉素 80 万单位，肌内注射一日 2 次，以控制链球菌感染；③暂不用抗风湿治疗，先行检查观察；④查肝功能、免疫球蛋白、类风湿因子、抗核抗体、狼疮细胞等，以排除其他结缔组织病；⑤皮下小结活检。

医生签名：×××

2. 日常病程记录

指对患者住院期间病情和诊疗过程的经常性、连续性记录。由住院、进修、实习医师或值班医师书写，每一次记录均应按规定签名。总住院或主治等上级医师应及时检查、修改并签名。在病程记录的每页首行居中位置标明"病程记录" 小标题，但接在首次病程记录下面书写，不需写"病程记录"小标题。每次记录均需顶格写明记录的日期和时间，另起一行（空两字）记录具体内容，记录结束后签名。对病危者应当根据病情变化随时书写病程记录，每日至少 1 次，记录时间应当具体到分钟；对病重患者，至少 2 天记录一次；对病情稳定的患者，至少 3 天记录一次；病情稳定的慢性患者，至少 5 天记录一次。手术后患者应连续记录 3 天，以后根据患者病情而记录。内容主要包括：①患者自觉症状，情绪变化、心理状态，饮食、睡眠、大小便情况，新症状、体征的出现、变化及并发症的发生等；②病史的补充，病情、预后及进一步诊疗计划的分析；③各项实验室检查、器械检查结果的判断、分析和评价；④各级医师查房的诊治意见，各科会诊意见，以及执行情况。⑤临床诊断的补充或修正，以及修改临床诊断的依据；⑥各种诊疗操作过程的记录，药物应用的理由及反应，特殊治疗的效果及反应，重要医嘱的更改及理由；⑦医师向家属及有关人员介绍病情的谈话要点，家属及有关人员的反映和要求。

示例如下。

病程记录

2015. 2. 5. 10AM

患者入院后病情稳定，仍有低热（37.5～38℃），关节肿痛未加重。今日上午王某某主任医师查房，听取病史汇报及查体后，认为根据患者表现为大关节游走性肿痛、皮下小结、红细胞沉降率增快、心电图有 ST—T 改变，结合以上其他鉴别性化验检查均为阴性，可以排除结缔组织病，如类风湿关节炎和系统性红斑狼疮。同意原诊断及处理意见。指示开始使用抗风湿药物，先口服阿司匹林 0.9g，每日 3 次，注意消化道反应。若有高热时可合并使用泼尼松 10mg，每日 3 次。鉴于患者出现多个皮下小结，嘱查 24 小时尿液尿酸定量及关节摄片，以排除痛风。已开始抗风湿治疗，要密切观察病情变化。以上遵嘱执行。

医生签名：×××

3. 上级医师查房记录

指上级医师在查房时对患者病情、诊断、鉴别诊断、当前治疗措施疗效的分析及下一步诊疗意见的记录。三级查房（主任、主治、住院医师）记录是卫生部规定的必做项目，下级医生应在查房后及时完成，接在病程记录下面书写，查房的上级医师应及时审核、修改、签名。主治医师首次查房的记录至少应于患者入院48小时内完成；主治医师常规查房记录间隔时间视病情和诊治情况确定；对疑难、危重抢救病例必须及时有科主任或具有副主任医师以上专业技术任职资格医师查房的记录。记录时需顶格书写记录的日期和时间，在同一行居中位置标明"×××主治医师（副主任医师、主任医师、科主任）查房记录"小标题，然后另起一行记录查房的具体内容，包括对病史和体征的补充、诊断依据、鉴别诊断的分析和诊疗计划等。

4. 临床病例讨论

记录指疑难病例讨论会、科内大会诊、术前讨论会、死亡病例讨论会及以临床教学为目的的临床病例讨论会等，由科主任或具有副主任医师以上专业技术职务任职资格的医师主持，召集有关医务人员对确诊困难或疗效不确切病例讨论的记录。须另立专页做详细记录，附在病程记录之后。内容包括讨论时间、地点、主持人及参加人员姓名、专业技术职务、病例报告人姓名、病历简要、各发言人姓名及详细发言内容、主持人的总结意见，最后记录者签名。

5. 会诊申请和会诊记录

会诊记录系指患者在住院期间需要他科（院）医师协助诊疗时，分别由申请医师和会诊医师书写的记录，申请会诊记录内容包括简要病史、体征、重要实验室和器械检查资料、拟诊疾病、申请会诊的理由和目的，申请会诊医师签名等。会诊单的书写应简明扼要。常规会诊意见记录应当由会诊医师在会诊申请发出后48小时内完成，急会诊时会诊医师应当随叫随到，并在会诊结束后即刻完成会诊记录。会诊记录内容包括会诊意见、会诊医师所在的科别或者医疗机构名称、会诊时间及会诊医师签名等。申请会诊医师应在病程记录中记录会诊意见执行情况。

6. 交（接）班记录

系指患者经治医师发生变更之际，交班医师和接班医师分别对患者病情及诊疗情况进行简要总结的记录。交班记录应当在交班前由交班医师书写完成；接班记录应当由接班医师于接班后24小时内完成。

（1）交班记录紧接病程记录书写，接班记录紧接交班记录书写，不另立专页，但需在横行适中位置标明"交班记录"或"接班记录"字样。

（2）交班记录应简明扼要地记录患者的主要病情、诊断治疗经过、手术患者的手术方式和术中发现、计划进行而尚未实施的诊疗操作、特殊检查和手术、患者目前的病情和存在问题、今后的诊疗意见、解决方法和其他注意事项等。

（3）接班记录应在复习病历及有关资料的基础上，再重点询问和体格检查，力求简明扼要，避免过多重复，着重书写今后的诊断、治疗的具体计划和注意事项。

7. 转出（入）记录

系指患者住院期间需转科时，经转入科室会诊并同意接收后，由转出科室和转入科室经治医师分别书写的记录。

（1）转出记录应由转出科室经治医师在患者转出科室前书写完成（紧急情况下除外）。转出记录不另立专页，宜在横行适中位置标明"转出记录"。转出记录的内容包括入院日期、转出日期、患者姓名、性别、年龄、病历摘要、入院诊断、诊疗经过、目前情况、目前诊断、转科目的、提请接收科室注意的事项、转出记录需经主治医师审签。

（2）转入记录由转入科室医师于患者转入后及时书写，最迟不超过24小时。另立专页，并在横行适中位置标明"转入记录"，转入记录内容包括入院日期、转入日期、患者姓名、性别、年龄、转入前病情、转入原因、转入本科后的问诊、体检及重要检查结果、转入后的诊断及治疗计划等。

8. 阶段小结

指患者住院时间较长，病情有重大转折或超过一个月者可做阶段小结。由经治医师所作病情及诊疗情况总结。阶段小结的内容包括入院日期、小结日期、患者姓名、性别、年龄、主诉、入院情况、入院诊断、诊疗经过、目前情况、目前诊断、诊疗计划、医师签名等。交（接）班记录、转科记录可代替阶段小结。

9. 抢救记录

指患者病情危重，采取抢救措施时做的记录。因抢救急危患者，未能及时书写病历的，有关医务人员应当在抢救结束后6小时内据实补记，并加以注明。内容包括病情变化情况、抢救时间及措施、参加抢救的医务人员姓名及专业技术职称等。记录抢救时间应当具体到分钟。

10. 有创诊疗操作记录

指在临床诊疗活动过程中进行的各种诊断、治疗性操作（如胸腔穿刺、腹腔穿刺等）的记录。应当在操作完成后即刻书写。内容包括操作名称、操作时间、操作步骤、结果及患者一般情况、操作过程是否顺利、有无不良反应、术后注意事项及是否向患者说明、操作医师签名。

示例如下。

姓名　张××　病室床号　×病室　×××床　　住院号　××××××

胸 腔 引 流 术 记 录

日　期：2015 年 12 月 18 日 9 时 30 分

临床诊断：结核性胸膜炎并胸腔积液

操作步骤：令患者坐位，背对施术者；B超下定左侧腋后线第八肋间为穿刺点。常规消毒皮肤，术者戴无菌手套，铺无菌巾、单。以2%利多卡因5ml局部浸润麻醉。沿下一肋的上缘垂直刺入穿刺针，进针约5cm，获落空感。穿刺专用10ml注射器回抽得红色、浑浊、不凝固液体，Seldinger穿刺法依次植入导丝，拔出穿刺针，沿穿刺点做0.5cm长横切口，扩张管扩张穿刺局部皮肤、皮下，沿导丝将一次性中心静脉专用引流导管送至左侧胸腔，拔出导丝；用30ml注射器回抽得胸腔积液约100ml，留20ml胸腔积液标本送检常规、生化及沉渣涂片找异常细胞（培养＋药敏）；连接床旁无菌引流袋，固定导管，无菌敷料覆盖穿刺部位。术毕。患者生命征稳定。嘱观察引流管通畅及伤口渗血情况，换药隔日一次。

操作者：刘××

记录者：刘××

---

11. 出（转）院记录

系经治医师对患者此次住院期间诊疗情况的总结，在患者出（转）院时及时完成。出（转）院记录一式两份，另立专页；并在横行适中位置标明"出（转）院记录"；正页归档，附页交患者或其近亲属，如系表格式专页，按表格项目填写。出（转）院记录由经治医师书写，主治医师审签。内容包括：①姓名、性别、年龄、婚姻、职业、住院号、入院日期、出（转）院日期、入院诊断、出（转）院诊断、住院天数；②入院时情况：主要症状、体征，有诊断意义的实验室检查和器械检查的结果及检查号码（X线号、病理检查号等）；③诊疗经过：住院期间的病情变化，检查治疗经过，手术日期及手术名称，切口愈合情况；④出（转）院时情况：包括出（转）院时存在的症状、体征、实验室检查及其他检查的阳性结果；⑤出（转）院诊断及各诊断的治疗结果（治愈、好转、未愈、其他），或转院诊断及转院原因；⑥出院医嘱：继续治疗（药物、剂量、用法、疗程期限）、休息期限、复诊时间、注意事项，或转院时病情及注意事项；⑦门诊随访要求。

示例如下。

<table>
<tr><td colspan="2" align="center">出 院 记 录</td></tr>
<tr><td colspan="2">入院日期：2015 年 5 月 23 日</td></tr>
<tr><td colspan="2">出院日期：2015 年 6 月 28 日</td></tr>
<tr><td colspan="2">住院天数：35 天</td></tr>
<tr><td colspan="2">入院诊断：支气管肺癌？</td></tr>
<tr><td colspan="2">何××，男性，63 岁，因刺激性呛咳 4 个月，痰中带血伴发热 1 月余，外院胸片示"左上肺叶不张"，疑左上肺癌，于 2015 年 5 月 23 日入院。入院体查：T38.2℃，P84 次 / 分，R21 次 / 分，BP 138/84 mmHg，一般情况好，左上肺语颤略增强，左上胸叩诊呈浊音，可闻及管样呼吸音，其他部位检查未见异常。</td></tr>
<tr><td colspan="2">住院经过：入院后行纤维支气管镜检查，确诊为左上叶支气管肺癌，经术前准备后，于 6 月 5 日在静脉复合麻醉及气管插管下行左上肺叶切除术。术中见左上肺叶不张、实变，距Ⅱ级隆突约 1.6cm 处，有 3cm×2cm 肿块，质硬。病理报告为支气管鳞癌，肺门及纵隔淋巴结无转移。</td></tr>
<tr><td colspan="2">术后第 9、16 天分别用化疗（10% 葡萄糖溶液 1000ml，加环磷酰胺 600mg，维生素 B_6 100mg，维生素 C 1g 静脉滴入）。出院时情况：一般情况良好，胸透见两肺完全膨胀，胸腔无积液，复查白细胞计数 $8.6×10^9$/L，中性 0.76，淋巴 0.24。</td></tr>
<tr><td colspan="2">出院诊断：1. 支气管肺癌，原发性，鳞状细胞型，左上叶，$T_3H_0M_0$ Ⅱ期</td></tr>
<tr><td colspan="2">2. 肺不张，左上叶</td></tr>
<tr><td colspan="2">出院医嘱：1. 继续化疗：10% 葡萄糖液 1000ml ＋环磷酰胺 400mg ＋维生素 B_6 100mg，1 次 / 周。</td></tr>
<tr><td colspan="2">2. 化疗期间，查白细胞计数每周 1 次，如＜ $4×10^9$/L，可即时停药。</td></tr>
<tr><td colspan="2">3. 3 个月后，可在当地医院摄胸片复查。</td></tr>
<tr><td colspan="2" align="right">医生签名：×××</td></tr>
</table>

12. 死亡记录

指经治医师对患者诊疗和抢救经过所做的记录，应在患者死亡后及时完成（最迟不超过 24 小时）。死亡记录另立专页，并在横行适中位置标明"死亡记录"。死亡记录由经治医师书写，科主任或具有副主任医师以上专业技术任职资格的医师审签。记录内容包括：①患者姓名、性别、年龄、职业、婚姻、民族、工作单位、住址、入院日期、入院诊断、死亡日期及时间、住院天数。②入院时情况：主要症状、体征，有关实验室及器械检查结果。③诊疗经过：入院后病情演变及诊治情况。重点记录死亡前的病情变化和抢救经过，死亡原因和死亡时间（具体到分钟）。④死亡诊断。⑤与患者近亲属或代理人商谈尸检的情况。患者近亲属或代理人同意或不同意尸检均需在病历中明确表态并签字。

（五）同意书

1. 手术同意书

手术同意书是指手术前，经治医师向患者告知拟施手术的相关情况，并由患者或被授权人签署是否同意手术的医学文书。手术同意书采用统一印制的专页书写。内容包括术前诊断、手术名称、术中或术后可能出现的并发症、手术风险、患者签署意见并签名、经治医师和术者签名等。

示例如下。

××大学附属××医院
手术同意书

患者姓名 ××× 性别 男 年龄 35 岁 住院号 ×××××× 于 2015 年 10 月 25 日 9：00 分住 普外科 32 床，经医生反复讨论研究后，诊断为 急性阑尾炎、拟行阑尾切除术。为达到 治疗 的目的，就我院技术等条件拟对该患者实行（创伤性检查、治疗、手术）诊疗措施。该项诊疗措施可能存在以下风险、并发症及可能出现的其他无法预料或不能防范的并发症等问题。

一、麻醉意外及并发症。

二、术中意外。

三、术中大出血及内脏损伤。

四、因术中情况变化而导致改变手术方式。

五、术后出血、伤口感染、伤口裂开、肺不张、肺部感染、泌尿系感染等术后并发症。

六、术后出现深静脉血栓形成，甚至导致肺栓塞危及生命。

七、术后出现腹腔残余脓肿，化脓性门静脉炎。

八、术后出现阑尾残端漏。

九、其他无法预料的并发症。

医生已以通俗易懂的方式向患者/患者代理人说明该项诊疗措施的有关风险、并发症及可能出现的其他无法预料或不能防范的并发症等问题。我，作为患者/患者代理人，已完全明白以上谈话内容（共九点），同意选择和接受该项诊疗措施并自愿承担有关风险；我同意在必要的情况下使用血液或（和）血液制品。

患者签名（或按手印）_____×××_____

患者本人未签字的原因：

1. _____

2. _____

患者代理人代理 _____×××_____ 与患者的关系 _____夫妻_____

谈话地点 12病区办公室 谈话时间 2015 年 10 月 25 日 11 时 10 分

2. 麻醉同意书

指麻醉前，麻醉医师向患者告知拟施行麻醉的相关情况，并由患者或被授权人签署是否同意麻醉意见的医学文书。采用统一印制的专页书写。内容主要包括术前诊断、拟行手术方式、拟行麻醉方式，患者基础疾病及可能对麻醉产生影响的特殊情况，麻醉中拟行的有创操作和监测，麻醉风险、可能发生的并发症及意外情况，患者或被授权人签署意见并签名、麻醉医师签名等。

3. 输血治疗知情同意书

指输血前，经治医师向患者告知输血的相关情况，并由患者或被授权人签署是否同意输血的医学文书。内容主要包括诊断、输血指征、拟输血成分、输血前有关检查结果、输血风险及可能产生的不良后果、患者或被授权人签署意见并签名、医师签名等。

示例如下。

××大学附属××医院
临床输血治疗同意书

患者姓名：××× 性别：女 年龄：85岁 民族：汉 住院号×××××××

科别：呼吸内科 病区：ICU病区 床号：32床，诊断为：肺炎、呼吸衰竭。

输血目的：纠正贫血，补充凝血因子 输血史：[]有 /[]无

申请输血液制剂：[]红细胞相关制剂 []血小板制剂 []血浆 []冷沉淀 []其他

申请输血量：2U 输注时间：2015.7.8 输注地点：ICU-15

肝功能：ALT：15 U/L

乙肝两对半：HBsAg：阴性，HBsAb：阳性，HBeAg：阴性，HBeAb：阴性，HBcAb：阴性

丙肝抗体：阴性 HIV1/2抗体：阴性 梅毒：阴性

输血治疗包括输全血、血液成分制剂，是临床重要治疗之一。虽然应用的所有血液制剂均已按卫生部相关规定进行了检测，并达到相应的质量要求，然而，鉴于当前技术水平的限制，输血仍有某些不能预测或不能防止的输血反应和经血液传播的感染性疾病等，主要有：

1. 过敏反应和变态反应。

2. 溶血性输血反应。

3. 非溶血性发热反应。

4. 细菌污染所致输血反应。

5. 血小板或（和）红细胞输注无效。

6. 输注后因稀释性血小板及凝血因子减少所致出血倾向。

7. 输血相关急性肺损伤及肺微血管栓塞等肺部并发症。

8. 大量输血所致血循环朝负荷及电解质、酸碱平衡紊乱。

9. 输血后移植物抗宿主病。

10. 由于机体感染病毒后到应用现有的检查方法能够检测出阳性结果需要一段时间（简称窗口期），即使按卫生部规定要求检测的乙型肝炎、丙型肝炎、艾滋病毒等也不能完全避免此类病毒感染。

11. 由于目前我国并没有将疟原虫、巨细胞病毒、人类T细胞病毒及EB病毒等作为血液的筛查项目，输血不能完全避免此类感染。

12. 输血可导致机体产生同种抗体及其他疾病。

医师签名：×××

签名时间：2015 年 10 月 25 日 11 时 10 分

_____

我已详细阅读以上告知内容，医生、护士的解释已经明白，经慎重考虑：

患者（代理人）选择意见：同意

患方（家属 / 监护人）签名：× × 与患者关系：母子

身份证号码：×××××××××××××××

签字时间 2015 年 10 月 25 日 11 时 10 分

4. 特殊检查、特殊治疗知情同意书

指在实施特殊检查、特殊治疗前，经治医师向患者告知特殊检查、特殊治疗的相关情况，并由患者或被授权人签署是否同意检查、治疗的医学文书。内容包括特殊检查、特殊治疗项

目名称、目的、可能出现的并发症及风险、患者或被授权人签名、医师签名等。下列检查（治疗）应签署知情同意书：①有一定危险性，可能产生不良后果的检查（治疗）；②因患者体质特殊或病情危笃，可能对患者产生不良后果的检查（治疗）；③临床试验性检查（治疗）；④可能对患者造成较大经济负担的检查（治疗）。如无印制的专用知情同意书，可接在病程记录下面书写诊疗知情同意记录。

第三节 门诊病历书写

门诊病历内容包括门诊病历首页（门诊手册封面）、病历记录、化验单（检验报告）、医学影像检查资料等。门诊病历的书写的基本要求如下。

（1）门诊病历封面内容要逐项认真填写。设有姓名、性别、出生年月、民族、婚姻、职业、住址、工作单位、药物过敏史、身份证号及门诊病历编号等栏目。门诊号、公（自）费由挂号室填写。X片号、心电图及其他特殊检查号、药物过敏情况等项由医师填写。

（2）初诊病历的内容应当包括就诊时间、科别，病史，体格检查和辅助检查结果，诊断及治疗意见和医师签名等。其中：①病史应包括主诉、现病史、既往史及与疾病有关的个人史，婚姻、月经、生育史，家族史等；②体格检查应记录主要阳性体征和有鉴别诊断意义的阴性体征；③初步确定的或可能性最大的疾病诊断名称分行列出，尽量避免用"待查"、"待诊"等字样。如暂不能明确，可在病名后用"?"，并尽可能注明复诊医师应注意的事项；④处理意见应分行列举所用药物及特种治疗方法、进一步检查的项目、生活注意事项、休息方法及期限；必要时记录预约门诊日期及随访要求等。

（3）复诊病历记录书写内容应当包括就诊时间、科别、病史、必要的体格检查和辅助检查结果、诊断、治疗处理意见和医师签名等。应重点记述前次就诊后各项诊疗结果和病情演变情况；体格检查可有所侧重，对上次的阳性发现应重复检查，并注意新发现的体征；补充必要的辅助检查。3次不能确诊的患者，接诊医师应请上级医师诊视。与上次不同的疾病，一律按初诊患者书写门诊病历。

（4）每次就诊均应填写就诊日期（年、月、日）和就诊科别。急危重患者应注明就诊时间（年、月、日、时、分），时刻按24小时计。

（5）请求其他科会诊时，应将请求会诊目的、要求及本科初步意见在病历上填清楚，并由本院高年资医师签名。

（6）被邀请的会诊医师（本院高年资医师）应在请示会诊病历上填写检查所见、诊断和处理意见。

（7）门诊患者需要住院检查和治疗时，由医师填写住院证。

（8）门诊医师对转诊的病员应负责填写病历摘要。

（9）法定传染病应注明疫情报告情况。

初诊示例如下。

2015. 2. 15. 呼吸内科

反复咳嗽、咳痰 10 年，再发 2 周。

10 年前开始出现反复咳嗽、咳痰，咳少量白色黏稠痰，晨起明显，多于冬春季节发作，每年发作 1～2 次，每次持续 2～3 周以上。2 周前因天气寒冷，上述症状再发，咳黄色脓痰，发热。

既往有吸烟史 30 年，否认肺结核病史。

体格检查：T38.6℃，P89 次 / 分，R20 次 / 分，BP 134/82 mmHg，唇不发绀，双肺闻及散在湿啰音，心率 89 次 / 分，律齐，无杂音，腹无异常，双下肢无浮肿。

血常规：Hb 120g/L，WBC 11.0×10^9/L，N 0.82。

初步诊断：慢性支气管炎急性发作

处理：（1）胸片

（2）阿莫西林胶囊　0.5mg　t.i.d×3d

（3）罗红霉素胶囊　150mg　b.i.d×3d

（4）复方甘草糖浆　10ml　t.i.d×3d

医师签名：×××

复诊示例如下。

2015. 2. 18. 呼吸内科

经以上处理咳嗽减轻，咳痰减少，体温正常。

体格检查：T36.9℃，双肺呼吸音正常，未闻及干、湿啰音。

胸片：双肺纹理增粗，肺气肿。

诊断：1. 慢性支气管炎急性发作

2. 阻塞性肺气肿

处理：（1）阿莫西林胶囊　0.5mg　t.i.d×3d

（2）罗红霉素胶囊　150mg　b.i.d×3d

医师签名：×××

第七章 临床技能拓展训练

第一节 疾病诊断

本节学习目标

（1）熟悉诊断疾病的步骤。

（2）掌握疾病诊断的内容和格式。

将获得的各种临床资料经过分析、评价、整理后，对患者所患疾病提出的一种符合临床思维逻辑的判断即为诊断。如果这种逻辑判断与疾病的客观存在相一致，诊断就应该是正确的，否则诊断就是错误的。诊断是临床医生最重要也是最基本的实践活动之一，正确的诊断是治疗疾病的前提和基础。诊断疾病的过程就是一个临床逻辑思维过程。能否正确及时地诊断疾病，反映了医生的水平、能力和素质。

一、诊断疾病的步骤

诊断疾病一般经过如下步骤：①搜集临床资料；②综合分析，形成印象；③临床实践，确立或修正诊断。

（一）搜集临床资料

1. 病史

详尽而完整的病史大约可解决近半数的诊断问题。症状是病史的主体，对于诊断起重要作用。但症状不是疾病，医生应该透过症状这个主观感觉异常的现象，结合医学知识和临床经验来认识和探索疾病的本质。病史采集要全面系统、真实可靠，病史要反映出疾病的动态变化及个体特征。

2. 体格检查

在病史基础上，进行全面系统又重点深入的体格检查，所发现的阳性体征和阴性表现，都是诊断疾病的重要依据。同时，在体格检查过程中又要注意核实和补充病史资料，因此，应边查边问，边查边想，使获得的资料更具完整性和真实性。

3. 实验室及辅助检查

在获得病史和体格检查资料的基础上，选择一些必要的实验室检查和辅助检查，无疑会使临床诊断更准确、可靠。在选择检查时应考虑：①检查的意义；②检查的时机；③检查的敏感性和特异性；④安全性；⑤成本与效果分析等。

（二）综合分析，形成印象

对病史、体格检查、实验室检查和其他辅助检查所获得的各种临床资料进行归纳、分析和评价，是诊断过程中非常重要的一个环节。疾病表现是复杂多样的，患者因受神经类型、性格特点、文化素养、知识层次、心理状态和社会因素等的影响，所述病史常常是琐碎、凌乱、不确切、主次不分、顺序颠倒，甚至有些虚假、隐瞒或遗漏等现象。因此，医生必须对病史资料进行归纳、分析和评价，使病史具有真实性、系统性和完整性，只有这样的病史，才能为正确诊断提供可靠的依据。对实验室和其他辅助检查结果必须与病史资料和体格检查结果结合起来进行分析和评价，切不可单靠某项检查结果诊断疾病。由于检查时机和技术因素等影响，一两次阴性结果往往不足以排除疾病的存在。因此，在分析评价结果时必须考虑：①假阴性和假阳性问题；②误差大小；③有无影响检查结果的因素；④结果与其他临床资料是否相符，如何解释等。

在对各种临床资料进行归纳、分析和评价后，结合医生的医学知识和临床经验，将可能性较大的几个疾病排列出来，逐一进行鉴别，形成印象，也就是初步诊断。初步诊断带有主观臆断的成分，这是由于在认识疾病的过程中，医生只发现了某些自己认为特异的征象，由于受到病情发展的不充分，病情变化的复杂性和医生认识水平的局限性等因素的影响，这些征象在诊断疾病中的作用常常受到限制。这是导致临床思维方法片面、主观的重要原因。因此，初步诊断只能为疾病进行必要的治疗提供依据，为确立或修正诊断奠定基础。

（三）确立及修正诊断

正确认识常常不是一次就能完成的。初步诊断是否正确，也需要在临床实践中验证。因此，提出初步诊断之后给予必要的治疗、细致的病情观察、某些检查项目的复查及选择一些必要的特殊检查等，都将为验证诊断、修正诊断和确立诊断提供可靠依据。对于新的发现、新的检查结果，需要医生不断反思，予以解释，是进一步支持诊断还是不利于诊断？或是否定诊断？是疾病发展至某阶段的必然或偶然？对于经过多种检查一时不能确诊的疑难病例，进行试验性治疗也是公认可行的准则之一。但它必须是针对性强，疗效可靠，观察评价指标明确的疗法，不可随意使用。临床上常常需要严密观察病情，随时发现问题，提出问题，查阅文献资料，开展讨论来解决问题，这在一些疑难病例的诊断和修正诊断过程中发挥重要作用。

二、临床诊断的内容和格式

（一）诊断的内容与格式

诊断是医生制订治疗方案的依据，它必须是全面概括且重点突出的综合诊断。诊断内容包括以下几点。

1. 病因诊断

明确提出致病原因，如风湿性心瓣膜病、结核性脑膜炎、血友病等。病因诊断对疾病的发展、转归、治疗和预防都有指导意义，因而是最重要的、也是最理想的临床诊断。

2. 病理解剖诊断

对病变部位、性质、细微结构变化的判断，如二尖瓣狭窄、肝硬化、肾小球肾炎等。其中有的需要组织学检查，有的也可由临床表现联系病理学知识而提出。

3. 病理生理诊断

是疾病引起的机体功能变化，如心功能不全、肝肾功能障碍等，它不仅是机体和脏器功能判断所必需的，而且也可由此做出预后判断和劳动力鉴定。

4. 疾病的分型与分期

不少疾病有不同的分型与分期，诊断中亦应予以明确。如传染性肝炎可分甲、乙、丙、丁、戊、己、庚等多种类型；肝硬化有肝功能代偿期与失代偿期之分。对疾病进行分型、分期可以充分发挥其对治疗选择的指导作用。

5. 并发症的诊断

是指原发疾病的发展或是在原发病的基础上产生和导致机体脏器的进一步损害。虽然与主要疾病性质不同，但在发病机制上有密切关系。如慢性肺部疾病并发肺性脑病、风湿性心瓣膜病并发亚急性感染性心内膜炎等。

6.伴发疾病诊断

伴发病是指同时存在的、与主要诊断的疾病不相关的疾病，其对机体和主要疾病可能发生影响，如龋齿、肠蛔虫症等。

有些疾病一时难以明确诊断，临床上常常用主要症状或体征的原因待诊作为临时诊断，如发热原因待诊、腹泻原因待诊、黄疸原因待诊等，对于待诊病例应尽可能根据临床资料的分析和评价，提出一些诊断的可能性，按可能性大小排列，反映诊断的倾向性。如发热原因待诊：①伤寒；②恶性组织细胞病待排除。黄疸原因待诊：①药物性肝内胆汁淤积性黄疸；②毛细胆管型肝炎待排除。对"待诊"患者提出诊断的倾向性有利于合理安排进一步检查和治疗，并尽可能及早明确诊断。如果没有提出诊断的倾向性，仅仅一个症状的待诊等于未做诊断。临床综合诊断传统上应写在病历记录末页的右下方。诊断之后要有医生签名，以示负责。

临床综合诊断举例如下。

例1　诊断：1.风湿性心瓣膜病

　　　　　　　二尖瓣狭窄并关闭不全

　　　　　　　心房颤动

　　　　　　　心功能Ⅲ级

　　　　　　2.慢性扁桃体炎

　　　　　　3.肠蛔虫症

例2　诊断：1.慢性支气管炎急性发作

　　　　　　　慢性阻塞性肺气肿

　　　　　　　慢性肺源性心脏病

　　　　　　　肺心功能失代偿期

　　　　　　　肺性脑病

　　　　　　　室性期前收缩

　　　　　　2.龋齿

（二）诊断书写要求

（1）病名要规范，书写要标准：人类所有的病伤名目繁多，诊断书写要规范。要将诊断写全，特别是修饰词和限定词不能省略；一定要把疾病的部位写具体，避免出现笼统的诊断。

（2）选择好第一诊断：世界卫生组织和我国卫生和计划生育委员会规定，当就诊者存在着一种以上的疾病和情况时，需选择对就诊者健康危害最大、花费医疗精力最多、住院时间最长的疾病作为病例首页的主要诊断；将导致死亡的疾病作为第一诊断。

（3）不要遗漏那些不常见的疾病和其他疾病的诊断。

（4）病历中疾病诊断的顺序可按传统习惯先后排列：一般是主要、急性、原发、本科的疾病写在前面；次要、慢性、继发、他科的疾病写在后面。

第二节　临床思维

本节学习目标

（1）熟悉临床思维的方法、要点和主要事项。

（2）学会常见病例的临床分析。

一、临床思维方法

临床思维方法是医生认识疾病、判断疾病和治疗疾病等临床实践过程中所采用的一种逻辑推理方法。诊断疾病过程中的临床思维就是将疾病的一般规律应用到判断特定个体所患疾病的思维过程。临床思维方法在过去教科书中很少提及，课堂上很少讨论，学生常常经过多年实践后逐渐领悟其意义，"觉悟"很晚。如果使学生能更早地认识到它的重要性，能够从接触临床开始的实践活动中就注重临床思维方法的基本训练，无疑将事半功倍，受益终生。

（一）临床思维的两大要素

1. 临床实践

通过各种临床实践活动，如病史采集、体格检查和诊疗操作等工作，细致而周密地观察病情，发现问题，分析问题，解决问题。

2. 科学思维

这是对具体的临床问题比较、推理、判断的过程，在此基础上建立疾病的诊断。即使是暂时诊断不清，也可对各种临床问题的属性范围做出相对正确的判断。这一过程是任何仪器设备都不能代替的思维活动。临床医生通过实践获得的资料越详实，知识越广博，经验越丰富，这一思维过程就越快捷，越切中要害，越接近实际，因而也就越能揭示疾病的本质，做出正确的诊断。

（二）临床思维的基本方法

1. 推理是医生获取临床资料或诊断信息之后到形成结论的中间思维过程

推理有前提和结论两个部分。推理可帮助医生正确认识疾病和提高思维能力。

（1）演绎推理：从共性或普遍性的原理出发，来推论对个别事物的认识并导出新的结论的推理方法。结论是否正确，取决于临床资料的真实性。演绎推理所推导出的临床初步诊断常常是不全面的，有其局限性。

（2）归纳推理：从个别和特殊的临床表现导出一般性或普遍性结论的推理方法。医生所搜集的每个诊断依据都是个别的，根据这些诊断依据而提出的临床初步诊断，就是由个别上升到一般，由特殊性上升到普遍性的过程和结果。

（3）类比推理：是医生认识疾病的重要方法之一。类比推理是根据两个或两个以上疾病在临床表现上有某些相同或相似，但也有不同之处，经过比较、鉴别、推论而确定其中一个疾病的推理方法。临床上鉴别诊断的方法就属此例。

2. 根据所发现的诊断线索和信息去寻找更多的诊断依据

当医生获得临床资料中有价值的诊断信息后，经过较短时间的分析产生一种较为可能的临床印象，根据这一印象再进一步去分析、评价和搜集临床资料，可获取更多有助于证实诊断的依据。

3. 根据患者的临床表现去对照疾病的诊断标准和诊断条件

患者典型的特异的临床表现逐一与疾病诊断标准对照，这也是形成临床诊断的一种方法。

4. 经验再现

医生在临床实践过程中积累的知识和技能称为临床经验。它在临床诊断疾病的各个环节中都起着重要作用。但应注意"同病异征"和"同征异病"的现象。经验再现只有与其他诊断疾病的临床思维方法结合起来，才能更好地避免诊断失误。

对每一具体病例的诊断，医生的临床思维活动既是活跃的，又有一定的思维程序：①从解剖的观点，有何结构异常？②从生理的观点，有何功能改变？③从病理生理的观点，提出病理变化和发病机制的可能性；④考虑几个可能的致病原因；⑤考虑病情的轻重，勿放过严重情况；⑥提出 1～2 个特殊的假说；⑦检验该假说的真伪，权衡支持与不支持的症状体征；⑧寻找特殊的症状体征组合，进行鉴别诊断；⑨缩小诊断范围，考虑诊断的最大可能性；⑩提出进一步检查及处理措施。这一临床思维过程看似繁琐机械，实则简捷有序。经过多次反复，可以熟能生巧、运用自如。

（三）诊断思维中应注意的问题

1. 现象与本质

现象系指患者的临床表现，本质则为疾病的病理改变。在诊断分析过程中，要求现象能反映本质，现象要与本质统一。

2. 主要与次要

患者的临床表现复杂，临床资料也较多，分析这些资料时，要分清哪些资料反映疾病的本质。反映疾病本质的是主要临床资料，缺乏这些资料则临床诊断不能成立，次要资料虽然不能作为主要的诊断依据，但可为确立临床诊断提供旁证。

3. 局部与整体

局部病变可引起全身改变，因此不仅要观察局部变化，也要注意全身情况，不可"只见树木，不见森林"。

4. 典型与不典型

大多数疾病的临床表现易于识别，所谓的典型与不典型是相对而言的。造成临床表现不典型的因素有：①年老体弱患者；②疾病晚期患者；③治疗的干扰；④多种疾病的干扰影响；⑤婴幼儿；⑥器官移位者；⑦医生的认识水平等。

（四）诊断思维的基本原则

在疾病诊断过程中，需把握以下几项基本原则。

（1）应首先考虑常见病与多发病：在考虑第一诊断时首先考虑常见病、多发病。疾病的发病率可受多种因素的影响，疾病谱随不同年代、不同地区而变化。当几种诊断可能性同时存在的情况下，首先要考虑常见病的诊断，这种原则在临床上可以大大减少诊断失误的机会。

（2）尽可能以一种疾病去解释多种临床表现，若患者的临床表现确实不能用一种疾病解释时，可再考虑有其他疾病的可能性。

（3）应首先考虑器质性疾病：在器质性疾病与功能性疾病鉴别有困难时，首先考虑器质性疾病的诊断，以免延误治疗，甚至给患者带来不可弥补的损失。如表现为腹痛的结肠癌患者，早期诊断可手术根治，如当作功能性肠病治疗则会错失良机。有时器质性疾病可能存在一些功能性疾病的症状，甚至与功能性疾病并存，此时亦应重点考虑器质性疾病的诊断。

（4）应首先考虑可治性疾病：当诊断有两种可能时，一种是可治且疗效好；另一种是目前尚无有效治疗且预后甚差，此时，在诊断上应首先考虑前者。如一咯血患者，胸片显示右上肺阴影诊断不清时，应首先考虑肺结核的诊断，有利于及时处理。当然，对不可治的或预后不良的疾病亦不能忽略。

（5）必须实事求是地对待客观现象，不能仅仅根据自己的知识范围和局限的临床经验任意取舍。不应将临床现象牵强附会地纳入自己理解的框架之中，以满足不切实际的所谓诊断的要求。

（6）以患者为整体，但要抓准重点、关键的临床现象。这对急诊重症病例的诊断尤为重要。只有这样，患者才能得到及时恰当的诊疗。

（五）临床思维误区——常见诊断失误的原因

由于各种主客观的原因，临床诊断往往与疾病本质发生偏离而造成诊断失误，表现为误诊、漏诊、病因判断错误、疾病性质判断错误及延误诊断等。常见诊断失误的原因有以下几点。

（1）病史资料不完整、不确切，未能反映疾病进程和动态及个体的特征，因而难以作为诊断的依据。亦可能由于资料失实，分析取舍不当，导致误诊、漏诊。

（2）观察不细致或检查结果误差较大。临床观察和检查中遗漏关键征象，不加分析地依赖检查结果或对检查结果解释错误，都可能得出错误的结论。

（3）先入为主，主观臆断，妨碍了客观而全面地搜集、分析和评价临床资料。某些个案的经验或错误的印象占据了思维的主导地位，致使判断偏离了疾病的本质。

（4）医学知识不足，缺乏临床经验。对一些病因复杂、临床罕见疾病的知识匮乏，经验不足，再未能及时有效地学习各种知识，是构成误诊的另一种常见原因。

（5）其他如病情表现不典型，诊断条件不具备及复杂的社会原因等，均可能是导致诊断失误的因素。

医学是一种不确定的科学和什么都可能的艺术，因为任何一种疾病的临床表现都各不相同。我们从实践中积累知识、从误诊中得到教益。只要我们遵照诊断疾病的基本原则，运用正确的临床思维方法就会减少诊断失误的发生。

掌握病例分析的方法和技巧是每个医师的必备本领。病例分析在各级各类医师考试中都是必不可少的内容。病例分析题均提供病例摘要，不同的考试有不同的答题要求，一般要求应试者根据摘要内容进行分析、归纳和总结，最后得出正确答案。应试者要在较短的时间内做出诊断、鉴别诊断，提出进一步检查项目和治疗原则。这不仅需要有扎实的临床医学知识和实践经验，而且需要有一定的分析技巧。

二、病例分析要点

病例分析要点一般可按下述 4 个步骤来进行病例分析。

（一）诊断和诊断依据

1. 诊断

这是最关键的一步。诊断要求正确、全面。病例分析时常犯的错误有：没有抓住主要的症状体征及辅助检查，使诊断错误；只写了部分主要的诊断，没有把伴发的全部诊断都列出来；只写了疾病发展早期阶段的诊断，而漏写疾病的病理、生理发展过程中并发的疾病。每份病例摘要中都有 3 个方面的内容：主诉、病史、查体和辅助检查，应试者必须仔细阅读、全面理会，认真分析，才能顺利完成这关键的一步，做出正确诊断。

（1）主诉：主诉是疾病的主要临床表现，是可以直接导致第一诊断的。看完主诉后，对患者所患疾病应有初步了解并有一个大致的诊断范围。例如，看到主诉"右上腹反复发作性疼痛 3 月"，应马上联想到引起右上腹痛的几种常见疾病：消化性溃疡、肝胆疾病、右侧尿路疾患和右半结肠病变等；看到主诉"胸痛、咳嗽、咯血 3 天"，应考虑到是呼吸系统疾病；有"尿频、尿急、尿痛 1 天"主诉的病例，尿路感染的可能性就很大。

（2）病史：病史是围绕主诉对疾病的进一步描述，可使可疑诊断范围缩小。例如，右上腹痛病例，初次发作诱因是油腻饮食，并有黄疸、发热临床表现，则疑诊的范围就可以集中到胆道系统了。若右上腹痛伴有反酸、"烧心感"，在夜间或饥饿时表现明显，则疑诊的范围应考虑为消化性溃疡。

（3）查体和辅助检查：是诊断疾病的具体客观指标。例如，便中带血的病例，直肠指检触及硬的不规则肿块，指套被血污染，则很可能是直肠肿瘤了；患者尿急尿频，尿液检查见大量白细胞，尿道分泌物检查见到淋球菌，则可以帮助诊断为淋球菌性尿道炎。当然考题病例摘要中提供的辅助检查大多不全面、不直接，只能提供旁证。若辅助检查很全面，即可直接明确诊断，那么考题就没有必要要求应试者回答进一步检查的内容了。

2. 诊断依据

就是把做出诊断的理由和根据，按症状、体征和辅助检查的顺序罗列出来。

（二）鉴别诊断

把在病例分析过程中怀疑但需要排除的疾病或还不能完全排除的疾病逐一列出，并简要阐明需要进行鉴别诊断的原因和可初步排除的理由。例如，溃疡病穿孔病例，应与其他急腹症如急性胆囊炎、急性胰腺炎、肠梗阻或急性阑尾炎等相鉴别。哪些方面像，需要进行鉴别诊断；哪些方面不像，证据已存在但不充分，需进一步检查后才能排除。

（三）进一步检查

为进一步明确诊断、鉴别诊断和拟订治疗方案所需做的其他检查。例如，初步诊断是肺癌的病例，已摄 X 线全胸片见肺门带毛刺样肿块，但尚需与肺结核、肺炎、气管炎或肺部良性肿瘤鉴别，以利于谨慎选择治疗方案如使用药物或手术治疗等，则需做进一步检查，如痰液检查（包括细菌学和细胞学检查）、支气管镜检查、胸部 CT 或 MRI 检查。

（四）治疗原则

根据诊断及具体病情，列出药物、手术或放疗等治疗原则和治疗方案，如输血、输液、抗休克治疗；应用抗生素抗感染治疗；剖腹探查、脾脏切除术等。

三、病例分析举例

（一）病例一

李某，男，28 岁，已婚，农民，某县人。因畏寒、发热、咳嗽、咳痰，胸痛 5 天，痰中带血 1 天入院。

患者 5 天前因受凉后出现畏寒、发热，每日体温波动为 39.3 ～ 40.1℃。咳嗽，咳少量黏液脓痰，伴右侧胸痛，咳嗽时加剧。同时有头痛、全身痛，乏力，无气促。当时按"感冒"治疗，口服"速效感冒胶囊"和静滴"利巴韦林"，症状无好转。入院前 1 天痰带少量暗红色血丝，门诊胸片发现"右上肺有大片密度增高的模糊阴影"而入院。起病以来食欲减退，大小便正常。既往体健。无肝炎、结核病史。

体查：T 40.2℃，P 118 次 / 分，R 26 次 / 分，BP 108/72mmHg。发育正常，营养中等，急性病容，鼻煽，神清合作，全身浅表淋巴结未触及。巩膜无黄染。颈软，颈静脉无充盈，气管居中。胸廓两侧对称，右上肺语音震颤稍增强，叩诊呈浊音，呼吸音增粗，右锁骨下区可闻及支气管肺泡呼吸音及湿啰音，无胸膜摩擦音，左肺无异常发现。心率 118 次 / 分，律齐，无杂音。腹平软，肝脾未触及。生理反射正常，病理征（-）。

实验室检查：Hb120g/L，WBC $14.0×10^9$/L，N 0.86，L 0.14，PLT 120×10^9/L。

1. 诊断及诊断依据

（1）诊断：右上肺肺炎。

（2）诊断依据：①症状：突起畏寒、发热、咳嗽、胸痛、痰中带血；②体征：右上肺叩诊浊音，语颤增强，可闻及病理性支气管肺泡呼吸音；③血常规：白细胞及中性粒细胞增高；④胸片：右上肺见大片密度增高的模糊阴影。

2. 鉴别诊断

（1）干酪样肺炎：①有低热或高热、乏力、盗汗等结核中毒症状；②痰中可找到结核杆菌；③胸部 X 线显示病变多在肺尖或锁骨上下，密度不均，可形成空洞、纤维化或肺内播散；④抗炎治疗无效。

（2）其他病原体所致的肺炎：①金黄色葡萄球菌肺炎或肺炎杆菌性肺炎的临床症状均较严重，痰液颜色可不同。②革兰阴性杆菌肺炎，常为院内获得性感染，多见于体弱、慢性心肺疾病或免疫功能低下者。痰或血的细菌学检查阳性结果，是诊断的主要依据。

（3）急性肺脓肿：①随病情进展，患者咳出大量脓臭痰；②胸部 X 线可显示脓腔及液平面。

（4）肺癌并阻塞性肺炎：①年龄较大，多在 40 岁以上；②抗生素治疗后肿瘤阴影渐趋明显；③胸部 CT、痰脱落细胞、纤维支气管镜检查及活检均有助诊断。

3. 需进一步完善的检查

（1）痰涂片革兰染色及荚膜染色镜检，如发现典型的革兰阳性带荚膜的双球菌，可做病原诊断。

（2）痰培养以确定病原体，并做药物敏感试验。

（3）ECG 及肝肾功能检测，以了解病情有无多脏器损害。

（4）血细菌培养，持续高热不退，病情加重时做血培养，排除败血症。

（5）胸片复查，必要时做胸部 CT、纤维支气管镜等检查。

4. 治疗原则

（1）抗菌药物治疗：首选青霉素 G 或青霉素类加上舒巴坦或克拉维酸静脉滴注，如对青霉素过敏或耐药者，可改用红霉素、阿奇霉素或第一代或第二代头孢菌素。疗程通常为 5～7 天，退热后 3 天停药或改口服药维持数天。

（2）支持对症治疗：卧床休息，补充足够的蛋白质、热量及维生素，鼓励饮水，酌情使用镇痛、化痰剂。

（二）病例二

何某，男，68 岁，已婚，汉族，退休工人。因反复咳嗽，咳痰 20 年，气促 4 年，双下肢浮肿 1 年，加重 3 天抬送入院。

患者 20 年来每年冬春季咳嗽，咳白色黏痰，早晚明显。近 4 年来出现气促，上坡时明显，近 1 年来走平路亦感气促，同时双下肢间歇性浮肿，晚上明显，早晨可消退。3 天前受凉后，咳嗽加重，咳黄痰，量较多。伴畏寒、发热、体温 38.8℃，气促，不能活动，双下肢浮肿，无咯血，无胸痛，无尿频、尿急、尿痛。食欲减退，大便结，小便正常，精神差。

既往体健，否认"肝炎"、"肺结核"病史，否认"原发性高血压病"、"冠心病"病史。无疫水接触史。吸烟 40 余年，约 20 支／天，戒烟 4 年。偶饮酒不嗜酒。

体查：T 37.9℃，P 112 次／分，R 27 次／分，BP 138/82mmHg。发育正常，营养中等，嗜睡，皮肤、巩膜无黄染，球结膜充血，唇发绀，浅表淋巴结不肿大。颈静脉怒张。桶状胸，双肺叩诊呈过清音，语颤减弱，呼吸音降低，双下肺可闻及湿啰音。心界叩不出，心率 112 次／分，律不齐，剑突下可闻及收缩期吹风性杂音。腹稍膨隆，肝在右肋下 2cm，质中，有压痛，肝-颈静脉回流征阳性，脾未触及，无移动性浊音，双肾区轻叩痛。双下肢凹陷性水肿，膝反射迟钝，病理征（−），脑膜刺激征（−）。

实验室检查：血常规 WBC11.0×10^9/L，N 0.78，L 0.22。

胸片：双肺纹理增多、增粗、紊乱，以下肺明显，并双下肺云雾状渗出，有肺气肿征及右下肺动脉扩张征。

动脉血气分析：pH 7.27，PO_2 46mmHg，PCO_2 70mmHg。

1. 诊断及诊断依据

（1）诊断。

1）慢性支气管炎并肺部感染。

2）慢性阻塞性肺气肿。

3）慢性肺源性心脏病失代偿期。

心功能Ⅳ级。

Ⅱ型呼吸衰竭。

（2）诊断依据：①反复咳嗽、咳痰 20 年，气促 4 年，浮肿 1 年；②肺气肿体征，双下肺湿啰音；③颈静脉怒张，肝大压痛，肝 - 颈静脉回流征阳性，下肢水肿；④胸片示右下肺动脉干增宽；⑤血气分析 pH 7.27，PO_2 46mmHg，PCO_2 70mmHg。

2. 鉴别诊断

（1）冠心病：①典型的心绞痛，心肌梗死病史或心电图表现；②可有高血压、高血脂、糖尿病病史；③体检、X 线、心电图、彩色 B 超检查呈左心室肥厚为主的征象。

（2）风湿性心瓣膜病：①有风湿性关节炎和心肌炎病史；②多个瓣膜如二尖瓣、三尖瓣、主动脉瓣病变；③X 线、心电图、超声心动图有特殊表现。

（3）原发性心肌病：①多为全心增大；②无慢性呼吸道疾病史；③无肺动脉高压的 X 线表现；④彩色 B 超显示心脏全心扩大及心功能差。

3. 需进一步完善的检查

（1）心电图：是否有心律失常及右心房、右心室增大征象。

（2）心脏彩超：了解有无右心房、右心室增大及肺动脉干增宽。

（3）生化检查了解肝肾功能、血脂、血糖及电解质情况。

（4）痰液检查：痰涂片及痰培养。

（5）血常规、尿常规、大便常规＋隐血。

4. 治疗原则

积极控制感染；通畅呼吸道，改善呼吸功能；纠正缺氧和二氧化碳潴留；控制呼吸和心力衰竭；积极处理并发症。

（三）病例三

李某，男性，29 岁，已婚，农民。因心悸、气促 4 年，加重伴咳嗽、下肢水肿 2 周入院。

4 年前患者感劳动中心悸、气促，伴有头晕、乏力、咳嗽、咯白色泡沫痰，偶有痰中带血丝，休息后症状减轻，于 2002 年 11 月在当地医院行超声心动图检查，诊断为"风心病、二尖瓣狭窄"。服用"利尿剂"和"注射长效青霉素"120 万 U（1 次 / 月），患者症状减轻，2 周前因受凉"感冒"，患者发烧，体温达 38.5℃，以午后中、低热为主，心悸、气促加重，夜间不能平卧，下肢浮肿，咳嗽，痰黄稠，经"氧氟沙星"抗炎治疗，体温正常，但心悸、气促症状改善不明显，为进一步诊治转入我科。起病以来无关节游走性疼痛，无青霉素、磺胺药物过敏史，不吸烟。

体查：T 36.8℃，P 94 次 / 分，R 22 次 / 分，BP 90/60mmHg。神志清楚，巩膜、皮肤无黄染，皮下未见瘀点。口唇轻度发绀，颈静脉充盈，双肺底可闻及湿啰音，心界扩大，心率 102 次 / 分，心律不齐，快慢不一，心音强弱不等，心尖区可闻及舒张期隆隆样杂音，第一心音亢进。腹平软，肝肋下 2cm，肝 - 颈静脉回流征阳性，移动性浊音（－），脾肋下未触及。四肢活动自如，双下肢水肿，双足背动脉搏动可，神经病理征未引出。

实验室检查：血常规，Hb 113g/L，WBC $11.0×10^9$/L，N 0.80，PLT $120×10^9$/L，CRP（C-反应蛋白）2.03mg/dl，ESR 22mm/h，BUN 4.6mmol/L，血培养 2 次（-），ANA（抗核抗体）阴性，dsDNA（抗双链 DNA 抗体）阴性。

超声心动图检查：左心房 45mm，二尖瓣瓣口面积 $1.0cm^2$，左心室舒张内径 45mm。

心电图：心房颤动，伴快速心室率。

1. 诊断及诊断依据

（1）诊断

1）风湿性心脏瓣膜病。

2）二尖瓣狭窄。

3）心脏扩大。

4）心房颤动。

5）心功能Ⅲ级。

（2）诊断依据：①有心悸、气促 4 年，加重伴双下肢水肿 2 周病史；②心尖区可闻及舒张期隆隆样杂音，第一心音亢进，并有典型心力衰竭症状及体征；③心脏超声心动图检查有重度二尖瓣口狭窄，瓣口面积 $1.0cm^2$，左心房扩大达 45mm；④心电图检查有心房颤动并快速心室率；⑤ ESR 及 C 反应蛋白值增高。

2. 鉴别诊断

（1）高血压性心脏病：心脏长期负荷过重，可致左心室衰竭而出现心悸、气促，有长期血压升高，降压效果不理想的病史，B 超、胸片均示左心室扩大，心电图常有左心室肥大劳损的证据。

（2）肺心病、肺功能不全：中老年人常见，有长期慢性阻塞性肺疾病，如慢性支气管炎病史，有发绀和肺气肿体征，右心室肥大，剑突下可闻及吹风样杂音。

（3）原发性心肌病：活动后心悸、气促，胸片、B 超示心脏向双侧扩大，但一般无心脏瓣膜损害，杂音轻微，心律不齐，常可听到第四心音。心电图有心肌受损表现。

（4）缩窄性心包炎：临床可产生心悸、气促、浮肿相同症状，临床病例报导，缩窄性纤维环在房室沟，临床可产生类似二尖瓣狭窄的舒张期隆隆样杂音。但胸片和胸部 CT 可发现增厚的心包或有心包钙化，上腔静脉扩张有助鉴别诊断。

3. 需进一步完善的检查

（1）检查白细胞、血沉、C- 反应蛋白，了解有无风湿活动，为治疗提供参考。

（2）X 线、心电图、超声心动图检查，有利于了解心力衰竭的原发病，如心瓣膜病、心肌病及肺源性心脏病。

（3）少数二尖瓣病变的患者需心导管检查明确瓣口狭窄程度和跨瓣压差。

4. 治疗原则

（1）一般治疗

1）控制体力活动，避免精神刺激，降低心脏负荷，有利心功能恢复。

2）限盐，减少钠的摄入，有利于减轻水肿，降低水潴留和循环血量。

（2）药物治疗

1）可选用噻嗪类或袢剂尿剂：氢氯噻嗪、呋塞米，可与保钾利尿剂，氨苯蝶啶、螺内酯合用。

2）血管紧张素转换酶抑制剂：卡托普利、苯拉普利。

3）正性肌力药：洋地黄可选地高辛、毛花苷丙、毒毛花苷 K。

4）血管扩张剂：可减轻心脏血液回流如硝酸盐制剂。

5）β-受体阻滞剂：β-受体阻滞剂虽然具有负性肌力作用，但能降低心力衰竭患者猝死率。临床运用应谨慎，从小剂量开始。

（3）针对心力衰竭的病因治疗：心力衰竭控制后可酌情选用心脏介入和手术治疗。

（四）病例四

张某，男性，61 岁，湖南省郴州市人，已婚，退休干部，因发作性胸痛 4 个月，突起胸部压榨样疼痛 3 小时抬送入院。

患者 4 个月前，因情绪激动，感左侧胸部疼痛，呈压迫感，伴有微汗，疼痛经休息数分钟消失。平素有类似发作，但无发热、咳嗽、心悸、气促。曾在本单位医务室检查心电图，诊断"冠心病、心绞痛"，服用"地奥心血康"，仍有胸痛发生，服用"硝酸异山梨酯"能缓解。今晨 7 点晨练中突感胸部正中处压榨样疼痛，伴出汗，有窒息感，服用"硝酸异山梨酯"两片后疼痛未见缓解，出现心悸、恶心、呕吐，呕吐物为胃内容物。小便正常，大便未解。既往体健，否认"肝炎"、"肺结核"、"糖尿病"病史。吸烟 30 支 / 日，不饮酒，余无特殊。

体查：T 37.3℃，P 106 次 / 分，R 23 次 / 分，BP 98/68mmHg。发育正常，稍胖，神清合作，皮肤、巩膜无黄染，浅表淋巴结无肿大。五官对称，颈软，气管居中，甲状腺不大，颈静脉不充盈。胸廓对称，叩诊清音，双肺底少量湿啰音，心尖搏动位于左锁骨中线第五肋间外 0.5cm，心率 106 次 / 分，律齐，第一心音减弱，主动脉瓣区第二心音亢进，未闻及第三心音，各瓣膜区未闻及杂音。腹平软，无压痛，肝脾肋下未触及。脊柱四肢无异常，膝反射存在，未引出病理征。

实验室检查：Hb 133g/L，WBC $12.0×10^9$/L，N 0.83，L 0.17。

心电图检查：窦性心动过速，V_3、V_4 导联 QRS 波群呈 QR 型、ST 段呈弓背向上抬高，V_5 导联呈 QRS 型，ST 段抬高。

1.诊断及诊断依据

（1）诊断：冠心病、急性前壁心肌梗死。

（2）诊断依据：①年龄 61 岁，有心绞痛发作史；②有高血压、吸烟，体胖等冠心病危险因素；③突起胸痛呈压榨性，服用硝酸甘油类药物不缓解；④心电图见 V_3、V_4QRS 波群呈 QR 型，ST 段弓背向上抬高；⑤心率增快，第一心音减弱，主动脉瓣区第二心音亢进。

2.鉴别诊断

（1）稳定型心绞痛：胸痛常发生在体力劳动或情绪激动时，持续时间一般＜ 20 分钟，休息或含硝酸甘油可缓解，心电图可见缺血性 ST 段下移≥ 0.05mV，无心肌坏死标志物。

（2）急性心包炎：可有胸痛、发热，早期可闻及心包摩擦音，心脏二维超声检查可探及心包积液，心电图无异常 Q 波出现，除 aVR 外心电图各导联有 ST 段弓背向下抬高，T 波倒置。

（3）急性肺动脉栓塞：可发生胸痛、咯血、呼吸困难和休克，临床可有发绀，肝大，肺动脉瓣区第二心音亢进体征，心电图可有 $Q_{Ⅲ}T_{Ⅲ}$ 或 I 导联 S 波加深，右胸导联 T 波倒置。

（4）主动脉夹层：胸痛或背痛剧烈，两上肢血压不对称，可出现主动脉瓣关闭不全，下肢暂时性瘫痪表现，亦可以出现血性胸腔积液。三维超声心动图检查或磁共振体层显像（MRI）有助于诊断。

（5）急腹症：急性胰腺炎，消化性溃疡穿孔，急性胆囊炎均有上腹部疼痛，仔细询问病史和体格检查，心电图和心肌酶学检查有助鉴别。

3.需进一步完善的检查

（1）心电图为动态观察心肌缺血改变提供参考。

（2）心肌坏死标记物如肌红蛋白，肌钙蛋白 I 或 T，肌酸激酶同工酶测定，并对动态观察心肌损害有参考价值。

（3）胸片：可见主动脉弓延长、钙化、左心室肥大征象。

（4）有条件医院可行冠状动脉造影术，明确冠状动脉病变的范围和程度。

4. 治疗原则

（1）一般治疗：监护、阿司匹林嚼服 150 ～ 300mg、上氧、建立静脉通道。

（2）解除疼痛：哌替啶或吗啡止痛。

（3）再灌注心肌：①直接行经皮冠状动脉腔内血管成形术（PTCA）；②支架置入术；③溶栓疗法；④主动脉—冠状动脉旁路移植术。

（4）消除心律失常，治疗心力衰竭，预防和治疗其并发症。

（5）控制休克。

（五）病例五

赖某，男性，27 岁，湖南永州人，已婚。因反复上腹痛 2 年，黑便 1 天，昏倒 1 次步行入院。

患者近 2 年常感左上腹疼痛，多于冬春季发作，餐后 3 ～ 4 小时和半夜及清晨 1 时左右出现腹痛，进食可缓解。曾服用"法莫替丁"治疗后症状缓解。1 天前解黑色柏油样稀便一次，约 250g，感乏力、头昏，上厕所时昏倒在地，10 余秒钟后清醒。既往体健。

体查：T 36.7℃，P 92 次 / 分，R 18 次 / 分，BP 92/62mmHg。贫血貌，心肺未见异常。腹平软，左上腹轻压痛，肝、脾未触及，未扪及包块，移动性浊音阴性，肠鸣音活跃。

实验室检查：Hb 84g/L，WBC 11.3×10^9/L，N 0.78，L 0.22，PLT 150×10^9/L。大便隐血试验强阳性。

1. 诊断及诊断依据

（1）诊断：十二指肠溃疡并出血。

（2）诊断依据：①反复上腹疼痛，有空腹痛、夜间痛；②体查有贫血，上腹轻压痛而无其他阳性体征；③实验室检查有中度贫血，隐血试验阳性。

2. 鉴别诊断

（1）胃癌：疼痛进食不能缓解，胃镜或上消化道钡餐检查可帮助确诊。

（2）慢性胆囊炎胆石症：疼痛与进食油腻食物有关，并放射至背部，如伴有发热、黄疸的典型病例则不难鉴别。对不典型病例可行 B 型超声检查或内镜下逆行胰胆管造影明确诊断。

（3）胃泌素瘤：胃泌素瘤时溃疡多发生在不典型部位，具有难治性特点。胃酸分析有高胃酸分泌，BAO（基础胃酸分泌量）和 MAO（最大胃酸分泌量）均明显增高。空腹血清胃泌素明显增高。

3. 需进一步完善的检查

（1）X 钡餐检查：消化性溃疡的 X 征象有直接和间接两种。位于胃十二指肠腔轮廓之外的龛影为直接征象。胃局部痉挛、激惹现象、十二指肠球部变形等为间接征象。

（2）胃镜检查：内镜可直接对胃、十二指肠进行观察、照相，并可在直视下活检做病理检查。

4. 治疗原则

（1）消除病因：如抗幽门螺旋杆菌（HP）治疗，选用克拉霉素、阿莫西林、甲硝唑，与质子泵抑制剂联合使用。

（2）解除症状：应用制酸和抑酸药物等，如氢氧化铝、西咪替丁等。

（3）愈合溃疡：硫糖铝胶体铋。

（4）防止复发和避免并发症：有效根除幽门螺旋杆菌，停用非甾体类消炎药物等。

（六）病例六

冷某，男性，39岁，南昌人，已婚，教师。因肝区胀痛伴不规则低热1个月入院。

患者近1个月来自觉肝区隐隐胀痛，向右肩放射，但无阵发性绞痛，伴不规则低热，体温波动为37.5～38.3℃，以下午明显，无畏寒，寒战或盗汗。病后乏力，纳减，体重减轻，大便可，小便黄，无咳嗽咳痰。过去尚健。6年前体查发现HBsAg（＋），HBeAg（＋），抗HBcAb（＋）。肝功能多次检查正常，未予特殊治疗。否认肺结核及血吸虫疫水接触史。余病史无特殊。

体查：T 38.2℃，P 94次/分，R 21次/分，BP 128/76mmHg，发育正常，营养中等。巩膜、皮肤未见黄染，左锁骨上淋巴结未触及。颈前部可见3个蜘蛛痣。心界不大，心率94次/分，律齐，无杂音，肺部呼吸音正常。腹平软，右上腹轻压痛，肝肋下4cm，质中等，表面欠光滑有触痛，脾肋下1cm，腹水征阴性。双下肢无凹陷性水肿，膝反射（＋），病理征（－）。

实验室检查：Hb 148g/L；WBC 4.6×10^9/L，N 0.68，L 0.32；PLT 75×10^9/L；尿、大便常规（－）。

1. 诊断及诊断依据

（1）诊断

1）原发性肝癌。

2）乙型肝炎后肝硬化。

（2）诊断依据：①中年男性，病程1个月；②右肝区胀痛并有低热；③肝大，质中等，表面不光滑，有触痛，脾大；④原有乙型肝炎免疫标记测定三阳已6年；⑤血小板减少。

2. 鉴别诊断

（1）肝脓肿：①肝区胀痛伴发热；②肝大有触痛；③WBC升高，中性增高；④B超可发现肝区有肝脓肿及液平段；⑤肝穿刺可抽出脓液（B超引导下）。

（2）胆囊结石并感染：①右上腹痛为主，多有阵发性绞痛，放射至右肩部；②胆囊结石并感染，可有发热；③大多白细胞计数增多，中性粒细胞比例增高；④B超可发现胆囊结石或肝外胆道扩张。

（3）其他：肝豆状核变性、血吸虫病等。

3. 需进一步完善的检查

（1）肝功能、乙型肝炎全套复查。

（2）AFP定量测定。

（3）B超或CT检查：可发现肝内占位性病变的大小、部位、形状、与血管的关系、有无转移等。

（4）必要时B超引导穿刺可找到肝癌细胞而确诊。

4. 治疗原则

（1）早期肝癌以手术治疗为首选。

（2）选择性肝动脉介入治疗。经股动脉插管至肝动脉行栓塞和局部化疗。

（3）生物免疫治疗。如细胞因子治疗和免疫效应细胞治疗等。

（4）中医治疗。

（七）病例七

伍某，男性，58岁，衡阳市人，已婚，干部。因急起头痛、呕吐、右侧肢体不能活动，神志不清1小时急诊入院。

患者晨起大便用力时突感头痛，右侧肢体乏力，讲话不清，倒在厕所，继之呕吐，被家人扶回床上后逐渐不能言语，继之神志不清，急送医院，病前无发热。过去有时头痛，血压高（数据不详）数年，未进行治疗。

体查：T 37.3℃，P 61 次 / 分，R 16 次 / 分，BP190/102mmHg。肥胖，神志不清，鼾声大作，不时有呕吐，吐出物呈咖啡色糊状，呼吸深慢，16 次 / 分，心率 61 次 / 分，心界向左稍扩大，A_2 增强，双瞳孔 3mm，等大，光反应存在，压眶反应及角膜反射迟钝，头部未见伤痕，口角左歪，右侧肢体未见活动，腱反射减弱，针刺亦无反应；左侧肢体针刺时见回缩，腱反射存在，右侧巴宾斯基征阳性。

实验室检查：Hb 112g/L，WBC 10.3×10⁹/L，N 0.83，L 0.17，PLT 120×10⁹/L。

心电图检查：左心室电压偏高。

1. 诊断及诊断依据

（1）诊断

1）脑出血。

2）高血压心脏病。

（2）诊断依据

1）脑出血：①年龄 58 岁，中老年人；②有高血压史，未进行治疗；③大便用力时突起头痛、呕吐、偏瘫、失语、神志不清；④血压明显增高、呼吸脉搏偏慢，有颅内压增高表现。

2）高血压心脏病：血压高、心界向左扩大、心电图左心室电压增高。

2. 鉴别诊断

（1）脑外伤：患者先有头痛、讲话不清、右肢乏力，后出现倒地神志昏迷，头部无伤痕，不像先有颅脑外伤所致。

（2）其他全身性疾病引起昏迷：患者大多无神经系统定位体征，如偏瘫，本例无全身性疾病病因可寻。

（3）脑梗死：一般脑梗死全脑症状轻，少有神志障碍，大面积脑梗死症状可能类似脑出血，但其发展较脑出血缓慢，多逐渐进展，在安静时发病，头部 CT 对鉴别有重要价值，脑出血为高密度影，而脑梗死呈低密度影。

3. 需进一步完善的检查

（1）头部 CT：判断颅脑病变、性质、面积，提供较准确的诊断。

（2）血生化、血脂、血糖、肾功能：排除高脂血症，糖尿病，并了解有无继发性肾损害。

（3）血 K^+、Na^+、Cl^-、Ca^{2+}、CO_2CP：了解血电解质是否紊乱，有无酸中毒。

（4）尿常规、胸片：排除继发尿路及肺部感染。

4. 治疗原则

（1）密切观察病情变化，维护生命体征。

（2）脱水降颅压：甘露醇、利尿剂、白蛋白等应用。

（3）调控血压：根据血压变化酌情使用降压药。

（4）清除血肿：血肿体积超过 30ml，一般情况好，内科治疗无效，征得家属同意可考虑微创血肿清除或开颅血肿清除手术治疗。

（5）预防并发症：预防治疗肺部感染，应激性溃疡，急性肾衰竭或心力衰竭等。

（6）对症支持：保障营养、水电解质和酸碱平衡。

（7）康复治疗：急性期可行被动活动，恢复期进行肢体及语言功能康复。

（八）病例八

夏某，男性，25 岁。因转移性右下腹疼痛 1 天入院。

患者 1 天前无明显诱因出现上腹部阵发性钝痛，位置不固定。10 小时后腹痛逐渐转移至右下腹部，位置固定，呈持续性隐痛，并向会阴部放射，逐渐加重。伴发热、恶心、呕吐，呕吐物为胃内容物，无咖啡色液体。纳差，大便秘结，小便尚可。

既往体健，无消化性溃疡及肾结石病史。

体查：T 38.6℃，P 90 次 / 分，R 19 次 / 分，BP ll4/76mmHg。神志清楚，检查合作，急性病容，表情痛苦，巩膜、皮肤无黄染。双肺呼吸音清晰，无啰音。心界不大，心率 90 次 / 分，律齐，无杂音。腹平坦，未见胃肠型及蠕动波，右下腹局部肌紧张，麦氏点压痛明显，有反跳痛，墨菲征（－），余腹软，双肾无叩痛，肠鸣音正常。

实验室检查：WBC $17.0×10^9$/L，N 0.89，L 0.11。

1. 诊断及诊断依据

（1）诊断：急性阑尾炎。

（2）诊断依据：①转移性右下腹疼痛伴发热，恶心、呕吐；②麦氏点压痛、反跳痛；③血常规：白细胞、中性粒细胞增高等急性炎症表现。

2. 鉴别诊断

（1）消化性溃疡穿孔：①有消化性溃疡病史；②上腹部压痛，腹膜刺激征明显。

（2）右侧输尿管结石：①多呈绞痛并向会阴部放射；②尿中有红细胞；③X 线示输尿管走行部位有结石影。

（3）急性肠系膜淋巴结炎：①多有上呼吸道感染病史；②压痛在腹内侧，范围不固定。

（4）其他：右侧肺炎、胸膜炎刺激第十、第十一、第十二肋间神经，亦可出现反射性右下腹痛，易与高位阑尾炎混淆。胆石症呈胆绞痛，有发热，甚则出现黄疸。此外，应与回盲部肿瘤、结核和慢性炎性肠病、麦克尔（Meckel）憩室炎等相鉴别。如为女性还需与宫外孕、卵巢滤泡或黄体囊肿破裂相鉴别。

3. 需进一步完善的检查

（1）诊断性腹腔穿刺抽液检查：排除有无阑尾穿孔。

（2）B 超检查：判断阑尾病变程度，并做肝、双肾、输尿管检查，排除以上器官病变引起的腹痛。

（3）抽血查电解质、肝、肾功能、凝血功能：判断病情进展并做术前准备。

4. 治疗原则

（1）早期手术。

（2）抗炎：可选用氨苄西林、甲硝唑、诺氟沙星等。

（3）输液支持治疗：供给充分的液体，并注意电解质能量的补充。

（九）病例九

李某，男，72 岁，腹胀、腹痛，未排便、排气 4 天入院。

患者于 4 天前感腹胀，左侧腹隐痛，有便意，但上厕所未排出大便，也未见排气，服解痉止痛及通便药无效，今晨突发左下腹持续性剧痛，阵发性加剧，伴恶心，未呕吐。

既往体健。

体查：T 36.9℃，P 96 次 / 分，R 19 次 / 分，BP 136/84mmHg。神志清楚，急性病容，腹胀明显，尤以左上腹为甚，左侧腹部可触及一巨大包块，张力较大，压痛明显，肠鸣音亢进，无高调肠鸣，直肠指检无异常。

实验室检查：WBC $6.3×10^9$/L，N 0.64，L 0.36。低压盐水灌肠：仅能进入 200ml。腹部 X 线站立位平片：见左下腹巨大双腔胀气肠襻及液平面。稀钡灌肠照片：钡剂于直肠上端受阻，钡影尖端呈"鸟嘴"征。

1. 诊断及诊断依据

（1）诊断：急性肠梗阻。

（2）诊断依据：①左侧腹痛；②停止排便，排气 4 天；③左侧腹部可触及包块，肠鸣音亢进；④ X 片见腹腔液平面。

2. 鉴别诊断

（1）左半结肠癌并结肠梗阻：有排便习惯改变，早期大便次数增加，排脓、血、黏液便，腹痛轻，伴左半结肠梗阻时腹痛加剧，腹胀，肛门停止排气排便，无呕吐，纤维结肠镜检查及 X 线钡剂灌肠即可明确诊断。

（2）小肠梗阻：急起腹痛，阵发性加剧，梗阻早期即可反复发作呕吐，呕吐物主要是胃、十二指肠液，如系低位小肠梗阻则可呕吐粪样物，且腹胀明显（高位小肠梗阻，腹胀不明显），肛门停止排气排便。体查：腹胀，可见肠型及肠蠕动波，腹肌紧张，有压痛及反跳痛，听诊肠鸣音亢进，可闻及气过水声。X 线照片，可见小肠明显胀气，有多个液平面结肠内无积气。

（3）输尿管结石：左侧输尿管结石可出现左下腹绞痛，可向左侧腰背部、外阴部放射。腹部平片可见结石。B 超可见输尿管扩张、积水。尿检可见大量红细胞。

3. 需进一步完善的检查

（1）血生化、电解质、CO_2CP 测定：排除电解质紊乱及酸中毒。

（2）尿常规、粪常规：排除尿路感染、结石、急性菌痢等。

（3）肝、肾功能、凝血时间，为手术做准备。

4. 治疗原则

（1）禁食胃肠减压。

（2）输液补充血容量，维持水电解质平衡。

（3）手术治疗，因乙状结肠扭转短时间内易发生绞窄坏死。

第三节　医患沟通训练

本节学习目标

（1）熟悉医患沟通的定义、内容、原则和基本方法。

（2）通过讨论分析医患沟通案例，熟悉沟通策略。

（3）通过亲身演练，加强对于医患医患沟通技巧的认识和运用。

随着我国卫生法制建设的不断完善，人民生活水平的不断提高及广大患者维权意识的显著增强，患者对医疗服务质量的要求日益提高。加强医患之间的沟通，既能提高患者对疾病诊疗全过程及其风险性的认识，又减少医患之间由于信息不对称而产生的矛盾和纠纷；同时，又能增强医务人员的责任意识和法律意识，提高医疗服务质量，增进医患互信、科学的战胜疾病。为适应新形势，保护患者合法权益、防范医疗纠纷的发生，维护良好的医疗秩序及广大医务人员的切身利益，确保医疗安全，化解医患矛盾，稳步提升医疗质量，医学生应该学习和掌握医患沟通的相关知识和方法。

一、医患沟通的相关知识

（一）医患沟通的定义

1. 狭义的医患沟通

是指医疗机构中的医务人员在日常诊疗过程中，与患者及家属就伤病、诊疗、健康及相关因素（如费用、服务态度等）所导致的矛盾和问题所进行的沟通交流。这种医患沟通主要通过以诊疗服务为主的方式进行，是医患沟通的主要表现方式。它也是单纯医技与医疗综合服务相结合实践中的重要基础环节。它的主要意义在于，科学指引诊疗患者伤病，提高现实医疗卫生服务水平，提高医疗卫生服务质量，构建和谐、良好的医患关系。

2. 广义的医患沟通

是指各类医务工作者、卫生管理人员及医疗卫生机构，还包括医学教育工作者，主要围绕医疗卫生和健康服务的法律法规、政策制度、道德与规范、医疗技术与服务标准、医学人才培养等方面，以非诊疗服务的各种方式与社会各界进行的沟通交流，如制定新的医疗卫生改革政策、修订医疗卫生技术与服务标准、健康知识宣传教育、公开处理个案等。它是在狭义医患沟通的基础上衍生出来的医患沟通，由许多未处理好且社会影响较大的医患沟通（关系）个案所引发，但广义的医患沟通产生的社会效益和长久的现实意义是巨大的，它不仅有利于医患双方个体的信任合作及关系融洽，更重要的是，它能推动医学发展和社会进步。

（二）医患沟通的内容

医患沟通内容主要是指在医患沟通过程中，医护人员主要应向患者及其家属介绍所患疾病的诊断情况、主要治疗手段、重要检查目的及结果，病情的转归及其预后，某些治疗可能引起的严重后果、药物不良反应、手术方式、手术的并发症及防范措施，医药费用清单等内容。并听取患者及其家属的意见和建议，回答其所要了解的问题。在患者实际的诊疗过程中，因诊疗的阶段、诊疗的地点、沟通的双方当事人、所需沟通的问题不同而产生不同的沟通内容，但主要内容可分为以下几种。

（1）疾病诊断及主要治疗手段。

（2）辅助检查的目的及结果。

（3）病情状况。

（4）可供选择的治疗方案或初步治疗方案（药物治疗、手术治疗、放化疗）。

（5）治疗方式、治疗方法等可能引起的严重后果、（如化疗引起的并发症）药物不良反应、输血风险等。

（6）某些治疗可能；术后并发症及防范措施。

（7）危重时或病情变化时的告知。

（8）疾病的预后。

（9）医疗费用的估计及解释。

（10）需要患者及其家属配合的事宜。

（11）住院期间的注意事项，如安全、防盗等。

（12）出院时的交代。

（13）回答患者及家属疑问。

（三）医患沟通的原则

医患沟通可分为语言类沟通和非语言类沟通两大方面。语言类沟通是指使用语言或文字的形式将信息传递给接收者的沟通形式；非语言类沟通则指通过行为举止和表情动作等将信息传递给接收者的沟通形式。在医患沟通过程式中，语言类沟通和非语言类沟通的选择与组合要达到理想状态，必须遵循其基本原则。

1. 以人为本

现代社会的发展是以人为核心，以满足人的需求为价值取向，人们的就医需求已经从单纯的生理需求向生理、心理、社会综合型需求的转变。人们不仅需要解除疾病所带来的身体功能障碍的痛苦，还需要从心理上得到关怀、尊重。因此，尽可能使患者满意，最大限度地提高人们的生命质量是卫生服务工作的出发点。"以人为本"作为医患沟通最根本的指导思想是坚持一切从人出发，尽可能满足对方的合理需求，给对方更多的人文关怀，最终达到患者至上，以患者为中心的沟通目的。

2. 诚信原则

诚信是医患沟通的基础和根本。医患之间应该真诚相处，没有隔阂。只有讲诚信，才能建立良好的医患关系。作为医务人员，特别要注意去赢得患者的信任，因为信任在治疗中发挥着重要作用，它决定着患者能否与医务人员很好地配合。作为患者也应该信任医者，这既是对医者尊重的需要，也是确保治疗效果的需要。医务人员对患者的承诺一旦做出，就要认真去履行承诺，即使未达成承诺，也应道歉并说明原因，这样才能取得患者的信任。其次要相互负责，医生对患者要有高度的责任心，患者同样要对自己的疾病负责，患者应该与医生结成对抗自身疾病的统一战线，结成战友和伙伴的关系，而不能认为治病是医生的事与己无关，患者与医生双方应共同承担起治病的责任。

3. 换位思考原则

医院人员与患者及其家属沟通时，应该尽量站在患者的立场上去考虑问题。"想想患者所想，急传患者所急"，"己所不欲，勿施于人"。应该避免只把自己认为重要或有必要的信息，传达给患者及其家属。在进行沟通之前，不妨先站在患者一方的立场去思考，考虑患者的感受，是否能够接受自己的沟通方法，有无难言之隐等。

4. 平等原则

医患双方是平等的。患者首先是一个平等的社会人，然后才是一个需要帮助的人。传统的医患关系是以医生为主导，医方由于医疗知识、技术力量等方面的优势，往往会不自觉地造成一种凌驾于患者之上的优越感，这是影响到良好医患关系的重要原因之一。平等是医患双方沟通的前提。首先，作为医患关系的双方，不管是医务人员还是患者，都是平等的社会人，两者只不过是所担任的角色不同，都拥有人的尊严，需要同情、理解和尊重。其次，患者不是冷冰冰的机器，患者是一个社会的、有思想、有头脑的人，因此注重患者对诊治的要求和意见，不仅能使医患关系比较融洽，而且有利于调动患者的积极性，使其较好地配合医生的治疗，以利于提高诊疗效果。因此，融洽的医患合作关系也是圆满地完成诊治过程的需要。

5. 真诚原则

医务人员与患者进行沟通时有无效果，一个重要的因素就是医务人员在沟通时所表现的态度。医务人员的谈吐、口才等沟通的技巧，固然关系着医务人员的理念是否能充分表达，然而医务人员所表现出来的态度，是否真诚地关心患者，对于接受沟通的另一方更具有影响力。只有发自内心地尊重患者，真诚的关爱患者，才能赢得患者的理解和配合，真正地接受医务人员的意见和建议。

6. 整体原则

随着社会的快速发展，生活竞争激烈程度不断加大，工作、学习、生活节奏的不断加快导致人们的心理社会问题、心理障碍日趋突出，临床各科疾病中涉及的心理因素也越来越多。

故医生在对疾病进行诊断、治疗时，除了要考虑生物学的因素外，还要考虑心理、社会诸多因素的作用，要把患者看成是身心统一的社会成员。所以，在进行医患沟通时，应该要注重从整体层次进行沟通，全面了解患者的身体功能状况及心理健康状况，应积极引导与鼓励患者全面客观地描述其症状与感受，同时如实告知疾病带来的其他影响，以便双方全面沟通，从而提供更全面、整体的医疗服务。

7. 同情原则

医护人员对患者是否有同情心，是患者是否愿意和医护人员沟通的关键。就患者而言，总认为自己的病痛很突出，希望得到医务人员的同情，而医务人员则因为职业的原因"司空见惯"，容易表现出麻木或淡漠。如果患者感受到医护人员缺乏同情心和爱心，他就不会信任医护人员，不能与医护人员进行有效的沟通。即使有沟通，其效果也是大打折扣的，更不会涉及深层次的内容。所以，医护人员只有对患者有同情心，才能和患者有共同语言，从而与患者进行有效沟通。而从有效沟通层面上获取的信息才是真实可靠的。

8. 保密原则

在患者整个诊疗过程中，尤其是病史采集的环节，常涉及很多患者的隐私，如患者的个人史、婚姻史、家族史等，患者可能有许多隐私不希望他人知晓，医护人员有责任、也有义务满足患者要求保密的需求，更不能随便泄漏其隐私或利用此类信息取笑、歧视患者。一旦医护人员对患者的隐私显示出鄙视、不屑的神情，会严重损伤患者的自尊心，影响进一步的医患沟通，如果泄露患者重要隐私信息，给患者带来生活严重的影响甚至会造成医疗纠纷、甚至是恶性事件的发生，破坏和谐的医患关系的建立。因此，医务人员应注重对患者的个人信息及隐私进行保密。

9. 反馈原则

反馈是指说话者所发出的信息到达听者，听者通过某种方式又把信息传回给说话者，使说话者的本意得以证实、澄清、扩展或改变。患者和医生谈话是一个双向沟通的过程，医护人员把所理解的内容及时反馈给患者，理解了患者的情感。同时，可采用目光接触、简单发问等方式探测患者是否有兴趣听、是否理解等，以决定是否继续谈下去和如何谈下去。这样能使谈话双方始终融洽，不致陷入僵局。

10. 共同参与原则

诊疗活动的全过程需要医患双方的全程参与和良好沟通。医护人员要耐心倾听患者的意见，让患者参与决策，通过询问患者情况做出对问题的判断与解释，并告知患者诊断结果和诊疗计划和干预措施等，患者对上述医生的处置和计划等有不清楚或不同意见均可与医生交换意见。此外，与患者的家庭保持良好的沟通与交流，了解患者的家庭、生活情况，有利于医护人员全面、准确地寻找出病因，并制订出有针对性和可行性的干预措施。可根据患者的综合情况（疾病、家庭、社会经济等因素）设计多种诊疗方案，向患者及其家属进行较全面的介绍，让其积极参与治疗方案的选择。

（四）医患沟通的基本方法

医务人员与患方沟通时，应体现尊重对方、耐心倾听对方的倾诉、同情患者的病情或遭遇、愿为患者奉献爱心的姿态并本着诚信的原则进行。同时应掌握以下基本方法。

1. 一个要求

即医务人员与患者展开医患沟通的时候，应该遵循医患沟通的基本原则。

2. 两个基本技巧

即注意聆听和解释。多听患者或家属说几句，尽量让患者和家属宣泄及倾诉身心的痛苦和诉求，并就患者的病情向患者本人或家属尽可能做出详尽和准确的解释。患者往往具有心身两方面的问题，患者总想把自己所有症状及心情都告诉医生，这样才算放心，医生应站在患者的角度，认真听取他们对病情介绍，并尽可能详细向患者分析病情，介绍化验检查项目及必要性等，使他们对疾病的诊治做到心中有数。

3. 三个掌握

医务人员在与患者进行医患沟通前应注意掌握以下 3 种情况：①掌握病情、检查结果和治疗情况；②掌握医疗费用给患方造成的心理压力情况；③掌握患者及家属的社会心理情况。

4. 四个留意

医务人员在与患者进行医患沟通时应注意留意以下 4 种情况：①留意沟通对象的受教育程度、情绪状态及对沟通的感受和反馈情况；②留意沟通对象对病情的认知程度和对交流的期望值；③留意自身的情绪反应，学会自我控制；④留意沟通对象的情绪状态及变化情况。

5. 五个避免

医务人员在与患者进行医患沟通时应注意避免以下 5 种情况：①避免使用刺激对方情绪的语气、语调、语句；②避免压抑对方情绪、刻意改变对方观点；③避免过多使用对方不易听懂的专业词汇；④避免刻意改变和压抑对方情绪；⑤避免强求对方立即接受医生的意见和事实。

6. 六个方式

医务人员在与患者进行医患沟通时可采用以下 6 种沟通方式。

（1）预防为主的针对性沟通：医务人员在诊疗过程中应主动发现可能出现问题的苗头，并把这类患者及家属作为沟通的重点对象，有针对性地进行沟通。

（2）交换对象沟通：当某医师与患者或患者家属沟通困难时，可换另一位沟通能力较强的医务人员与其沟通。当不能与患者或其某位家属直接沟通时，可以换一位患者家属中知识程度好、受教育水平高的亲属或能通情达理的亲属与其沟通，让其去做其他亲属的说服工作。

（3）集体沟通：即以举办培训班的形式进行沟通，讲解疾病的起因、发展及治疗过程。这种沟通，不但节约时间，还可促进患者间的相互了解，使患者成为义务宣传员，减少医务人员的工作压力。

（4）书面沟通：为弥补语言沟通的不足，采取书面沟通方式，如发放健康教育资料、各种知情同意书、告知书等。

（5）实物对照讲解沟通：口头和书面沟通都较困难时，辅之以实物或影视资料进行沟通。

（6）协调统一沟通：当下级医师对某疾病的解释拿不准时，先请示上级医师，然后按统一的意见进行沟通；对诊断尚不明确或疾病恶化时，在沟通前，医师之间、医护之间、护士之间先讨论，统一认识后由上级医师与家属进行沟通，避免解释自相矛盾，导致家属的不信任和疑虑。

二、医患沟通案例分析步骤与方法

（一）介绍案例情况

1. 患者概要

患者，男性，68 岁，汉族，丧偶独居，退休工人，家庭经济状况一般。

2. 诊疗概况

患者双眼均患有老年性白内障，左眼视力 0.2，右眼视力 0.3，经常规检查后收住入院，欲行白内障摘除术。在术前各项检查和手术中，各位医生与患者均未再次确认手术眼别，而将右眼进行了白内障摘除手术，并植入了人工晶体，手术顺利。但术后患者却提出原本希望治疗的是左眼，而手术眼术后视力与术前比较无明显提高，因此，患者及其家属提出异议。

3. 患者的心理状态和表现分析

老人独居多年，性格比较内向，平时寡言少语，手术眼与本人希望的有差异，而且视力不如想象中理想，因此产生焦虑，继而对医生产生不信任、不满意。术前医生未与患者再次确认眼别，手术虽然顺利，但患者及家属仍然认为接受手术的眼睛术前还能看得见，不需要治疗，手术是白做的，"医生开错了眼睛"，因此一度情绪比较激动，认定是"医疗事故"，医疗费应由医方承担。

4. 沟通过程与成效

针对上述情况，医生与患者及家属进行了耐心细致的沟通，说明患者双眼均明确诊断为"老年性白内障"，根据现代眼科学理论：白内障摘除手术并不一定要等到白内障成熟后才进行，只要有利于提高生活质量，且没有手术禁忌证，都可以进行手术治疗，因此该患者双眼均有手术指征。医方进一步表示愿意给予患者另眼也进行白内障手术治疗，患者表示同意。数天后，手术圆满成功，术后视力有明显提高，患者较满意。此时，医生再以沟通不够向患者表示歉意，患者表示理解，从而纠纷得以平息。

（二）学生讨论分析沟通要点

此案例给予我们深刻的教训，医者应当时刻牢记我们面对的不仅是患者的疾病，更是活生生的患者，在医患关系中，医方更多地处于主动地位，更有义务针对不同年龄、不同性格的患者给予关心和疏导。特别是在接受手术或特殊的检查之前，主刀或主管医生有必要与患者进行必要的交流，向患者介绍相关的医学常识、注意事项，关心患者的意愿和情绪，解除患者内心的恐惧、疑虑，这样不仅能建立良好的医患关系，更重要的是，让患者配合医方接受必要的检查和治疗，并能避免不必要的医疗纠纷。在该病例的处理中，如果术前医师的工作再细致些，多听取一些患者的想法，多了解一些患者的意愿，以上的纠纷完全可以避免。当然，此案例的补救措施是卓有成效的。关键点在于沟通后患者同意接受另一只眼手术。这使得矛盾有所转化，从"开错了眼睛"转变为双眼手术先后顺序上的意见不同，这显然是两个层面上的问题，前者可能是医疗事故，后者仅是沟通问题。这样，使医方处于一个较为有利的地位，也为矛盾的最终解决铺平了道路。但是值得注意的是，因眼别搞错造成的事故不在偶然，眼科医生在实施检查、操作时必须牢记反复查对，以免造成不良后果。

（三）教师总结案例

三、医患沟通技巧教学情景剧

（1）学生分成 3～4 人一组，分别扮演不同角色，如医生、患者、家属等，相互轮换，确保每人至少担任医生角色一次。

（2）赋予各扮演角色的性格、年龄、性别、病种、所处位置、正在接受何种医学处置等。

（3）情景剧演出、适当录像。

（4）录像回放，学生讨论分析。

（5）教师总结点评。

第四节　突发公共卫生事件模拟演练

本节学习目标

（1）掌握突发公共卫生事件急救目标、方案及程序。

（2）熟悉各种常见急救知识与技能。

一、地震灾害现场医疗急救模拟演练

（一）演练背景

地震灾害为群灾之首，具有预报难度大、破坏面广、人员伤亡和经济损失惨重等特点。更为严重的是，由于地震的突发性强，在没有任何防备的情况下，可以在一瞬间夺去成千上万人的生命，将一座现代化城市夷为平地，使整个社会功能瓦解以致引起社会的动荡，给每一个家庭和社会留下历史性的创伤。

2008 年 5 月 12 日 14 时 28 分 04 秒，中国汶川，8 级强震猝然袭来，大地颤抖，山河移位，满目疮痍，生离死别……这是新中国成立以来破坏性最强、波及范围最大的一次地震。地震重创约 50 万 km^2 的中国大地！截至 2008 年 5 月 25 日 10 时，共遇难 69 227 人，受伤 374 643 人，失踪 17 923 人。其中四川省 68 712 名同胞遇难，17 921 名同胞失踪，共有 5335 名学生遇难，1000 多名失踪。直接经济损失达 8452 亿元。

如何在震后最短时间内、最大限度地对遇险者进行有组织的救援，科学、规范的施治是减少受伤人员死亡率、伤残率的重要环节。

（二）演练实施

1. 提出问题

观看汶川地震纪录片，学生针对地震灾害现场医疗急救分组讨论，提出问题，自行制订下一步学习目标，教师点评。

2. 自主学习

学生根据学习目标，课后查找资料、自行制订地震灾害现场医疗急救方案。

3. 集中讨论

学生分组汇报方案，集中讨论，教师点评，确定地震灾害现场医疗急救模拟演练方案。

4. 模拟演练

学生进行地震灾害现场医疗急救模拟演练。

5. 问题反思

学生分组对模拟演练进行反思，学生代表汇报，教师总结。

（三）提示问题

（1）地震伤员损伤特点及伤情判断？

（2）地震现场医疗急救遵循的原则？

（3）地震现场医疗急救的指挥调度？

（4）地震伤急救中急救设备的使用？

（5）地震挤压综合征患者的急救？

（6）地震所致颅脑外伤的急救？

（7）地震灾害中脊柱脊髓损伤伤员的急救？

（8）地震灾害中严重多发伤的急救？

（9）地震灾害现场的卫生防疫？

（10）地震灾害心理伤害急救措施？

（11）地震现场医疗急救中医生的责任与态度？

（四）参考资料

（1）《国家地震应急预案》，国务院，2006。

（2）《地震灾害医学：汶川特大地震求援回顾与经验总结》，徐如祥编，人民军医出版社，2009。

（3）《地震灾害应急救援组织实施与应急防护装备用品选用及灾后恢复重建工作安排实务全书》，中国地质科学出版社，2008。

（4）《抗震救灾卫生防疫工作方案》，卫生部，2008。

（5）《四川省地震灾害医疗救援现场操作手册（试行）》，四川省，2008。

二、核辐射事故应急医疗救治模拟演练

（一）演练背景

随着核技术应用领域的不断扩大，我国确定了积极发展核电的方针，核能和辐射技术应用也出现了快速发展的趋势，虽采取了一系列安全防护措施，但核辐射事故发生也在所难免。1986年4月26日，苏联（现乌克兰境内）的切尔诺贝利核电站4号机组发生爆炸，8吨多强辐射物质倾泻而出，使5万多km^2的土地受到污染，该事故导致4300人死亡，7万多人终生残废，320多万人遭受大剂量放射性损伤。虽然在核电史上发生重大核事故的概率较小，但万一发生往往比较突然，发展迅速，释放出的多种放射性核素可以不同途径、不同方式对人体照射，影响范围广，涉及人数多、作用时间长，社会影响大。从近年的统计来看，致死、致伤残时有发生，核突发事件和核反恐的应对形势严峻。

核辐射事故应急医学救治定义是指核辐射事故发生后，要求立即采取医学行动，最大限度地减轻核事故造成的损失和不良后果，避免和减少对人员造成的各种伤害，保障人员的健康和安全；对已受伤的人员，要积极进行救治，尽力减少伤亡。其主要任务是确保放射性污染区公众和救援人员免受损伤或将损害降低到最低限度。作为一种特殊的突发公共卫生事件，核事故应急医疗救治有其特殊性：①医学救治难度大，核事故时的辐射、照射方式和途径复杂，既可发生不同程度的放射影响或损伤（包括全身外照射、体表照射和体内放射性污染），也可发生各种非放射损伤（如烧伤及创伤），还可导致一般疾病的增加。因此，在搞好医学救治的同时，还应及时对患者和医疗救护人员采取必要的辐射防护措施。②医学救治环境恶劣，核事故发生后，针对其放射性物质辐射效应的不同特点，需严密组织防护，使公众避免或减轻辐射伤害，保证健康和安全，短时间内需将大量公众转移到指定区域的村、镇或临时搭建的工棚和帐篷中，人员居住密集，缺乏食品、生活用水及日常生活用品，客观上使疫情变得复杂，疾病感染频度增加。③人员易发生心理障碍，核辐射事故除能造成部分人员伤亡外，受辐射损伤人群易产生严重的心理伤害，易导致思想顾虑增多，心理负担加重，易发生紧张、焦虑、恐惧和惊骇等心理效应，若处理不当，甚至会影响生产、生活及救援工作的正常进行。

（二）演练实施

（1）提出问题：观看纪录片《抢救切尔诺贝利》，学生针对核辐射事故现场个人防护及医疗急救分组讨论，提出问题，自行制订下一步学习目标，教师点评。

（2）自主学习：学生根据学习目标，课后查找资料、对所应对的核事故进行应急状态分级、划分应急计划区范围，自行制订核辐射事故应急防护措施和核辐射事故现场个人防护及医疗急救方案。

（3）集中讨论：学生分组汇报方案，集中讨论放射性复合伤的分类、诊断标准、急救、治疗原则和现场处理原则，教师点评，确定核辐射事故现场医疗急救模拟演练方案。

（4）模拟演练：学生进行核辐射事故现场医疗急救模拟演练，并撰写模拟演练心得体会。

（5）问题反思：学生分组对模拟演练进行反思，学生代表汇报，教师总结。

（三）提示问题

（1）国家核辐射应急工作方针？

（2）核辐射事故现场医疗急救遵循的原则？

（3）核辐射事故现场医疗急救的指挥调度？

（4）核辐射事故现场医疗急救中急救设备的使用？

（5）放射性复合伤的分类、诊断标准、急救、治疗原则？

（6）核辐射事故的特点及分级？核事故应急状态分级、计划区划分及防护原则？

（7）核辐射生物学效应分子基础？

（8）核辐射突发事件的社会心理预警和干预？

（9）核辐射突发事件应对的公共关系处理？

（10）核辐射事故现场流行病学调查步骤？

（11）核辐射事故现场医疗急救中医生的责任与态度？

（12）放射性污染现场的控制与环境的处理？

（四）参考资料

（1）《核应急管理导则——放射源和辐射技术应用应急准备与响应》，中华人民共和国国防科学技术工业委员会，中华人民共和国卫生部，2003。

（2）《全国放射卫生防护标准委员会"十一五"标准规划》，中华人民共和国卫生部，2006。

（3）《电离辐射防护与辐射源安全基本标准（GB18871-2002）》，国家质量技术监督局，2003。